V&R

Neue Wege in der psychosomatischen Medizin

Band II
Erkranktes Leben –
Kranker Leib

Dieter Wyss

Erkranktes Leben – Kranker Leib

Von einer organismusgerechten
Biologie zur
psychosomatischen Pathophysiologie

Mit 20 Tabellen und Schaubildern

Vandenhoeck & Ruprecht
in Göttingen

CIP-Kurztitelaufnahme der Deutschen Bibliothek

Wyss, Dieter:
Neue Wege in der psychosomatischen Medizin / Dieter
Wyss. – Göttingen : Vandenhoeck & Ruprecht

Bd. 2. Wyss, Dieter: Erkranktes Leben – Kranker Leib. – 1986

Wyss, Dieter:
Erkranktes Leben – Kranker Leib : Von e. organismusgerechten
Biologie zur psychosomat. Pathophysiologie /
Dieter Wyss. – Göttingen : Vandenhoeck und Ruprecht, 1986.
(Neue Wege in der psychosomatischen Medizin / Dieter Wyss ; Bd. 2)
ISBN 3-525-45686-7

© Vandenhoeck & Ruprecht in Göttingen 1986. Printed in Germany. Ohne ausdrückliche
Genehmigung des Verlages ist es nicht gestattet, das Buch oder Teile daraus auf foto- oder
akustomechanischem Wege zu vervielfältigen.
Gesamtherstellung: Hubert & Co., Göttingen

INHALT

Vorwort ....

I. Die vorgegebene Polarisierung des Organismus
   in vegetativen und animalischen Pol................. 1

   1. Die embryologischen Fakten und Probleme......... 1

   2. Differenzierung des "Animalischen" und
      "Vegetativen", die Vermittlerrolle des
      Mesoderms/Mesenchyms............................ 3

   3. Der vegetative Pol: Weitere Präzisierung
      (Stoffwechsel, Reproduktion, Regeneration,
      Metamorphose, Entwicklung/Wachstum)............. 6

   4. Die Antinomien des "Vegetativen"................ 12

   5. Der animalische Pol: Weitere Präzisierung
      (Grundfragen des Gehirns und des ZNS)........... 14

   6. Die Vermittlerfunktion der Sexualität
      (Die drei Daseinsformen des Organismus)......... 41

II. Der Organismus als kommunikativer Prozeß (I)....... 45

   1. Definition der Kommunikation.................... 45

   2. Stoffumwandlung als kommunikativer Prozeß....... 46

   3. Kohlenhydrate, Eiweiße und Lipide............... 48

      a) Stoffumwandlungen der Kohlenhydrate.......... 48

      b) Die Eiweiße (Proteine, Peptide,
         Nucleinsäuren)............................... 55

      c) Die Lipide.................................... 65

   4. Enzyme und Sprache.............................. 70

   5. Hormone: Die thematische Vernetzung............. 80

   6. Das Prinzip der hierarchisch-funktionalen
      Vernetzung des Organismus....................... 91

III. Der Organismus als kommunikativer Prozeß (II)...... 96

   1. Die inneren Organe.............................. 96

   2. Die mesenchymale Vermittlung: Atmung,
      Kreislauf und Stützgewebe....................... 111

   3. Die Kommunikation der inneren Organe:
      das "vieldimensionale Labyrinth"................ 123

   4. Die mesenchymale Vermittlung: Der Be-
      wegungsorganismus............................... 131

IV. Grundzüge einer organismischen (Patho-)
    Physiologie (A).................................... 147
    1. Definition der Funktion, das Verhältnis
       Funktion/Organ................................... 147
    2. Vielheit und Einheit der Funktion............... 149
    3. Reversibilität der Morphologie und der
       Funktion... 150
    4. Pränatale und postnatale Organfunktion.......... 151
    5. Das Verhältnis der molekularbiologischen
       "Ebene" zu der Organfunktion..................... 152
    6. Funktionskreise der Sexualität.................. 156
    7. Enzyme und Funktion............................. 159
    8. Unabhängigkeit/Abhängigkeit der Funktion
       von dem morphologischen Substrat................. 160
       a) Die Keimesentwicklung......................... 160
       b) Struktur und Funktion im ZNS................. 160
       c) Die "Funktion" der Sinnesorgane.............. 161
       d) Funktion und Information..................... 161
       e) Die Antinomien des Verhältnisses
          Funktion/Morphologie......................... 162

V. Der Organismus als Gestaltleib und
   Funktionsleib.. 163
   1. Die Zelle und der Zellverband.................... 163
   2. Die Antinomien des Ganzen und seiner Teile
      (Morphologische und dynamische Vernetzung:
      das Gesetz der zu vollendenden geometri-
      schen Figur)...................................... 170
   3. Gestaltleib und Funktionsleib.................... 175
   4. Die vier Grundstrukturen des Daseins und
      ihre organismischen Zuordnungen.................. 181

VI. Grundzüge einer organismischen Patho-
    physiologie (B)..................................... 191
    1. Das Primat der Funktionsstörung................. 191
    2. Zehn die Krankheit bestimmende Grund-
       phänomene.. 196
       a) Verlust der Polarität......................... 196
       b) Verlust der antinomischen Verschränkung...... 197
       c) Verlust der Indeterminierung und
          Regenerierung................................ 200
       d) Dekonzentrierung............................. 201

	e) Normierung.................................. 202
	f) Entdifferenzierung und Gestaltverfall........ 203
	g) Verselbständigung des Teiles gegenüber dem Ganzen..................................... 203
	h) Identität von Funktion und Morphologie....... 204
	i) Einseitige Strukturierung und Kompensation... 204
	k) Beeinträchtigter Umweltbezug................. 205

3. Der anthropologische Krankheitsbegriff (Erster Überblick)................................. 205
4. Krankheitsbild und Symptom (Die Fragwürdigkeit des pathologisch-anatomischen Krankheitsbegriffes)................................. 211
5. Gewebsspezifität und Organbefall (Zur Unhaltbarkeit des "psychosomatischen" Krankheitsbegriffes)................................. 221
6. Weitere Einteilung der Krankheitsverläufe nach funktionalen u.a. Gesichtspunkten. Die Gegenspirale der "Krankheit"................ 231
7. Die wichtigsten Krankheitsgruppen............... 232
8. Bedingungen von Krankheit....................... 242
   a) Das Problem von Konstitution und Vitalität... 242
   b) Alexithymie, Abwehrhaltung und "Erkunden".... 250
   c) Zur Phänomenologie der Vitalschwäche........ 251
   d) Weitere Bedingungen von Erkrankung........... 253
   e) Die personale Chance der Erkrankung.......... 258

VII. Von der organismischen Pathophysiologie zur "psychosomatischen" und "somatopsychischen" Medizin.. 260
   1. Das Problem "psychogene Erkrankung"............. 260
   2. Das Leib-Seele-Problem: Bedingung seiner Unlösbarkeit und die Möglichkeit von Vermittlungen..................................... 262
      a) Der Dualismus als Folge konstituierender Reflexion..................................... 262
      b) Korrelation, Wechselwirkung und Stellvertretung.................................... 264
   3. Die Bedeutung des Funktionsleibes für die Leib-Seele-Problematik.......................... 269
   4. Aspekte unvermittelter, präreflexiver Leib/Seele-Einheit. Erleben und Organsystem ("Psychosomatische Pathophysiologie").......... 273

5. Die Bedeutung der Zeit als Vermittlung
   zwischen Seele und Leib...................... 279
6. Die Intersubjektivität und ihre Bedeutung
   für die Vermittlung von "Leib/Seele".......... 299
7. Die "Auflösung" und Rekonstitution des Leib/
   Seele-Problems zwischen Erleben und Reflexion.. 304
8. Alle Erkrankungen sind psychosomatisch/
   somatopsychisch bedingt....................... 305
9. Abgrenzung der Ausführungen gegenüber der
   Systemtheorie................................. 309

VIII. Von der psychoanalytischen zur anthropologischen "psychosomatischen Medizin"............... 312
   1. Grundprobleme der psychoanalytischen
      "Psychosomatik"............................ 312
   2. Kurzer Hinweis auf Weiners Kritik an der
      jetzigen "Psychosomatik" und Kritik seiner
      systemischen-apersonalen Konzeption........... 328
   3. Zusammenfassung: Grundzüge einer anthropologischen "psychosomatischen" Medizin........ 329

Anmerkungen.. 339

Namenverzeichnis... 347

Tabellen... 353

Tabellenverzeichnis

Tabelle 1:	Hormonwirkungen im Kohlenhydratstoffwechsel (schematische Übersicht)	354
Tabelle 2:	Abbauvorgänge der Körpereiweiße	355
Tabelle 3:	ATP-bildende und -verbrauchende Prozesse	356
Tabelle 4:	Einteilung der komplexen Lipide	357
Tabelle 5:	Steuerung und Regelung der Sekretion glandotroper Hormone	358
Tabelle 6:	Hypophyseotrope Hormone - "releasing factors"	359
Tabelle 7:	Steuerung der GH-Sekretion	360
Tabelle 8:	Wirkungen, die bei Reizung der α- und β-Rezeptoren auftreten	361
Tabelle 9:	Synoptische Pathophysiologie der Androgene	362

Tabelle 10:	Nebennierenrindeninsuffizienz (Morbus Addison)	363
Tabelle 11:	Einfluß verschiedener Substanzen auf die Insulinsekretion	365
Tabelle 12:	Funktion der Leber im Stoffwechsel des Organismus	366
Tabelle 13:	Ausbildung der Harnorgane bei Wirbeltieren	367
Tabelle 14:	Differenzierungsmöglichkeiten des Mesenchyms	368
Tabelle 15:	Zellen in verschiedenen Epithelien des Körpers	369
Tabelle 16:	Zur Pathogenese des Aszites bei der Leberzirrhose	370
Tabelle 17:	Nebennierenrindeninsuffiziens (Morbus Addison)	371
Tabelle 18:	Cushing-Syndrom	373
Tabelle 19:	(Ausschnitt): erbliche Störungen des Aminosäurestoffwechsels	375
Tabelle 20:	Tabellarische Übersicht	376

> Sag es niemand, nur dem Weisen,
> den die Menge stets verhöhnt,
> das Lebendige will ich preisen,
> das den Flammentod ersehnt.
>
> J.W. v. Goethe

Vor dem heutigen, durch die Erfahrung eines "massenhaften" und schließlich sogar "organisierten" Sterbens hindurchgegangenen Bewußtseins wird demgegenüber nur eine Anthropologie bestehen können, die den Sinn des Menschseins aus dem Kontext seiner Todverfallenheit begreift und von daher auch das Phänomen der Krankheit zu verstehen sucht. In dieser Perspektive zeigt sich dann aber unverzüglich, daß der todverfallene Mensch konstitutionell auf den Krisenfall der Krankheit "angelegt" ist. Wenn man den Schlaf den Bruder des Todes nennen kann, ist die Krankheit seine Schwester. Das aber heißt dann umgekehrt, daß die Krankheit, so sehr sie den gewohnten Lebenskontext durchbricht, in einem tieferen Sinn zur Integration des Menschseins verhilft. An diesem Zusammenhang muß einer zum Vollbewußtsein ihrer therapeutischen Mission gelangten Medizin schon im Interesse ihrer eigenen Zweckbestimmung gelegen sein. Wenn es ihren Aufgabenkreis auch überschreitet, dem Patienten das lebensgeschichtliche Verständnis seiner Krankheit zu vermitteln, gehört es doch eindeutig zu ihrer Aufgabe, ihm diese Integration zu ermöglichen. Denn nur so wird er dazu gelangen, seine Krankheit nicht als lästige Unterbrechung des aktiven Lebenskontextes zu empfinden, sondern als einen, wenngleich schmerzlichen Beitrag zu seiner Selbstwerdung.

E. Biser

Vorwort

Der Einleitung des ersten Bandes entsprechend vermittelt der zweite Band Grundlagen einer ganzheitlich bezogenen Krankheitslehre, die, phänomenologisch orientiert, weder mechanistisch noch vitalistisch noch systemtheoretisch aufgebaut ist. Unter Einbeziehung der wichtigsten derzeitig bekannten physiologischen, pathophysiologischen und internistischen Zusammenhänge wird die Grundlage einer psychosomatischen/somatopsychischen Lehre vom kranken Menschen dargeboten, die bis jetzt nur in Ansätzen der Wissenschaft zur Verfügung steht.

Würzburg, Frühjahr 1986　　　　　　　　　　　　　Dieter Wyss

I. Die vorgegebene Polarisierung des Organismus in vegetativen und animalischen Pol

1. Die embryologischen Fakten und Probleme

Das unbefruchtete Ei zeigt im überwiegend gesamten Tier- und Pflanzenreich eine erste axiale Polarisierung in den sog. animalischen und vegetativen Polen. Dies beschreibt Wolff:[1]

"Was bedeutet diese Heterogenität entlang der animal-vegetativen Achse, die das Froschei von vornherein als ersten anfänglichen Unterschied in der Verteilung der Eimaterialien aufweist? Diese Achse entspricht in etwa der Cephalo-Caudalachse des späteren Embryos, wobei der animale Pol die Kopfregion, der vegetative Pol die künftige Caudalregion darstellt. Diese Determination, die man als eines der wenigen im unbefruchteten Ei vorgebildeten Merkmale betrachten kann, ist konstant und im allgemeinen irreversibel. Nur mit Eingriffen, die die Verteilung der Dotterreserven und des Zytoplasmas verändern, kann man eine solche Determination verändern. Nach der Befruchtung löst sich das Froschei von seinen Schutzhüllen, den verschiedenen Schichten der Gallerte. Nachdem es sich von der Adhäsion zur Dottermembran befreit hat, bringt es sich ins Gleichgewicht, wobei der pigmentierte animale Pol nach oben, der nicht pigmentierte vegetative Pol infolge der großen Dichte der Dotterplättchen nach unten zu liegen kommt."

Die Unterschiede zwischen dem animalen und vegetativen Pol zeigt Starck auf:[2]

"Das unbefruchtete Amphibienei zeigt eine deutliche polare Differenzierung. Der animale Pol enthält die Hauptmenge des Bildungsplasmas und zeigt starke Pigmentierung der Oberflächenschichten. Der vegetative Pol ist nicht pigmentiert und weist eine reichliche Dottereinlagerung auf. Darüberhinaus sind Anzeichen für eine bilateralsymmetrische Struktur bereits am unbefruchteten Ei vorhanden. Diese zeigen sich äußerlich durch eine Schrägstellung der Pigmentkappe bei einigen Formen an. Auch Differenzen der Plasmastruktur sind nachweisbar, wenn auch nicht alle Einzelheiten geklärt sind und artspezifische Unterschiede bestehen."

Ebert und Sussex präzisieren:[3]

"Even before fertilization the egg of Caspella has a polarized distribution of cytoplasmic organelles, which becomes accentuated after fertilization as organelles accumulate in different parts of the cell. The origin of polarity in higher plant embryos is unknown, but it is quite possibly caused by hormonal gradients present in the developing ovule and seed. Pollination triggers hormone production in the ovary. The endosperm surrounding the embryo is also an intense center of hormone synthesis, and three different kinds of hormones - auxins, gibberellins, and cytokinins, are known to occur in it. Because of the very small size of the young ovule it has not been possible to test it for hormonal gradients, which might be effective in determining polarity in the egg or the zygote; however, other kinds of experiments have shown conclusively that internal gradients of hormones are important in determining the bipolar pattern of development. One of the clearest of these is an experiment involving the regeneration of new shoot and root meristems in detached plant organs."

Bei der Gastrulation entwickelt sich aus dem Material des animalischen Pols Ektoderm, aus dem des vegetativen epidermale Zellen, Vorläufer des Ento-Mesoderms, wobei diese Prozesse in den frühen Stadien der Gastrulation noch reversibel sind, Epidermis sich aus prospektiven neuralen/ektodermalen Zellen entwickeln kann und umgekehrt neurale Zellen sich zu epidermalen experimentell umgestalten lassen. Dabei sind Transplantationen unter verschiedenen Arten sogar möglich (Ebert/Sussex, S. 63).

Die Polarität animalischer/vegetativer Pol stellt sich wieder her, wenn diese im blastomeren Stadium experimentell aufgehoben wird (Wolff, op,cit., S. 17/18). Die Entwicklung morphologisch und funktionell gegensätzlicher Teile des Organismus aus dem vegetativen und animalischen Pol wird besonders bei dem Studium von Seeigeleiern deutlich, ohne daß dies hier präzisiert sei (Starck, D., op.cit, S. 104).

2. Differenzierung des "Animalischen" und "Vegetativen", die Vermittlerrolle des Mesoderms/Mesenchyms

Die Potenz zur Entwicklung antagonistischer Organe - ZNS/Verdauungsorgane - ist ungleich verteilt, sie wird erst in der Interaktion der Zellsysteme untereinander sichtbar, wie sich dies aus den Darlegungen Starcks ergibt. Erst die weitere Differenzierung in die drei Keimblätter des Ektoderms, Ento- und Mesoderms führen über den Gegensatz ZNS/Verdauungstrakt hinaus, indem sich größtenteils aus dem Mesoderm das Binde- und Stützgewebe entwickelt, aus dem Entoderm Verdauungs- und andere innere Organe. Jedoch bleibt der Begriff des Mesoderms in bezug auf seine Entwicklungspotenz problematisch, wie weiter unten noch ausgeführt wird.

Einer phänomenalistisch-deskriptiven Betrachtung stellt sich jedoch die Aufgliederung des Organismus in antagonistisch-gegensätzliche Systeme dar: das ZNS und seine Unterteilung in den verschiedenen - stets ineinander übergehenden, voneinander abhängigen - kortikalen bis spinalen Strukturen und Funktionen einerseits, andererseits sich das Verdauungssystem mit Aufnahme- und Exkretionsorganen - einschließlich der Atmung - morphologisch und funktionell grundsätzlich verschieden vom ZNS entwickelt. Vermittelt zwischen beiden Systemen wird durch das Binde- und Stützgewebe, spezifisch dann durch das Atmungs-, Herz- und Kreislaufsystem. Herz- und Kreislaufsystem weisen in ihrer entwicklungsgeschichtlichen Abkunft auf Überschneidung von Ento- und Mesoderm, die Haut dagegen ist ektodermalen, d.h. unmittelbar dem primordialen Gewebe des ZNS zuzuordnenden Ursprungs. Die fundamentalen morphologischen und funktionalen Unterschiede zwischen Ganglien, Gliazellen, Dendriten und Axonen hier (animalischer Pol), einem Drüsengewebe - etwa der Schilddrüse oder des Pankreas, der Aufbau der Magen- oder Dünndarmwand - dort (vegetativer

Pol), sei nur erinnert. Jedoch weist, allen Unterschieden zum Trotz, die Abkunft morphologisch unterschiedlicher Zellen auf letztlich undifferenziertes, epidermales, "pluripotentes" Gewebe zurück. Der morphologisch vermittelnde Charakter des Binde- und Muskelgewebes, die ganz auffallend extreme Verschränkung etwa der permanent sich verändernden Fein-Architektur der Skelettknochen oder die Regeneration von Zellen innerhalb des Knochenmarkes selbst durch die Erythropoese, ferner der spezifisch histologische Aufbau der Gefäße, sei in diesem Zusammenhang ebenfalls, insbesondere im Hinblick auf ihre struktural vermittelnde Morphologie und Funktion zwischen den Geweben des ZNS und dem Entoderm erinnert, ohne daß dieses - in den Lehrbüchern der Histologie nachzulesen - weiter ausgeführt sei.

Es wird jedoch rein phänotypisch-deskriptiv das Gemeinsame der Entwicklung und der Morphologie bei aller trennenden Differenzierung innerhalb der Zellverbände deutlich: die Gleichzeitigkeit von Allgemeinem und Differenziertem. Keine Zelle ist in ihrer Struktur und Funktion identisch mit einer anderen - identisch im strikt mathematischen Sinne -, sie ist Individuum und doch allgemein als Teil des Zellverbandes.

Grundsätzlich sei dem animalischen Pol - im Sinne schon des Aristoteles und der anima sensitiva im Vergleich zu dem der anima vegetativa - der Stoffwechsel oder vegetative Pol sowohl funktional wie morphologisch gegenübergestellt. Beider morphologisch funktionelle Polarisierung, ihrer Vermittlung durch das Binde- und Stützgewebe/Atmung und Kreislauf als Grundstruktur des Organismus, sei für die vorliegende Untersuchung betont.

Mit der Entwicklung des ZNS in der Tierwelt ist die der Eigenaktivität - gegenüber der standortgebundenen Pflanze - prinzipiell verbunden. Eigenaktivität umfaßt jedoch im hier gemeinten Sinne eine die Sinnesorgane wie die Motorik übergeordnet zusammenfassende Fundamentalstruktur der tierischen Lebewesen. Erinnert sei, daß die Sinnesorgane spezifische Aktivität implizieren, ferner auf Empfindung verweisen, d.h. auf "Beseelung". Wohingegen das Handeln die Motorik verlangt. Zu diesen "animalischen Funktionen" gesellt sich die Sprache oder allgemein bei Wirbeltieren das stimmliche Ausdrucksvermögen.

Dem vegetativen Pol sind dagegen die Auf- und Abbauprozesse des Organismus, der Stoffwechsel zuzuordnen. Ferner das Entwicklungsvermögen, Wachstum, Differenzierung, Größenzunahme, Regenerationsphänomene und Metamorphosen, aber auch Fortpflanzung und Sexualität. Dies sind Funktionen, die zum Teil entodermalen Ursprungs sind, insbesondere die Verdauungsorgane und ihre Drüsen (Exkretion) betreffend.

Der vegetative Pol bedeutet deskriptiv-phänomenalistisch präzisiert: Gestaltwerdung und Gestalterhaltung über Stoffwechsel und Reproduktion. Der animalische Pol verweist auf graduierte Ermöglichung von Empfinden und Erleben, verbunden mit aktiver Beziehungsaufnahme zur Umwelt, Gestaltwerdung ferner im Sinne von "Raumwerdung" oder Umweltgewinnung, Eigenaktivität, Motorik, Sinneswahrnehmung und Sprache (Lautgebung), bedeuten jedoch über die Gestaltwerdung hinausgehende, gegenseitige Beeinflussung und Gestaltung von Umwelt und anderen Lebewesen daselbst. Das Lebewesen greift in den Raum ein, der Raum wiederum wirkt auf das Lebewesen in antagonistisch-synergistischen Prozessen zurück. Beide Vorgänge des vegetativen wie animalischen Poles sind in ihrer Gegensätzlichkeit jedoch nur durch die vermittelnde Funktion der jeweiligen Binde- und Stützgewebe, insbesondere des Herz- und Kreislaufsystems und der Atmung möglich.

Gestaltwerdung im vegetativen Pol bedeutet, sich strukturiert und eigenständig von der Umwelt als geschlossene Gestalt abzuheben, heißt relative Dauer in der Veränderung des eigenen Stoffwechsels und der Umwelt gegenüber beizubehalten. Umraum-Umwelt-Lebensraum zu verändern impliziert, über die Selbstgestaltung der reinen Morphologie, der Gestaltwerdung hinausgehend, Umwelt gewinnen oder verlieren, bedeutet aber auch Beziehungsaufnahme zu anderen Lebewesen als "begegnende Umwelt".

3. Der vegetative Pol: Weitere Präzisierung (Stoffwechsel, Reproduktion, Regeneration, Metamorphose, Entwicklung/Wachstum)

Die fundamentale Bedeutung des Stoffwechsels für alle lebendigen Prozesse sei ebenfalls hier nur erinnert: Kein Lebensvorgang, der nicht Stoffwechsel umschließt, gleichgültig ob anaerob oder aerob. Dem jeweiligen Organismus körperfremde Substanzen werden destruiert, vernichtet, aufgelöst, abgebaut und zu körpereigenen wiederum aufgebaut. Aus anorganischen Stoffen vermag die Pflanze bekanntlich organische zu gewinnen. Insbesondere sei festgehalten, daß sich die Lebensvorgänge durch den "Energie" freisetzenden und wieder bindenden Stoffwechsel, eben durch diesen Prozeß selbst sich wieder aufheben bzw. vernichten. Die Lebenserhaltung - nur durch den Stoffwechsel - ist gleichzeitig im Zeitablauf Lebensvernichtung. Die Lebensvorgänge kommen durch die graduelle "Nicht-Bewältigung" der Stoffwechselprodukte zum Erliegen. Die Zuordnung jedoch der Stoffwechselprozesse zu dem vegetativen Pol ist durch die fundamentale Stoffwechseleigenschaft jeder Zelle - auch der des animalischen Pols - nicht aufgehoben. Stoffwechsel bietet sich primär als Gestaltung über Ab- und Aufbau des Organismus an, wie auch das Auftreten erster neutraler Zellen - z.B. bei Schwämmen - zeitlich dem bereits hochkomplexen Stoffwechsel etwa von Einzellern folgt, diese bereits über einen hohen Prozentsatz aller, auch den höheren Vertebraten zukommenden Enzymen verfügen. D.h. Stoffwechselgestaltung geht der Entwicklung eines nervösen-animalischen

Systems voraus, auch in der Keimesbildung folgt die Entstehung des Neuralrohres dem zeitlich vorausgehenden Stoffwechsel-orientierten Blastula-Stadium.

In der Reproduktion gewinnt das einzelne Lebewesen über sich hinaus (relative) Dauer, über die "radikale" Einschmelzung und Aufhebung seiner Gestalt zu den Gameten (Keimzellen). Dabei ist sowohl der Reproduktionsvorgang im Tier- und Pflanzenreich extrem variiert - je nach Art spezifisch verändert -, wie auch formal erhebliche Unterschiede bestehen, die jedoch hier nicht dargestellt seien (Lit. s. Grassé, op,cit., S. 1-3).

Die äußerst komplexen, mit unterschiedlichen Befruchtungsprozessen verknüpften Generationswechsel von Einzellern, wie etwa des Malariaplasmodiums, von Würmern, z.B. der Nematoden, der Insekten ferner in ihren Übergängen vom Larven zum Puppen und Erwachsenenstadium seien erinnert. In der Meiose, der Reduktionsteilung, scheint die Voraussetzung für die totale Gestalterneuerung der Lebewesen zu liegen, die Voraussetzung ferner dafür, daß bei höheren Tier- und Pflanzenarten zwei Individuen über diese "radikale" Gestalterneuerung sich zu einem dritten vereinen, einem "antilogischen" Vorgang (von Weizsäcker), da normalerweise aus "eins und eins" "zwei" werden, nicht aber, wie in der Reproduktion, aus zwei Individuen wiederum eines entsteht.

Wie extrem verschieden der Kopulationsvorgang sich darstellt, vorausgesetzt, daß dieser für die Reproduktion notwendig ist, wird in dem Pflanzenreich in der Spanne zwischen der Vermehrung der Grünalgen, Pilze, Farne und Moose bis zu den Befruchtungsvorgängen der Krypto- und Phanerogamen sichtbar, der Wechsel zwischen den eigenbeweglichen Gametophyten bei Moosen oder unbeweglichen (weiblichen) Gameten der Braunalgen (Grassé, S. 17 ff.). Fast unübersichtlich werden die Kopulationsvorgänge dann im Tierreich, mit ihren bizarren Prozessen bei Insekten z.B., Anuren, Fischen, dem Bergsalamander bis zu den Warmblütern.

Hebt sich das Lebewesen als Gestalt in der Reproduktion faktisch auf, um sich erneut - aber nur innerhalb seiner Art - verändert als gestaltetes nach vollzogener oder im Vollzug der Entwicklung wiederzufinden, so vermag Gestalt bei Verlust derselben sich - begrenzt - wieder herzustellen: Dieser als Regeneration bezeichnete Prozeß findet einerseits in jedem Organismus permanent in der Wiederherstellung abgeschilferter oder abgestorbener Zellen statt, andererseits in der Wiederherstellung ganzer Extremitäten oder Segmente z.B. bei dem Regenwurm (Allolobophora terrestris). Die Regeneration des ganzen Organismus nach der Zerstückelung etwa der Blastomeren des Seeigel-Eies aus einer der jeweils ersten beiden Blastomeren des Stadiums II oder einer der bereits 4 Blastomeren des Stadiums IV bot Driesch z.B. Anlaß zu der Entwicklung seiner Konzeption der Entelechie und des Vitalismus - wobei allerdings diese Ergebnisse der vollständigen Regeneration eines Organismus auch von der Schnittführung abhängen. Bekannt sind jedoch vor allem die Regenerationsmöglichkeiten der Amphibien, die in der Lage sind, ganze Extremitäten wieder nach dem Verlust derselben neu zu entwickeln. Ein großer Teil der Transplantationsexperimente der Embryologie hat die regenerativen Potenzen der Organismen weitgehend erforscht. So wird z.B. zwischen Arten mit "totalen-regenerativen Potenzen" unterschieden wie etwa die Süßwasserplanarien, bei denen jeder abgeschnittene beliebige Teil einen ganzen Organismus regenerieren kann - dank einer größeren Anzahl von sog. Regenerationszellen, die über den ganzen Körper verteilt sind - und Organismen mit partieller Regenerationsfähigkeit (Lit. s. Wolff, op.cit., Bd. 3, S. 110 ff. u. S. 126 ff.).

Die Metamorphose stellt den Gestaltwandel des Individuums dar, wobei bekanntlich extreme Unterschiede der Gestalten auftreten können, die mit totaler Verhaltensänderung der entsprechenden Lebewesen einhergehen. Die Einheit der Gestalt, daß ein und dasselbe Lebewesen bei gleichzeitiger Verschiedenheit das mit sich selbige bleibt - wird durch die irreversible oder - je nach Art - zyklische Wiederholung des Gestaltwandels gegeben. G.D. Wyatt schreibt hierzu:[4]

"The metamorphosis of the higher insects embodies the most profound reorganization of a grown animal that is known. It represents advanced polymorphism, for a single genome determines the development of a differentiated freeliving organism which, when fully grown, is largely destroyed and reconstituted in a new form adapted for a totally different life. Such a phenomenon, under the control of hormones, should provide prime material for the study of the regulation of genetic expression and its role in morphogenesis."

Eine Zusammenfassung der verschiedenen Arten der Metamorphosen gibt J. Whitten (Etkin, W. u. L.J. Gilbert, S. 45). Der Verfasser beobachtet in diesem Zusammenhang das Vorkommen von Größenzunahme ohne Zellteilung wie auch die Antizipation des nächsten Stadiums einer Metamorphose jeweils im vorausgegangenen:[5]

"One of the most striking aspects of insect metamorphosis, particularly to the casual observer, is the dramatic change from larva to pupa at the larval-pupal ecdysis. This is all the more remarkable when one realizes that the pupal "mold" produced at the larval-pupal molt follows the future adult shape particularly with respect to the large muscle-filled thorax. Yet at the time of its formation none of these adult structures may be developed in some instances, as is the case with the higher flies."

In diesen Umwandlungen, insbesondere von dem Larven- zum Puppenstadium, die der Autor als "dramatisch" bezeichnet, ist "nichts zufällig und die Herstellung der Form (Gestalt) in der Puppe ist ein sehr genau ablaufender Prozeß" (op,cit., S. 55). Bei den erwähnten Vorgängen ist ferner die exakte, das Überleben entscheidende Zeitkontrolle der einzelnen Abläufe, insbesondere der Bewegungen der abdominalen und thorakalen Muskelteile von Bedeutung:[6]

"Offensichtlich ist der Zeitablauf empfindlich (delicate) und kunstvoll erarbeitete (elaborate) Kontrollmechanismen sind mit einbezogen."

Ohne auf die zwar bekannten aber weitgehend unspezifischen Einflüsse der Hormone (Sexualhormone, Thyroxinabkömmlinge usf.) bei der Metamorphose als deren Bedingungen nicht aber als deren Ursachen einzugehen, die gesamte Problematik der Metamorphosen dann nach bekanntem Muster wieder der genetischen Information "zugeschustert" und damit als Problem aufgehoben wird (S. 177, op.cit.) - (die Metamorphosen werden dem Ablauf verschiedener "Gen-Batterien" zugesprochen) - sei noch an die Metamorphose bestimmter Wirbeltiere erinnert, die sowohl Gestaltwandel wie auch grundlegende Änderung der Verhaltensweisen implizieren. Dazu schreibt E. Barrington:[7]

"The classical expression of metamorphosis in teleosts is found in the transformation of the leptocephalus larva of the eel into the elver. Unfortunately, we know far less about this than could be wished, but at least it is clearly established that the transformation is physiological as well as morphological; this is to be expected because it results in a planktonic and marine existence being replaced by a free-swimming and predatory mode of life in freshwater. Changes in external proportions are conspicuous for this metamorphosis is in part a crisis in growth. There is marked loss in weight, which results from a loss of water and of food reserves; the water content falls from 93 percent of the total body weight to 80 percent, while there is a loss of 30 percent in dry weight. There is also a reduction in length of the body, but this is a result of shrinkage, permitted by the absence of ossification in the vertebral column."

Von diesen Verwandlungen der Gestalten sind jene Metamorphosen zu trennen, die etwa Goethes "Metamorphose der Pflanzen" zugrunde liegen. Goethe ging es hierbei um die Darstellung der für ihn real wirksamen "Idee der Pflanze", die sich in allen Pflanzen als "Urphänomen" - z.B. in den Blütenstellungen und ihrem Verhältnis zu den Blättern, Wurzeln, Fruchtknollen usw. zeigt, wobei jedoch das eine - z.B. die Blüte - immer notwendigerweise aus dem anderen hervorgeht. Dazu schreibt Bertalanffy - unter Bezugnahme auf d'Arcy Thompsons[8] Darstellungen organischer aber auch anorganischer Gestalten nach mathematischgeometrischen Prinzipien:[9]

"For the Urpflanze as well as the ideal plan of a skull are conceptual models, whose variations correspond to actually existing forms. These transformations can even be done mathematically and graphically, as was shown by D'Arcy Thompson. Contrary to the view that only physical theories permit predictions, it should be amphasized that morphological models may also yield predictions of a surprising nature. A good example is Reichert's theory of the mammalian auditory ossicles, which was confirmed by the discovery of an almost complete series of transitions from the reptile to the mammal skull. Another, more recent example of a morphological prediction concerns the fact that the Neanderthal skull, by means of Thompsons's transformation of coordinates, cannot be fitted into the evolutionary sequence of modern man. This view was subsequently confirmed by paleontological evidence."

Nachdem in dieser Weise die wichtigsten Erscheinungen der vegetabilischen Gestaltwerdung dargestellt wurden, sei abschließend auf die keineswegs einheitliche Bedeutung der Begriffe "Entwicklung, Wachstum, Differenzierung und Gestaltentstehung (Morphogenese)" verwiesen, die Ebert/Sussex wie folgt unterscheiden und definieren:[10]

"It is meaningful to consider at least four such component processes: determination, differentiation, growth, and morphogenesis. Although the word differentiation is often used in the general sense to mean the full sequence of changes involved in the progressive deversification of cell structure and function that is the hallmark of development, we prefer at the outset to recognize two distinct components. Determination is the process by which a cell or a part of an embryo becomes restricted to a given pathway; differentiation is the actual appearance of new properties, whether defined in biochemical or structural terms - for example, the appearance of the contractile protein, myosin, in the muscle cell, identified by its chemical or immunological properties or by its characteristic structure when analyzed by electron microscopy. It is important, therefore, that we ask: differentiation of what? Of hemoglobin or myosin? Of a single cell? Of a tissue or an embryo? Do we need to define growth, or is the meaning self-evident? Growth means permanent enlargement - that ist, developmental increase in total mass."

4. Die Antinomien des "Vegetativen"

Die antinomisch-alogische Struktur des vegetativen Pols - des "Vegetativen" - wird in folgenden Punkten sichtbar:
a) Der der Lebenserhaltung "dienen sollende" Stoffwechsel ist gleichzeitig unauflöslich mit der Lebensvernichtung verbunden. Leben erhält sich, indem es sich aufhebt, oder es hebt sich auf, indem es sich erhält.
b) Gestalterhaltung ist verschränkt mit gleichzeitiger permanenter Gestaltveränderung und Gestaltverfall.
c) Jede Gestalt erfaßt "unendliche" Mannigfaltigkeit der lebenden und ausgestorbenen Arten und Individuen, "entsprechend ist sie mehr oder weniger" umweltbezogen. Bei Arthropoden und Wirbellosen ist der Umweltbezug in der Unmittelbarkeit der Ergänzung beider meistens zu beobachten, die Jacob von Uexküll[11] schon wie das Verhältnis von Schlüssel zu Schloß beschrieben hat. Mit zunehmender Differenzierung wird der unmittelbar-eingeschränkte Umweltbezug z.B. der niederen Lebewesen bei den Vertebraten dann relativiert und gelockert, eine Art-Gestalt (die übergeordnete Art) kann bereits in verschiedenen Umwelten sich erhalten. Das Verhältnis Gestalt/Umwelt ist einerseits reziprok, die Gestalt gibt verwandelt in ihre Eigengesetzlichkeit als Lebewesen ihren Umweltbezug wieder, das Wie desselben in seiner extremen Mannigfaltigkeit jedoch übersteigt zunehmend in der Tierreihe die häufig angetroffene Monotonie etwa der Umwelt. Man bedenke z.B. die relative Einheitlichkeit des Meeres oder der Wüste, das "Wie" der auf diese Umwelt antwortenden Fülle von tierischen und pflanzlichen Lebewesen, die daselbst ihren "Oikos" haben. D.h. die Gestalt antwortet auf die Umwelt einerseits reziprok, andererseits übersteigt sie jedoch die Umwelt, indem sie aus dieser das ihr, dem Lebewesen jeweils Spezifisch-Gemäße "erzeugt". So ist die Umwelt nur ein unspezifischer Anlaß auf sie spezifisch zu antworten, d.h. nicht "logisch", "zweckvoll-technologisch-ange-

paßt", sondern eine Umweltbedingung - z.B. die Extrembedingungen der Wüste, der Steppen, der Dünenlandschaften, des Meeres usw. spezifisch, "jenseits" des Zweckvoll-Technologischen umzugestalten. Das "Zweckvolle" z.B. größtmöglicher Wasserersparnis bei Wüstenpflanzen als unspezifischer Hintergrund ("Anlaß") wird alogisch-"spielerisch" gestaltspezifisch überstiegen.

d) Die Gestalt wird über Regenerationsphänomene erhalten, diese Möglichkeiten schwinden jedoch mit der Höherentwicklung der Lebewesen (die Extremitäten und die ganze äußere Gestalt betreffend, nicht aber z.B. die Leber derselben). Die Regeneration verlangt eine dem Lebewesen immanente Einheit, die das "Ganze" der Gestalt immer wieder herstellt: Planarien, Hydrien, Epigenese der fötalen Entwicklungen bei Mollusken, Vertebraten u.a.m.. Das "Teil" und das "Ganze" bedingen sich gegenseitig (s.u.), indem sie sich sowohl ergänzen als auch gegenseitig aufheben. Das "Ganze" der Gestalt kann nicht ohne seinen Teil sein, es hebt sich als Ganzes im Teil auf, das Teil wiederum kann nicht ohne das Ganze existieren, es hebt sich als Teil in bezug auf das Ganze auf. Es wird hier das Verhältnis einer gegenseitigen Ergänzung, Abhängigkeit und gegenseitigen Aufhebung sichtbar.

e) Die Metamorphose verschiedener Tierarten - Würmer, Arthropoden, Amphibien - lösen die eine Gestalt durch ganz unterschiedlich differenzierte Gestalten und deren unterschiedliches Verhalten immer wieder auf. Die Gestalt ist gleichzeitig heterogen, bleibt jedoch bei aller Umwandlung dieselbe. In der Metamorphose der Pflanzen oder bei den Wirbelbildungen der Vertebraten wird die Einheit der Gestalt noch bei relativer nachzuprüfender Ähnlichkeit - Knochenbildung, Blattmetamorphosen - gewahrt. Gestalt wird Zyklus: "ewige Wiederkehr", bei einmalig-einheitlicher in den Raum hineingewachsener oder sich in diesem als ein und dieselbe hineinbewegende und -begebende.

f) Reproduktion. Das überraschendste Vorkommnis in der Gestaltwerdung ist die totale Aufhebung derselben - bis zur Meiose - im Verlaufe der reproduktiven Vermehrung, über die sich Gestalt wiederum erhält. Der Blick zahlreicher Biologen, voreingenommen durch mechanistische oder Computermodelle, bemerkt diese Verkürzung der gesamten ausgewachsenen Gestalten auf eine bloße "Potenz" oder "reine Information" nur noch am Rande - wenn überhaupt. Das antinomische-alogische Vorkommnis der nicht-additiven Vermehrung - aus 1 und 1 werden nicht 2 sondern 1, von der Parthenogenese abgesehen - wurde bereits erwähnt.

g) Differenzierung, Entwicklung, Wachstum und Morphogenese sind keineswegs einheitliche, integrierte Prozesse, sondern zum Teil heterogene Vorkommnisse und Verläufe: Gestaltwerdung, Entwicklung, Differenzierung ist in sich wieder polar-antagonistisch strukturiert (s.o. Zitat Ebert/-Sussex).

5. Der animalische Pol: Weitere Präzisierung
   (Grundfragen des Gehirns und des ZNS)

Der animalische Pol wird durch - s.o. - Eigenbewegung (-aktivität), Motorik, Sensorik und Sprache (Lautgebung), überhaupt Ausdrucksverhalten charakterisiert. Diesen ganz heterogenen Prozessen ist das Erlebnis oder das Bewußtsein gemeinsam - sicher für den Menschen zutreffend, durch Analogieschlüsse auch im übrigen Tierreich - bis zu den Reaktionen der Einzeller. "Erleben" ist jedoch den genannten Vorgängen nicht nur gemeinsam, sondern unterscheidet sie auch fundamental von den vegetabilischen Prozessen, die weitgehendst bewußtlos verlaufen.

Es ist hier nicht der Ort, sich mit den mechanistisch-atomistischen, kurzschlüssigen Auslegungen der Geschehensabläufe im animalischen Pol auseinanderzusetzen - z.B.

der Neuronen- und Reflextheorie, da dies schon wiederholt andernorts und maßgeblich von zuständigen Forschern erfolgt ist. Jedoch sei auf die nach wie vor unüberholten Ausführungen von Weizsäckers zu der atomistischen Neurosen-Theorie in diesem Zusammenhang verwiesen:[12]

"Dieses klassische Schema nun ist an die räumliche Vorstellung gebunden, derzufolge einem bestimmten Ort auch vermöge dieser Örtlichkeit eine Individualität zukomme. Und zwar empfängt er diese Eigenart durch die besonderen materiellen Verbindungen, in der Hauptsache durch die in der Anatomie erkannten Leitungsbahnen. Diese müssen notwendig isoliert oder durch Funktion isolierbar gedacht werden, da ohne dem jede Erregung sich überall hinbegäbe, also keine individuelle Leistung möglich wäre. Umgekehrt ist die klassische Leitung nur insofern anwendbar, als einem Ort eine andere als die ihm durch seine leitenden Verbindungen zukommende Bedeutung nicht innewohnt. Denn wenn z.B.ein Ort auch durch die Qualität seines Zustandes als solche und ohne leitende Vermittlung auf andere Orte wirksam wäre und so zu einer Leistung beitrüge, so wäre insoweit das klassische Schema außer Kraft gesetzt und seiner Widerspruchslosigkeit beraubt. Man kann daher sagen, daß in der klassischen Vorstellung Leitungsprinzip und Lokalisationsprinzip nur zwei Seiten derselben Sache sind. Dies besagt, daß die Orte der Substanz ihre bestimmte Bedeutung nur vermöge ihrer wirksamen Leitverbindung mit anderen bestimmten Orten besitzen.
Die Wichtigkeit dieser Begriffsbestimmung erhellt, wenn wir sie anwenden. Betrachten wir zunächst die Ortsbeziehung zwischen Zentrum und Peripherie, wie sie in den Begriffen efferente und afferente, motorische und sensible Funktion gewöhnlich dargestellt wird, so ist dieses Hin und Her gebunden an eine einfache Entsprechung zweier entfernter Orte durch ihre leitende Verbindung. Besteht dann eine größere Anzahl solcher Ortspaare, so befriedigt eine gleiche Anzahl von Neuronen oder Neuronenketten die Forderung solcher Mannigfaltigkeit der Funktion. Dann aber haben neben den Leitungsbahnen als solchen auch deren zahlenmäßige Verhältnisse ein Interesse. Ihre Mindestzahl, so könnte erwartet werden, entspräche dann der Anzahl gesonderter efferenter oder afferenter Einzelfunktionen. Die Prüfung der Tatsachen entspricht dieser Erwartung jedoch nicht.
Betrachtet man nämlich die Funktionen des Nervensystems unter den Gesichtspunkten der Leitung, hin und her zwischen Zentrum und Peripherie, so kommt nur ein Schema in Frage: die Verknüpfung zweier sehr großer Gruppen von Mannigfaltigkeit oder Mengen von Struktur durch eine verhältnismäßig sehr geringe Anzahl sie verknüpfender Leitungsbahnen. Diese Einschnürung wird jede Theorie genau ebenso zu berücksichtigen haben wie die durch sie hindurch vermittelten Differenzierungen. Daran ändert sich auch dann nichts,

wenn man statt der Nervenfaser die Neurofibrille als Element betrachtet. Wollte man nun jeder von einer anderen unterscheidbaren Funktion auch eine andere Leitungsbahn zuweisen, so kam man in unüberwindliche Schwierigkeit. Da z.B. für die über 4 Millionen durch ihre Empfindungsqualität und ihr Ortszeichen unterscheidbaren Sinnespunkte der Haut (mit Ausschluß des Kopfes) allerhöchstens 1/2 Million das oberste Halsmark passierender sensibler Bahnen verfügbar sind, ist diese Einschnürung nur dann wettzumachen, wenn eine Bahn mehrere Arten von Erregung leiten kann, so wie auf einem Draht verschiedene Zeichen telegraphiert werden. Das ursprüngliche Leitungsprinzip ist gegen eine solche Erweiterung nicht aufrechtzuerhalten, und die quantitativen Verhältnisse zwingen zu Hilfsmaßnahmen wie etwa der, daß z.B. das Lokalzeichen der Empfindung durch verschiedenartige Erregungen des gleichen Leiters funktionell übermittelt werde. Doch ist diese ganze Betrachtungsweise nicht die einzig mögliche, und noch andere Hilfskonstruktionen sind daher ersonnen worden."

Die Beschränkung jener auch lokalistisch - das Gehirn betreffend - orientierten Theorien, wird schon allein durch einen dritten, allgemeinen Befund des animalischen Pols aufgezeigt: Alle Vorgänge der Handlung - Motorik - oder der Sinneswahrnehmung wie auch der Sprache werden nie als Prozesse innerhalb der Nervenbahnen oder des Gehirns registriert, sondern als "Inne-Sein" erlebt, die eben das Wesen des Erlebens - des Bewußtseins - ausmachen, das sich auf die Außenwelt im Handeln oder in der Wahrnehmung und nicht zuletzt auch in der Sprache bezieht. (In der Beziehung liegt z.B. die fundamentale Bedeutung der "Intentionalität" Brentanos und Husserls.) Die neurophysiologisch zu ermittelnden Vorgänge - Impulsfrequenzen, Transmittersubstanzen usf. - gehen nicht in das Erleben ein. Erlebnis oder Bewußtseinsvorgänge sind auf etwas hin bezogen (intentionale Akte, Brentano, Husserl usf.), das dieses - das Bewußtsein, das Erleben - aber selbst nicht ist. Der Tisch als "Bewußtseinsgegenstand", die Freude als Erlebnis, sind auf das bezogen, was sie selbst nicht sind. An dieser nicht radikal genug zu denkenden Differenz, die der naturwissenschaftlichen Denkweise weitgehend abhanden gekommen ist, wird das Problem der Transzendenz sichtbar. Zu den Ausnahmen unter den Naturwissenschaftlern zählt der Physiologe Schmidt, der diese Problematik noch wahrnimmt:[13]

"Wenn aber Gedanken zu Handlungen führen, ist der Neurophysiologe gezwungen anzunehmen, daß durch Denken die neuronale Aktivität des Gehirns geändert werden kann, so daß der efferente Ausstrom aus dem motorischen Cortex zur gewünschten Bewegung führt. Diese Umsetzung von Denken und Wollen in corticale Impulsmuster bleibt allerdings derzeit weit außerhalb unseres Verständnisses."

Nervöse - neurale - Prozesse sind ebenso bewußtlos und bewußtseinsfern wie die vegetabilischen. Das Erinnern ist ein Vorgang z.B. graduell oder spontan sich vollziehender introvertierter Besinnung, indem der sich erinnernden Person die Vergangenheit, das Entschwundene in diffuser Weise transparent wird, es ist aber keine Suche nach "Engrammen" oder elektrischen Kreisen vermittels eines Oszillographen. Ohne auf die Fülle einzelner Phänomene des Erinnerns einzugehen - z.B. des Zweifels, der Sicherheit, der Evidenz -, die nicht biochemisch oder neurophysiologisch reduzierbar sind, da hier völlig verschiedene "Daseinsformen" miteinander wechseln bzw. die eine zugunsten der anderen einfach ausgeschaltet wird, sei jedoch nicht an dem Vorhandensein prinzipieller Zusammenhänge etwa zwischen dem Gedächtnis als Funktion (s.u.) und den Schläfenlappen gezweifelt. Nicht mit den philosophischen Konzeptionen Eccles und Poppers konform, sei deren Widerlegung des Gehirn-Materialismus prinzipiell zugestimmt und nur erinnert, was Eccles grundsätzlich hierzu sagt:[14]

"Im folgenden soll die Hypothese kurz umrissen werden. Der selbstbewußte Geist ist aktiv damit beschäftigt, aus der Vielzahl aktiver Zentren auf der höchsten Ebene der Hirnaktivität herauszulesen, nämlich den Liaison-Zentren der dominanten Großhirnhemisphäre. Der selbstbewußte Geist selektiert aus diesen Zentren gemäß der Aufmerksamkeit und integriert von Augenblick zu Augenblick seine Wahl, um auch den flüchtigsten Erfahrungen eine Einheit zu verleihen. Darüber hinaus wirkt selbstbewußter Geist auf diese neuralen Zentren, indem er die dynamischen räumlich-zeitlichen Muster der neuralen Ereignisse modifiziert. So schlagen wir vor, daß selbstbewußter Geist eine überlegene interpretierende und kontrollierende Rolle

auf die neuralen Ereignisse ausübt.
Eine Schlüsselkomponente der Hypothese ist, daß die Einheit der bewußten Erfahrung durch den selbstbewußten Geist vermittelt wird und nicht durch die neurale Maschinerie der Liaison-Zentren der Großhirnhemisphäre. Bisher war es unmöglich, eine neurophysiologische Theorie zu entwickeln, die erklärt, wie eine Vielfalt von Hirnereignissen synthetisiert wird, so daß sich eine einheitliche bewußte Erfahrung von globalem oder Gestaltcharakter ergibt. Die Hirnereignisse bleiben ungleich, sie sind im wesentlichen die individuellen Aktionen zahlloser Neurone, die in komplexe Regelkreise eingebaut sind, und so an den räumlich-zeitlichen Mustern der Aktivität teilhaben. Dies ist sogar für die spezialisiertesten der bisher entdeckten Neurone der Fall, die Merkmalerkennungsneurone des Inferotemporallappens von Primaten. Unsere jetzige Hypothese sieht die neuronale Maschinerie als eine Vielfalt ausstrahlender und empfangender Strukturen an. Die erlebte Einheit ergibt sich nicht aus einer neurophysiologischen Synthese, sondern aus dem vorgeschlagenen integrierenden Charakter des selbstbewußten Geistes. Wir vermuten, daß der selbstbewußte Geist in erster Linie entwickelt wird, um diese Einheit des Selbst bei all seinen bewußten Erfahrungen und Handlungen zu gewährleisten."

Es sei also festgehalten, daß die vier Grundcharakteristika des Animalischen (Eigenaktivität, Motorik, Sensorik, Lautgebung) sich durch intentionale Akte auszeichnen, die zwar neurophysiologische "Korrelate" aufweisen, zwischen diesen jedoch und den Inhalten des Erlebens kein auch nur annähernd "plausibler" Zusammenhang besteht. Die "Korrelation" Psychologie/Physiologie besteht lediglich in den Beobachtungen, daß Erlebnisse - ohne sie jemals spezifizieren zu können - und neurofunktionelle Vorgänge simultan verlaufen können, nicht aber, daß die Neurophysiologie in der Lage ist, das "Wie" dieser Korrelation auch nur annähernd zu interpretieren.

Die Einheit und gleichzeitige Antinomie der Lebensprozesse wird in der bereits artifiziellen Unterteilung des Animalischen in die aufgezeigten vier Grundeigenschaften sichtbar. Jeder motorische Vorgang ist zugleich ein sensorischer - und umgekehrt -, jede sprachliche Äußerung ist auch mit sensorischem Hören der eigenen Worte verbunden. Die fundamentale Eigenbewegtheit der Lebewesen verlangt ein "Erlebniszentrum" - das Lebewesen kann sich nur als totale Einheit zu etwas hin oder von etwas fort bewegen, bestenfalls schwanken, welche Richtung es einschlagen soll - aber ein "Erlebniszentrum" gibt es im Gehirn zweifellos nicht. Vielmehr werden dort stets nur unterschiedlichen Erlebnisweisen - Hören, Sehen, Sprechen usf. - zuzuordnende Areale aufgefunden, die Eigenbewegung z.B. als "totale" jedoch diese verschiedenen Erlebnismöglichkeiten und die ihm zuzusprechenden neurophysiologischen Areale integriert. Die Einheit des Erlebens entspricht als Bewußtseins- und Vollzugseinheit eben der Intentionalität aller seelischen Akte bei gleichzeitiger inhaltlicher und auch neurophysiologischer - soweit überhaupt korrelierbar - Heterogenität derselben. Das Vegetative bildet den gleichen Zusammenhang: Einheit der (bewußtlosen) Lebensprozesse bei ihrer gleichzeitigen antinomischen Strukturierung.

Diese Zusammenhänge werden durch die herkömmliche Darstellung der Tätigkeiten des ZNS und des Gehirns in den jeweiligen Lehrbüchern grob vereinfacht. Die getrennte Gliederung in motorische und sensorische Bahnen, von den Spinalganglien über den Thalamus, Hirnstamm, Formatio reticularis, Dienzephalo usf. bis zum Cortex als afferente (sensorische), umgekehrt als efferente motorische Bahnen, ist ein experimentelles Konstrukt. Dies betrifft sowohl die zahlreichen morphologischen Übergänge und Synapsen im ZNS (und Gehirn) selbst, wie auch die permanente Einheit (Gestaltkreis) von Sensorik und Motorik, die erst unter experimentellen Bedingungen oder in der Pathologie des ZNS - auch dort nur bedingt - auseinanderfällt. Zu diesen methodischen Kunstprodukten der Neurophysiologie bemerkt bereits von Weizsäcker:[15]

"Es hat mehrfach Widerspruch erregt, wenn wir behauptet haben, daß die wissenschaftliche Analyse von Lebensvorgängen eigentlich nur das erklären könne, was nicht zustande komme. Man kann sagen, daß in diesem Sinne die Pathologie, als die Erklärung der Störung oder der Zerstörung des Lebendigen, ihr Ziel am besten erreiche. Unsere Übersicht über die Ataxie hat ebenfalls dies Ergebnis. Wir verstehen

einigermaßen, warum die Eutaxie nicht gelingt. Aber wir verstehen dadurch noch nicht, wie und warum sie gesunder- und normalerweise zustande kommt. Indes ist zuzugeben, daß damit nicht genug gesagt ist. Die Resignation betrifft eigentlich nur den Versuch, auch Leistungen, nicht nur Funktionen physiologisch zu erklären, und es ist doch der Zweck dieser Abhandlung, zu prüfen, ob nicht bei der Leistung noch eine andere Forschungsart das fertigbringe, was der physiologischen Theorie der Funktionen mißlingt.
Was dann die Entrüstung jener betrifft, welche mit der physiologischen Methode mehr zu erreichen meinen als bloß einen Nekrolog des Lebens, so sind sie nicht ganz folgerichtig. Denn ihre Prämisse ist doch eben, daß es dieselben Methoden, dieselben Erkenntnisbedingungen seien, welche die Physiologie und die Physik oder Chemie leiten müssen. Ganz im Sinne dieser Forderung haben auch wir bei der Darstellung der Ataxie gleich zu Beginn eine Erkenntnisquelle, nämlich die der sinnlichen Beobachtung der Kranken mit dem Auge, kritisiert und dann verlassen. Denn für den Physiologen ist das bloße Auge zu "unzuverlässig", zu "subjektiv". Wir ersetzen es durch exaktere Methoden und verlassen damit die ursprüngliche sichtbare Erscheinung des Lebendigen zugunsten eines unsichtbaren Vorganges, der nicht mehr die Wesenheit des Lebens selbst zu enthalten braucht. Das eben ist es, was wir behauptet hatten."

Die in den Lehrbüchern der Physiologie und Neurologie "plausibel" vermittels roter und schwarzer Striche und Pfeile dargestellten neuralen Verhältnisse zeigen stets nur die eine Seite der sensomotorischen Einheit dar. Der wechselseitige, permanente Einfluß des einen Vorgangs auf den anderen entfällt, ganz abgesehen von der nicht genügend zu würdigenden Diskontinuität aller sog. Erregungsvorgänge, die Modelle dieser Art schon als grobe Falsifizierungen kaum zulassen sollte.

Experimentell soll z.B. der Einfluß des (isolierten!) Rückenmarks, des Hirnstamms, des Mittel- und Kleinhirns usf. auf die Motorik nachgewiesen werden - durch den weitgehenden Wegfall jedoch des gleichzeitigen Einflusses der Sensorik auf diese Prozesse! Auf diese Weise kann letztlich nur ein falsches Bild der neurophysiologischen Vorgänge entstehen, wenn darüber hinaus die bestenfalls annähernd stochastisch zu ermittelnden Prozesse im Cortex berücksichtigt werden, die die Entscheidung ausschließlich nach Wahrscheinlichkeiten zulassen: wann und ob ein "rein" sensorischer oder "rein" motorischer Vorgang sich ereignet.

Diese grundlegenden Feststellungen erweiternd, sei jetzt noch die Frage nach dem Worin und Wie des fundamentalen Unterschiedes zwischen dem vegetativen und animalischen Pol aufgeworfen, die Antwort sich primär auf die morphologischen und funktionalen Charakteristika des Gehirns, des ZNS und des vegetativen Nervensystems stützen wird.

In dem gleichen Zusammenhang sei vor allem auf die neurophysiologischen Forschungsergebnisse Henri Ey's - neben denen J. Eccles' - verwiesen, dessen Werk "Das Bewußtsein" obwohl fast 20 Jahre alt, noch in keiner Weise in seinen prinzipiellen Überlegungen überholt worden ist (übersetzt von K.P.Kisker). Allerdings ist das Werk Henri Ey's wie das von Weizsäckers - über 20 bzw. 40 Jahre nach Erscheinen derselben - nur am Rande von den maßgeblichen Neurologen rezipiert worden.

Ey legt dar, wie das ZNS sich prinzipiell durch seine hierarchische Gliederung auszeichnet, obwohl auch bereits diese Feststellung (Jackson) nicht problemlos ist. Die hierarchische Gliederung - von den Spinalganglien bis zum Cortex - hat einen sowohl evolutiven wie auch experimentell (die obigen Ausführungen damit nicht aufhebend!) aufgewiesenen, morphologisch-anatomischen Hintergrund. Von den relativ unkoordiniert jedoch z.B. noch Kratzbewegungen auslösenden Reizungen des dekapitierten Frosches bis zu den zielgerichteten der sog. integrierten Bewegungsabläufe und ihrer funktionalen Koordinierung im Cortex wird eine Graduierung im Sinne fortschreitender Gerichtetheit der Motorik beobachtet. Jedoch gibt es spezifische, die "Information" speichern sollende, und vor allem integrierende Zentren der Motorik nicht im Cortex, sondern nur Areale von Funktionszusammenhängen der Bewegungen, die primär auf die Gelenke bezogen sind:[16]

"Zwei Aspekte des motorischen Cortex wurden erkannt: a) zunächst eine somatotopische Organisation, das heißt eine geordnete räumliche Zuordnung zwischen Körperperipherie und motorischem Cortex, und später b) eine multiple Repräsentation der Körperperipherie in mehreren motorischen Arealen."

Die "Somatotopie" betreffend, sei jedoch auf weitere bemerkenswerte Zusammenhänge verwiesen:[17]

"Diese Ergebnisse zeigen, daß diejenigen corticalen Neurone, die einen bestimmten Muskel beeinflussen, nicht in einer einzigen motorischen Säule zu finden sind, wie die Reizversuche vielleicht nahelegten. Eine motorische Säule ist vielmehr eine funktionelle Neuronenpopulation, die eine Reihe von Muskeln beeinflußt, die an einem bestimmten Gelenk angreifen. Diese Schlußfolgerung unterstützt die alte These, daß nicht Muskeln, sondern Bewegungen im Cortex repräsentiert sind. Dies bedeutet nicht, daß Muskeln überhaupt nicht, sondern daß sie vielfach im Cortex repräsentiert sind. Dem entspricht der experimentelle Befund, daß Motoneurone eines Muskels oft von großen Arealen des Motorcortex (viele mm² Fläche) erregt werden können. Ursache und Bedeutung der unterschiedlichen Entladungsmuster großer und kleiner Pyramidenzellen sind nicht bekannt. Vielleicht entsprechen diese beiden Typen den großen (phasischen) und kleinen (tonischen) α-Motoneuronen des Rückenmarks, möglicherweise kontrollieren sie auch getrennt die α- und γ-Motoneuronen."

Es sind also im Cortex - die Motorik betreffend - Funktionszusammenhänge repräsentiert, jedoch nicht an Leitungsbahnen fixierte Lokalzeichen, sondern "integrierte Informationen". Letztere werden rein funktional verstanden, nicht morphologisch. (Vergleiche die Kritik des Informationsbegriffs, Band I/Kapitel II. Der zweifellos erwiesene, übergeordnet-integrierende Funktionszusammenhang aller Neurone stellt das atomistisch-mechanistische Konzept absolut in Frage.)

In dem Maße, in dem stochastisch-offene Funktionskreise als Modelle für die Aktivität des ZNS angewandt werden - bei den grundsätzlichen Vorbehalten dieser zweifellos erkenntnistheoretisch problematischen Konzeption - s. Band I/Kap. VI - wird der hierarchisch-morphologische Aufbau derselben wiederum in Frage gestellt. Das kommt auch in dem von Weizsäcker erwiesenen Funktionswandel zum Ausdruck, der im Prinzip besagt, daß bei Zerstörung bestimmter Areale die mit diesen verbundenen Funktionen nicht ausfallen, sondern nur entdifferenzierter sich fortsetzen. Die mit dem Funktionswandel engstens verbundene Labilität der Schwellenempfindung - die die Erschütterung des "Dogmas" des Weber-Fechner'schen Schwellengesetzes impliziert - hat bereits von Weizsäcker eingehend dargestellt, so daß sich eine Wiederholung erübrigt.

Der hypothetische hierarchische Aufbau des ZNS ist mit dem atomistisch-mechanistischen Modell verbunden, d.h. mit der Morphologie des ZNS und der experimentellen Befragung einzelner Areale desselben. Es liegt jedoch - wird aus den Experimenten von Weizsäckers und seiner Schüler (P. Vogel, P. Christian, von Auersperg u.a.m.) gefolgert - ein Dualismus von Morphologie und Funktion vor: bei Zerstörung oder Abbau morphologischer Strukturen verfällt nicht die Funktion, sondern diese verändert sich nur. Die Spezifität der Funktion ist Folge des Zusammenwirkens verschiedener Areale oder Organe, sie wird bei Störung der Morphologie nur reduziert. Diese Reduktion jedoch - und das ist entscheidend - läßt sich keinesfalls immer adäquat auf Veränderung morphologisch-hierarchischer Strukturen zurückführen. Das bedeutet, daß es zwar eine spezifische Hierarchie der Funktionen gibt, nicht aber der (atomistischen) Elemente oder Morphologie. Diese werden erst durch den funktionellen Zusammenhang hierarchisch gegliedert, in dem - wie oben ausgeführt - die Funktion das Organ übersteigt, sie im Zusammenhang mit anderen Organen qualitativ ein "mehr" als das "Organ selbst" ist.

Mit dieser Sicht auf die entscheidende Bedeutung der funktionalen Zusammenhänge im Gehirn und ZNS wird bereits ein fundamentaler Unterschied zum vegetabilen Pol sichtbar: eine hierarchische Gliederung gibt es dort im morphologischen oder funktionellen Sinne der Integrierung und Koordination nicht, wohl aber ist Integrierung und Koordination regenerativer oder anderer Wachstumsprozesse überwiegend durch nervöse und hormonal-biochemische Vorgänge mitbestimmt und entsprechend mit-integriert. Umgekehrt gibt es - wie erwähnt - im Gehirn und ZNS nach Ablauf der Reifungsprozesse keine weiteren regenerativen Veränderungen mehr, keine nennenswerte Zellteilung, die regenerativen Heilungen durchtrennter Nerven sind im Verhältnis zu den inneren Organen und ihrer möglichen direkten Verletzungen erheblich verringert.

Grundsätzlich anders sind wiederum die Verhältnisse im polar strukturierten Keimling aller Tierarten. Bei der Koordination sämtlicher Teile und Teilprozesse im Verlauf der Ontogenese gibt es noch keine zentralnervöse Koordination derselben, bzw. werden sowohl zentralnervöse wie vegetabilische und vermittelnde Funktionen von dem "Gesamten" der Entwicklung selbst integriert und koordiniert.

Mit dem Auftreten von Eigenbewegung - nicht zu trennen von Wahrnehmung (s.o.) - wird darüber hinaus das "Problem" der Koordination und Integration im Zentrum der Bewegung und Wahrnehmung selbst wesentlich. Eine solche eindeutige Repräsentanz gibt es - wie bereits ausgeführt - jedoch nicht im ZNS.

Es seien in diesem Zusammenhang noch einige andere Charakteristika des ZNS und animalischen Poles im Gegensatz zum vegetativen herausgestellt, wobei die folgenden Ausführungen wie die vorausgegangen sich vor allem an die Untersuchungen H. Ey's anlehnen.

Zu der auch in besonderem Zusammenhang mit "psychosomatischen" Ereignissen stehenden Formatio reticularis, dem Thalamus und limbischen System resümiert Ey:[18]

"Funktionell-anatomisch und elektrophysiologisch erweist sich davon allenfalls eine "Kreuzweg"-Funktion der FR als haltbar. Sie ist ein System unspezifischer Konvergenzen wobei ihre Netzstruktur langsame, d.h. "integrative" neuronale Prozesse begünstigt. Nach Jouvet (1960) bestätigte übrigens das Elektronenmikroskop (Roberts, 1955) die außerordentliche Dichte der Fasernetze in der Umgebung der Retikulum-Zellen. Zweifellos wird die FR von stark ausgeprägten spezifischen Afferenzen umhüllt; sie ist aber viel mehr als deren Vehikel."

U.a.a.Stelle:[19]

"Die FR empfängt ihre Reizzuflüsse nicht nur aus sensiblen und coenaesthetischen Rezeptoren, sondern auch aus der vegetativen Sphäre. Bonvallet u. Dell zeigten, daß viscerale Afferenzen die Aktivität anderer sensibel-sensorischer Afferenzen hemmen. In diesem Zusammenhang ist die Arbeit von Dell (1952) über vagale Projektionen und globale sympathische Kontrollfunktionen von außerordentlichem Interesse. Sie schlägt gewissermaßen die Brücke zwischen den Untersuchungen zur Vigilanz-Funktion der FR und denjenigen zur Verknüpfung der FR-Aktivierung mit instinktiv-affektiven Motivationen. Hier liegt ein Wendepunkt gegenwärtiger Neurobiologie; sein letzter Ausdruck ist das 1962 von W.R. Hess verfaßte Werk: Psychologie in biologischer Sicht. Magoun bringt dies auf die Formel, das zentrencephale System habe das Herz als Sitz der Affekte verdrängt. Wir kommen darauf noch zu sprechen. Ganz offensichtlich hat die FR mit Lust- und Unlusterlebnissen zu tun. Die Beobachtungen von J. Olds u. B. Peretz (1960) über lustbetonte Autostimulationen von Ratten, welchen Dauer-Elektroden eingesetzt wurden, sind merkwürdig genug."

Ohne auf die "Schlüsselstellung" des Hypothalamus zwischen spinalen und corticalen Ganglien einzugehen, führt Ey an anderer Stelle detailliert aus, wie Cortex und Thalamus neuesten Untersuchungen zufolge ebenfalls in interzerebralen Kreisprozessen zu Funktionseinheiten zusammengeschlossen sind (s. H. Ey, Das Bewußtsein, op.cit., S. 139 ff.).

An anderer Stelle führt Ey die Verbindung des limbischen Systems über Kreisprozesse mit anderen Arealen des Gehirns und des ZNS aus. In der Gegenüberstellung der architektonischen-zytologischen Unterschiede zwischen dem Cortex (Iso-Cortex) und dem Hypocampus, dem Lobus limbicus, faßt Ey den Begriff der "potentiellen Schizophysiologie", der sich vor allem auch auf die höchst unterschiedlichen Wellenformen des EEGs bezieht, sofern Neocortex und Hypocampus elektrophysiologisch untersucht werden. Die Fülle der experimentellen Stimulierungen dieser Zone und ihre erhebliche experimentelle Problematik zusammenfassend, schreibt Ey:[20]

"Komplexität und ursprüngliche Bipolarität der verschiedenen emotionalen Zustände und ihres Ausdrucksverhaltens (Wut, Brunst, Hunger gegen Gleichgültigkeit, Apathie, Gedrücktheit) scheinen alle Ergebnisse der Reizung oder Abtragung in diesem ausgedehnten und vielgliedrigen Hirnsystem fragwürdig zu machen. Dort, wo die einen bei Reizung dieser oder jener Struktur Aggressivität beobachteten, sahen die anderen dasselbe, wenn man die Struktur ausschaltete. Wo die einen Erregung provozieren, notieren die anderen Flucht oder Bewegungsstarre. Die Gesamtheit solcher "Reaktionen" läßt sich eben nicht zerschneiden und auf umschriebene Komponenten zurückführen, die man dann wieder auf ihre Lokalzeichen reduziert. Förderlicher scheint es, das Gemeinsame dieser Fakten und Erfahrungen einzuprägen: die rhinencephalen Strukturen fungieren mit ihren meso-diencephalen Rückkoppelungen als ein (bisweilen ordnender, bisweilen entordnender) Regler der cerebralen Gesamtaktivität. Dabei scheint die Ammonshorn-Rinde als echter Allokortex das organisierende Zentrum zu bilden (Ajuriaguerra u. Blanc)."

Welche Schlüsse können jedoch für die vorliegenden Untersuchungen aus den Darlegungen H. Ey's gezogen werden?

a) Was bedeutet die "Stimulierung" nervöser Areale und ihre relativ spezifische Antwort? Daß eine elektrische Stimulation mit Angst oder Lust beantwortet wird? Die Stimulation ist bezüglich der "gereizten" Neuronen zweifellos "ein Außen", nur ist die normale morphologische Distanz zwischen dem Cortex und den Sinnesorganen erheblich verkürzt. Daß auf einen unspezifischen Reiz "elektrisch" spezifisch unterschiedlich geantwortet wird, bedeutet jedenfalls nicht, daß hier der "Sitz" von Angst oder Wut, Lust oder "Glücksgefühl" ist - man reize nur jede beliebige Stelle des Cortex genügend lange und es dürften analoge Reaktionen auftreten. Die Stimulierung bedeutet lediglich - und diese Feststellung ist für das Leib-Seele-Problem von erheblicher Bedeutung -, daß der Begriff "Sinnesorgan" nicht auf die an der Peripherie des Körpers gelegenen Sinnesorgane beschränkt sein darf wie z.B. die Wärme-, Kälte- oder Schmerz-Rezeptoren, wie Ohr,

Gesicht, Geschmack usf.. Sondern Wahrnehmung impliziert stets größere umfassende Areale des Cortex und Subcortex, das ist durch analoge Leitungsbahnen (Funktionskreise) in dem Hypothalamus/Spinalganglien (Haut!, Head'sche Zonen usf.) belegt. Darüber hinaus sind auch die Areale gerade des limbischen Systems, des Thalamus, der Formatio reticularis als "Sinnesorgane" in umfassender Bedeutung zu bezeichnen, die auf die von Innen (z.B. Gedanken, Erinnerungen, Vorstellungen usf.) oder von Außen - eben die an die Funktionskreise herangetretenen elektrischen "Reize" - spezifisch mit Emotionen auf sog. unspezifische Reize antworten - Auge oder Ohr reagieren eben (begrenzt) spezifisch auf Unspezifisches (s. J. von Müller, "Gesetz der spezifischen Sinnesenergien").

Die Einschränkung "spezifisch" - daß das Auge nie "hört", das Ohr nie "riecht" - besagt auf dem Hintergrund der hier und früher bereits vorgetragenen Konzeption nur: Sinneswahrnehmung im "Sinne" von Wahrnehmung des wie auch immer strukturiert sich darbietenden "Sinnvollen", zu dem Beziehung (Intention!) aufgenommen wird und damit für den Organismus spezifische Bedeutungen bilden.[21] Dieser Prozeß ist an Funktionen, Funktionskreise, an Organe, an Strukturen gebunden, die aus dem Möglichen des Wahrnehmbaren überhaupt die bereits eingeschränkten, konkreten Möglichkeiten derselben selektieren. So nimmt das Auge bildhaft wahr: der Drucksinn Gewichtsunterschiede, der Geschmackssinn die Grundqualitäten von süß, sauer usf.. Dem gleichen Prinzip folgen die erwähnten Areale im Cortex und Sub-Cortex, die die Emotionen - relativ spezifisch - <u>nicht</u> produzieren, wie das Auge das Wahrgenommene nicht (solipsistisch!) etwa erzeugt, sondern die Emotionalität als spezifische Beziehung (Beziehung von oder zu einer Bedeutung) konstellieren und entsprechend antworten: mit Flucht oder Zuwendung, mit Aggression oder Angst. Die elektrische Reizung ist ein mechanischer, kein emotionaler Akt, wie z.B. der (emotionale) Wahrnehmungsakt eines zornig-bedrohlichen Menschen. Aber die "Reizung" des entsprechenden Funktionsareals durch Mechanisches kann nur als Emotion wahrgenommen - erlebt - werden, <u>da dieses Areal auf die Vorselektion von wahrzunehmender Emotionalität angelegt ist</u>, gleichgültig, ob diese von "Innen" als Emotion oder von "Außen" auf das Areal in Form elektrischer Stimulierung einwirkt. Das Auge nimmt die geballte Faust als bedrohlich oder den anziehenden Leib eines anderen "sympathisch" wahr. Die Wahrnehmung ist mit der Emotion "Angst" oder "Anziehung" unauflöslich verbunden. Die eigentliche, spezifische Wahrnehmung jedoch erfolgt dann über die Areale oder "verlängerten Sinnesorgane" des limbischen oder anderer Systeme, deren auch neurophysiologische Nähe gerade zum Rhinenzephalon zur Wahrnehmung von Geruch, Geschmack, "Atmosphäre" belegt ist. Das "Außen" in diesem Fall der wahrgenommenen Emotion: "geballte Faust" wird jedoch nicht nur über die äußerliche Physiognomie derselben, ihre "Atmosphäre" wahrgenommen, sondern Emotion wird schlechthin innerlich als diffus-unspezifische, bedrohliche oder lockende mitvollzogen erlebt. Dies erfolgt eben durch Vermittlung entsprechend tiefer, nicht an der Peripherie des Körpers gelegener Areale oder Funktionskreise des ZNS: es wird adäquat geantwortet, wenn das z.B. stimulierte Tier, in die Mechanik des Experimentes gepreßt, nicht anders zu antworten vermag als mit Angst, Lust oder Aggression. Die artifizielle Einschränkung des Versuchs macht die vorgegebene, begrenzte Selektivität der Wahrnehmung zu einem unentrinnbaren Zwang.

b) Die spezifisch emotionalen Antworten unterschiedlichster Art: Angst, Aggression, "Lust", sexuelle Erregung, Flucht - als bereits motorisches Verhalten - stehen zu ineinander weitgehend graduiert übergehenden unspezifischen Arealen des Subcortex in Beziehung. Der unspezifische Reiz, die relative unspezifische Region des Reizes, ersetzen experimentell das spezifisch zu Angst, Lust oder Aggression führende Wahrnehmungs-Erlebnis, ohne jedoch die Einheit des Erlebens aufzuheben. Diese ist in jedem Fall vorgegeben.

Daraus kann gefolgert werden: Das Gehirn und ZNS erfüllen eine unspezifische Vermittlerrolle in der funktionalen Integration einer "unendlichen" Zahl von Einzelfunktionen - teilweise an strukturelle Areale gebunden - bis hin zu der unauflösbaren Einheit des Erlebens selbst, sowohl bezüglich dessen nach Außen gerichteter Wahrnehmung als auch des Innen Erlebten (s.u. "Funktionsleib"). Eine relative Spezifizierung erfolgt jedoch an den peripheren Endungen des ZNS, wo diese mit der Außenwelt in Berührung kommen, wie auch innerhalb des Gehirns selbst: in den Arealen, deren Stimulierung mit bestimmten Affekten verbunden ist. Zwischen dieser relativen Spezifizierung der Wahrnehmung einer Außenwelt dort und dem Innen hier, besteht ein eben durch die andererseits unspezifische Vermittlerfunktion des ZNS reziprokes Verhältnis von Erleben und der Vermittlung von Erlebtem durch die Sinnesorgane, bzw. die "inneren" Sinnesorgane der affektbezogenen Areale des Thalamus. Die vorgegebene Einheit des Erlebens von Wahrgenommenem oder von Emotionen schafft sich einerseits die "Instrumente" (Organe) das Erlebte aufzunehmen oder an die Umwelt weiterzugeben - andererseits wird der instrumentale Charakter der "inneren" und peripheren Wahrnehmungsorgane durch die relativ spezifische Strukturierung derselben bedingt. Das "Hören" oder das "Sehen" schaffen sich im Verlaufe der Evolution ihre Organe - wie wiederum diese Organe Hören und Sehen bestimmen. Die Vermittlung des Hörens oder Sehens zum Erlebnis hin wird durch die dann wiederum unspezifische Vermittlerrolle der integrativen Funktionen des Gehirns und des ZNS ermöglicht. Cortex und ZNS stellen demnach ein hochkomplexes Netzwerk von Myriaden funktioneller Einheiten dar, die antilogisch einerseits unspezifisch integriert zum Erleben und dessen Einheit hin vermitteln - eine Vermittlung, die nur möglich ist, wenn Funktionseinheit und Erlebniseinheit übereinstimmen -, andererseits jedoch eben reziprok strukturalisiert die jeweilig spezifische Art des Erlebens mitbestimmen.

c) Funktionskreise - stochastischer Art - werden zunehmend von der neueren Neurophysiologie als Modell herangezogen, die das atomistische Konzept bereits zu überwinden im Begriff stehen, analog der Bedeutung der Entdeckungen Maxwells (elektromagnetische Wellen) für die mechanische Physik.

d) Ob durch direkte oder indirekte oder durch rein biochemische (Transmitter) Funktionen verbunden: zweifellos steht im ZNS "alles mit allem" in Verbindung. Dies besagt nichts anderes, als daß in einer milliardenfachen Differenzierung von Zellen, Neuronen, Synapsen, diese Differenzierung stets eben zu einer Einheit "umschlagen" muß, bzw. fast unendliche Differenzierung bereits Einheit der "unendlichen Differenzierung" darstellt. Der Umschlag von dem "unendlich Differenzierten" zu der Einheit der Integration wird eben durch die experimentelle Methode sichtbar. Was am einzelnen Neuron oder Areal geprüft wird, wird sogleich über das Individuelle hinaus Allgemeines: z.B. eine Emotion, eine Bewegung usf.. Wie umgekehrt von der Wahrnehmung eines angsterzeugenden Ereignisses mit der Vielfalt neurophysiologisch-unspezifischer Prozesse geantwortet wird. Einheit und Vielheit sind in permanentem Umschlag "milliardenfach" verknüpft. Die atomistische Elementeneinheit wird bereits in Funktionskreisen aufgehoben, die Funktionskreise grenzen an die Erlebniseinheiten an - und umgekehrt. Die Einheit des Erlebens - intentionalen Bewußtseins - findet ihr Gegenbild, ihren Umschlag in dem absoluten Gegensatz der "unendlichen Differenzierung".

e) Der grundlegende Irrtum jedoch der neurophysiologischen Konzeption von Reiz/Reaktion innerhalb des ZNS liegt in der angeblichen Bestätigung des schon von J. von Müller formulierten Gesetzes der "spezifischen Sinnesenergien".

Erlebnisreaktionen sind demzufolge solipsistische Produkte der nervösen Substanz, konform der gesamten solipsistischen Informations-Erkenntnis-Theorie der Neurophysiologie (s.o., Band I). Die fundamentale Kritik dieser Hypothesen durch v. Weizsäcker sei nur erinnert.[22]

f) Der struktural-funktionale und "biochemische" Aufbau des Gehirns und ZNS ist durchweg als polar-antinomisch (alogisch) zu verstehen. Das betrifft nicht nur die Architektur - z.B. Iso-Allo-Cortex -, sondern ebenso die Funktionen: die Diskontinuität der Impulse, der Erregung, die alle kybernetischen Modelle in Frage stellt, soweit diese Kontinuität verlangen. Die Diskontinuität jedoch ist unauflöslich mit Kontinuität der Erregung verbunden: erst in der Erkrankung tritt die Kontinuität oder die Diskontinuität überwiegend in den Vordergrund (sog. Überleitungsstörungen, die die Diskontinuität zum Ausdruck bringen, die Kontinuität nicht mehr aufrecht erhalten werden kann). Die Antinomien werden ferner in dem durchaus problematischen, nicht genügend hinterfragten, polaren Begriff von Hemmung und Erregung sichtbar, ihrer biochemischen Korrelation durch Transmittersubstanzen.

Das ZNS - insbesondere das Gehirn, der Cortex bis zum Hypothalamus - ist nicht als "Organ" in dem Sinne zu bezeichnen, wie etwa die entodermalen-mesodermalen Organe der Verdauung, des Kreislaufs, der Atmung usf.. Die Anzahl der Funktionen - z.B. der Niere - ist je nach angelegtem Parameter (zellulär, interzellulär, Gesamtorgan) und bei aller Übersteigung des morphologischen Organs durch die Funktion selbst, im Vergleich etwa zum Gehirn, begrenzt. Schon die "unglaubliche" Steigerung der Zellzahl und ihrer Zusammenhänge im Gehirn/ZNS gegenüber etwa der Niere oder der Leber, weist darauf hin, daß das zentralnervöse Organ bei aller morphologischen relativen Einheit kein "Organ" ist, sondern praktisch jedem Neuron, jeder Synapse unterschiedlich graduierte Funktionen zukommen, die Zahl der Funktionen des ZNS, die gleichzeitig ablaufen, in Milliardenpotenzen - analog zu den Ganglienzellen und Synapsen - zu beziffern wäre. Damit bildet die morphologische Struktur - das "Organ" - die unspezifische Ermöglichung einer Unzahl von Funktionen heterogenster Art, nicht weniger unspezifisch als die elektrischen Potentiale, Impulse und die (weitgehend unspezifischen) Transmittersubstanzen. Dies dürfte - von allem Vorausgegangenen abgesehen - ein weiterer fundamentaler Unterschied des animalischen Poles zum Vegetativen sein. Den analogen Sachverhalt beschreibt H. Ey wie folgt:[23]

"Die Cytoarchitektonik der Hirnrinde bildet in der Tat mit ihrer horizontalen und vertikalen Anordnung von Polarisationspotentialen (Bremer) ein polysynaptisches Netzwerk. Sherrington sprach von einem magic loom mit einem stetig webenden Auf und Ab. Seit den Arbeiten von Lorente de No anerkennt man die Hypothese statistischer interneuronaler Beziehungen, vermittelt durch die Synapsen. Die zirkuläre Anordnung der synaptischen Netze bietet sich statistischen Interpretationen und Wahrscheinlichkeitsmodellen geradezu an; man vergleicht diese Zusammenhänge mehr und mehr mit stochastischen und informationstheoretischen Modellen."

Nach diesen Ausführungen - die zweifellos nur ein Bruchteil der neurophysiologischen Beobachtungen und Probleme wiedergeben - sei der Vergleich mit dem vegetabilischen Pol noch präzisiert, der sich jetzt überwiegend auf den Unterschied zum hierarchischen Aufbau des ZNS beschränkte. Im ZNS/Gehirn erfolgt - so sei erinnert - keine Reproduktion, nur geringfügigste Regeneration, keine Metamorphosen, keine nachvollzogene Reifung, Unterscheidung von Entwicklung, Differenzierung, Morphogenese und Wachstum ist nur in der Reifungsphase möglich - im vegetativen Bereich ereignet sie sich ständig.

In den Stoffwechselprozessen ist das ZNS/Gehirn relativ abhängig von dem gesamten Stoffwechsel des vegetativen Pols, mit dem es aber in "regulativer Wechselwirkung" steht, die wiederum die Funktionseinheit beider Pole - bei aller Differenz - aufweist. Jedoch finden sich diese das Vegetative strukturierenden und regulierenden

Prozesse des ZNS "transformiert" als den jeweiligen Stoffwechselorganen in spezifischen Arealen übergeordnete Funktionskreise wieder: so im sog. "vegetativen Nervensystem", insbesondere dann im Thalamus und Hypothalamus. Der vegetative Pol hat hier gleichsam einen morphologisch strukturierten "Spiegel", über den seine Vermittlung zu den biochemischen Veränderungen, zu dem Außen der Umwelt wie auch zu der "Psyche" erfolgt (s.u.). Es sei jedoch nicht vergessen, daß die Integration von Stoffwechselprozessen im vegetativen Nervensystem, ihre Fortleitung dann bis zum Cortex, keine "Summation von Erregungen" ist, sondern eine nur mit der Ontogenese - Gestaltentstehung - vergleichbare Fähigkeit des Organismus aufzeigt: die, daß sich Teile einem "Ganzen" - bei gegenseitiger Abhängigkeit - unterordnen, das Ganze der Funktionseinheit ZNS/animalischer Pol/vegetabilischer Pol jedoch, analog zu der Integralrechnung die Integration und gleichzeitig das Resultat derselben darstellt, die koordinierte Funktion Vegetativum/Animalisches ein Novum ist, das die mathematische Analogie übersteigt (Gleichzeitigkeit von Integration und Resultat). Korrelation und Koordination impliziert graduiertes Zusammenwirken aller Einzelfunktionen, von den spinalen bis zu den kortikalen, die wiederum einer ständigen funktionalen - die morphologische Struktur übersteigenden - Repräsentanz oder permanente Anwesenheit des zu Korrelierenden im ZNS als "Spiegel" bedarf. Die "Milliarden" Stimuli, die die Netzhaut in der Wahrnehmung empfängt (atomistisch gesehen), sind mit den Arealen der Bewegung, mit Transmittersubstanzen und Hormonen, permanent zu koordinieren - d.h.: sie bedürfen einer einheitlichen Integration. Durch diese Integration und "Korrelation" wie auch durch die des vegetabilischen Poles und des vermittelnden mesenchymalen von Kreislauf und Atmung, wird das Gehirn zur Repräsentanz des gesamten Körpers als einer funktionalen Einheit. Seine Beziehung wiederum zur Umwelt hier, zum "Innen" des Erlebens dort, lassen in ihm jenes exzeptionelle "Organ" erscheinen, das als einheitliche Integration per analogiam auf die Einheit des Bewußtseins bezogen werden kann. Dieser Bezug würde sich - von der funktionalen, integrierten Einheit abgesehen -, über die Analogie hinaus jedoch ebenfalls formal in der Heterogenität der Bewußtseinsinhalte (z.B. "Denken, Fühlen, Wollen") und ihres Verhältnisses zu der Einheit des Beuwßtseins wiederfinden.

Die Antinomien der vegetativen Reproduktion (s.o.) kehren in dem Wiederholungscharakter jeder Erregung "transformiert" wieder, die als Antwort der zentralnervösen Substanz ("Empfänger") auf Stimulation sich bildet, aber nie identisch mit einer vorausgegangenen Erregung ist, sondern stets variabel erscheint. D.h. die Reproduktion findet ihre - analoge - Transformation an dem Gegensatz-Stimulus - ("Befruchter") und Empfänger (ZNS-Substanz)-Antwort: aus eins und eins werden eins.

Die Regeneration wird transformiert und per analogiam in allen Erscheinungen der Erinnerung sichtbar - Gedächtnis -, dem zweifellos auch eine funktionale, bestimmten Arealen des Schläfenlappens zuzuordnende Seite zuzusprechen ist. Vergessen ist die Voraussetzung für das Wahrnehmen überhaupt von "neuen Eindrücken", wie auch das Erinnern wiederum mit dem Vergessen - "Auslöschen" - und seiner besonderen Beziehung zur Zeit engstens verschränkt ist. Die Regeneration liegt im - partiellen - Verlust des Erinnerten, dem Gewinnen eines neuen Inhaltes, damit der Bereicherung und Anregung des "inneren" Wachstums.

Die Metamorphosen des Vegetabilischen begegnen analog in dem Funktionswandel wieder, der allerdings nur bei voller Wiederherstellung der ausgefallenen Funktion zyklisch und reversibel wie die Metamorphosen im Tierreich sich darstellen kann. Wandlungen ereignen sich darüber hinaus in jedem Wandel auf- und absteigender Funktionskreise - z.B. in der Evolution der Niere - in deren permanentem, fluktuierendem Übergang, wobei die Formatio reticularis als besonders für Umwandlungsprozesse, damit auch Umwandlungen der Beziehung und Bedeutung derselben, prädestiniert zu sein scheint.

Die Antinomien der Entwicklung, Differenzierung, Morphogenese, des Wachstums des vegetabilischen Poles werden fast ausschließlich während der Reifung des ZNS in der Ontogenese angetroffen - von Amphibien und Wirbellosen abgesehen. Jedoch findet auch hier eine funktionale Transformation nach Abschluß der Reifung statt: das Stammhirn "konserviert" die in der Evolution "erworbenen" (? wie?) Funktionskreise, die Entwicklung und damit das Wachstum derselben ist abgeschlossen, wohingegen der Cortex weitere Entwicklung und Differenzierung zusätzlicher Funktionszusammenhänge im Verlaufe der Evolution eingeführt hat ("Lernen"). Darüber hinaus wird auch die Morphologie in der Evolution zunehmend unabhängig von erworbenen Funktionen: Apraxien oder Agnosien auf Grundlage der Zerstörung nervöser Substanz (Morphologie), neue Determinierung derselben in Heilungsprozessen, neue Entwicklung von Funktionskreisen.

Es ist also für den Organismus und die Entwicklung desselben, seine Bipolarität (vegetabil/animalisch) wesentlich, daß die für das Vegetabile charakteristischen Merkmale zu Funktionen im ZNS/Gehirn transformiert werden, dort wieder in Erscheinung treten - und zur Koordination des Vegetabilischen beitragen.

Was heißt - so darf abgeschließend gefragt werden - Transformation oder: Metamorphose? Sie bedeutet das Beibehalten von Wesensmerkmalen - Regeneration/Erinnerung, Reproduktion/Erregungsleitung, Metamorphosen/Funktionswandel usf. - bei veränderter morphologischer Struktur. Die Morphologie - Ei, Puppe, Larve, Insekt - wird zur reinen Funktion, die sich im Bereich des Erlebens dann als "sinnvoll" oder sinnenthaltend erweist.

Bevor das Thema dieser vier fundamentalen Grundcharakteristika des Vegetabilen, ihrer Transformation in Funktionen des ZNS fortgesetzt wird, sei auf den Grundirrtum der Neurophysiologie, der Erforschung der Tätigkeit des ZNS hingewiesen, ohne jedoch im einzelnen die Bedeutung insbesondere der technologisch perfekt praktizierten Methodik und ihrer zweifellos auch aufschlußreichen Ergebnisse - insbesondere für die Therapie und Prognose von Störungen des ZNS - in Frage zu stellen. Jedoch muß darauf verwiesen werden, daß einige fundamentale Irrtümer diesen Bemühungen zugrunde liegen:

1. Der erkenntnistheoretische Irrtum
Es gibt für die heutige Neurophysiologie keine "Wahrnehmung" (oder Sinnesempfindung), sondern nur informationsvermittelnde Wellen (Korpuskeln), die im Gehirn über verschiedene Stufen decodiert, wieder codiert werden, um dann erneut codiert die Informationsspeicher zu bilden. Diese materialistische Informations-Erkenntnis-Theorie, Grundlage der stochastischen Schule Wieners und anderer Autoren - der gegenüber sogar H. Ey sich unkritisch verhält - ist nicht haltbar. Sie wurde im ersten Band widerlegt. Es wird - absolut unbewiesen - angenommen, daß die Gehirnzellen, die Neurone, komplizierteste Rechenaufgaben der höheren Mathematik - Integrieren, Differenzieren - ohne Bewußtsein durchführen können, was an Anthropomorphismus dieser Konzeption bei weitem etwa die Theorien der Vitalisten übersteigt. Kuhlenbeck belegt, daß Lichtquanten überhaupt nicht bis zu dem Sehnerv gelangen, bzw. eine "Stimulation" überhaupt ganz fraglich ist.[24]

2. Was besagen die Ergebnisse der elektrischen Reizungen verschiedener Hirnarealen oder die vergleichsweise pathologischen Effekte derselben bei Ausfall der Areale? Sie helfen bestenfalls, Bedingungen z.B. der Motorik auf den Einfluß des Zerebellums oder der Spinalganglien aufzuklären - jedoch sagen sie über das Zustandekommen,

die "Ursache" derselben nichts aus. Die Bewegung, ob unkoordiniert oder zielgerichtet, ist durch diese neurophysiologischen Spekulationen nicht zu erklären, was auch einsichtige Physiologen zugeben (s. Schmidt, op.cit., Kap. "Nervensystem").

3. Der elektrophysiologischen Reizung entsprechen die elektrischen Impulse, Ladungen auf den Membranen der Hirnzellen, der dort lokalisierten Potentiale, die das Charakteristikum der sonst nicht zu definierenden "Erregung" der nervösen Substanz darstellen sollen. Sie sind - wie die Transmittersubstanzen - weitgehend unspezifisch, stellen nur gröbste und gelegentliche Korrelationen z.B. zwischen dem Wach-/Schlafrhythmus usf. dar, verändern sich bei organischen Ausfällen: aber ein elektrischer Impuls und eine spezifische Wahrnehmung (s.o.!) oder eine spezifische Emotion sind unüberbrückbar getrennt.

4. Die schon erwähnte, unauflösbare Einheit von Motorik und Sensorik geht in den elektrophysiologischen Untersuchungen verloren. Aus diesem Grunde schon geben diese Experimente nur ein verzerrtes Bild der "wirklichen" Verhältnisse auf der Basis der elektrischen Erregung wieder.

Die oben aufgezeigte Einheit von Selbstbewegung, Motorik, Sensorik und Sprache fußt auf der gleichzeitigen Antinomie der vier Funktionen zueinander, der Irreduzibilität ferner der einen Funktionen auf die anderen. Wahrnehmung und Bewegen sind ebenso Gegensätze wie Sprache und Wahrnehmen oder Sprache und Sich-Bewegen. Die diese Funktion umfassende Eigenaktivität/Bewegung der Lebewesen ist ebenfalls in sich antinomisch: die Eigenbewegung sowohl das Lebewesen selbst wie das Ziel der Bewegung meint. In diesen Grundfunktionen wird "Sinn" sichtbar, nicht primär der Sinn des "Um-Zu", des Zweckes, sich "wohin" zu bewegen, um etwas Eßbares zu finden, sondern im Sinne von Bezogen-Sein auf eine Bedeutung (Intentionalität), Zug und Gegenzug (Widerstand), letztere insbesondere sind die antinomischen

Vorgegebenheiten der Eigenaktivität. "Zwecke" sind stets spätere, sekundäre Abweichungen eines primären Bezogen-Seins auf Bedeutungen, da jede Eigenbewegung primär und unauflösbar auf anderes bezogen ist. Sie ist Eigenbewegung, da sie als eigene des eigenen Leibes auf anderes bezogen ist, denn nur durch das andere wird sie als eigene überhaupt verständlich. Dieser antilogische Sachverhalt sei noch präzisiert: das Problem der Bewegung wird in der herkömmlichen Neurophysiologie vor allem unter dem Gesichtspunkt des angeborenen und bedingten Reflexes gesehen und in Lehrbüchern entsprechend dargestellt. Die eingehende Kritik der Reflextheorie, der experimentelle Nachweis ihrer Irrtümer, erfolgte bereits durch die Gestaltpsychologie, ferner durch Autoren wie v. Weizsäcker ("Gestaltkreis" gegen mechanischen Reflex), Buytendijk, Christian, Merleau-Ponty und vor allem Erwin Straus, Kritiken, die von den neurophysiologischen Lehrstuhlinhabern und Verfassern der entsprechenden Lehrbücher nicht - kaum - rezipiert wurden. Diese fundamentalen Kritiken seien nur erinnert, ohne sie wiederzugeben.

Das Sich-Bewegen wie das Wahrnehmen ist ein situativ abhängiges wie Situationen erweckendes, sie verarbeitendes Entwerfen immer neuer raum-zeitlicher Beziehungen und Gestalten. Sich-Bewegen ist Sich-Räumen, wobei dieses Sich-Räumen antinomisch sowohl zerstört wie auch neu schafft. Der antinomische Charakter des Sich-Bewegens im Zusammenhang wiederum mit der Wahrnehmung wurde vom Verfasser - über den Gestaltkreis hinausgehend - bereits an anderer Stelle dargelegt:[25]

"Das dem Kind im Ding oder Gegenstand Begegnende - im Unterschied zur Person - ist das andere, das "Äußere". Um mit ihm umgehen zu können, muß dieses andere in seinem Anderssein aufgehoben werden, es wird vom Kind "assimiliert" (Piaget), wobei sich in diesem Prozeß das Ding wiederum - je nach seiner Plastizität - dem Kind anpaßt. Die Assimilierung in Verbindung mit "Adaptation" und "Akkomodation", erfolgt durch die von Piaget beschriebenen, sensomotorischen Kreisprozesse, über die sich dann die (transzendentalen!) Schemata bilden, die die Grundlage des Begreifens der Dingwelt darstellen. Dem sensomotorischen Betasten, Anfassen, Herausnehmen, Hinwerfen, Hereinstellen usf. folgen analoge Vorgänge in der Vorstellungs- und Phantasiewelt. D.h. durch die Zerstörung des vorgefundenen Umwelt-Zusammenhanges, der "Assimilation" damit seines "ruhenden, räumlichen Nebeneinanders", wird die Voraussetzung gebildet, daß ein räumliches Nebeneinander durch den Prozeß der Handlung, der den bestehenden Umwelt-Zusammenhang zerreißt, zu einem zeitlich-sinnvollen, beziehungssetzenden oder beziehungsaufhebenden Nacheinander, dann zu einem innerlich Erzeug- und Verfügbaren wird. Räumliches Nebeneinander wird in zeitliche Folge und Beziehung durch primäre Destruktion ("Nichtung", jetzt aktiv vom Kind durchgeführt) dann durch Rekonstruktion transponiert. (Erste Transposition, s.u.) Der Umgang mit dem Ding impliziert die Widerstandserfahrung desselben, er impliziert ferner Grenzerfahrung, wenn dieses sich nicht "davonrücken" läßt, sondern z.B. fest stehen bleibt. Es entwickelt sich die erste Möglichkeit, später analog über die Dinge wie über Begriffe zu verfügen, sie final zu benutzen, zu "manipulieren"."

Darüber hinaus vermittelt die Bewegung zwischen dem rationalen Erreichen eines Zieles und dem spontanen Ausdruck einer Emotion (Wut, Freude), oder zwischen einem sekundären "Um-Zu" (Willen) und einer primär bildhaft-physiognomischen Gestalt. Bewegung ist aus dieser Perspektive die Permanenz einer Raumgestaltung und "Entstaltung", sie stellt innerhalb des animalischen Pols die Konstanz des stoffwechselbedingten Auf- und Abbaues eben in ihrer Destruktion und Konstruktion dar. Die Bewegung ist grundsätzlich nicht von der Wahrnehmung eines Bewegten zu trennen, für das die Neurophysiologie ebenfalls keine ausreichende Erklärung zu liefern vermag, wie dies u.a. Merleau-Ponty aufgezeigt hat.[26]

(Hierzu sei ausdrücklich auf die umfassend-abschließende Untersuchung H. Rombachs "Phänomenologie des gegenwärtigen Bewußtseins" verwiesen.) Er schreibt über die Wahrnehmung:[27]

"Die Wahrnehmung schafft sich ihre Mittel; sie bildet sich ihren Leib; sie realisiert sich als materielle und existenzielle Möglichkeit im Rahmen einer natürlichen Ordnung (Realkonstitution). Wahrnehmung ist Leibwerdung, aber eine solche, die auf höhere Dimensionen zielt. Eine jede Wahrnehmungslehre, die die Wahrnehmung nicht in dieser dynamischen und kreativen Funktion zeigt, geht am Wesen der Sache vorbei."

Über die Einheit der Sinne in der Sinneswahrnehmung äußerten sich bereits Plessner[28] und E. Straus[29], ohne daß diese detailliert wiedergegeben seien. Die Untrennbarkeit von Empfindung: "Wahrnehmung als unspezifische Zuwendung zur Welt" und Bewegung, die im Tastakt durch P. Christian[30] aufgewiesen wurde, beinhaltet jedoch, daß Wahrnehmen ebenfalls eine aktive Gestaltung der Umwelt bedeutet, analog zur Bewegung. Das wurde vom Verfasser vor längerer Zeit[31] dargelegt, ohne daß auf die Ausführungen hier rekurriert sei.

Wird durch eine Handlung etwas im ersten Zugriff verändert - entstaltet -, hat die Wahrnehmung, das wahrnehmende Subjekt, bereits das neu zu Gestaltende, oder das ganz und gar zu Zerstörende als Synthese im hinblickenden Entwurf. Die Wahrnehmung eilt der Handlung voraus, sie eilt zurück, wenn sie vermittels der Erinnerung das Veränderte als noch nicht ausreichend Verändertes mit dem jetzigen Zustand vergleicht. Während die Handlung zwischen Analyse - Aufhebung eines Vorhandenen, Destruktion - und Synthese, Neukonstruierung des Veränderten, hin- und heroszilliert, ist die Wahrnehmung überwiegend synthetisch orientiert. Auch in der bloßen Destruktion eines vorhandenen Zusammenhanges antizipiert sie schon die "großen Linien" effektivster Destruktion, wie andererseits der "kritische Blick" vor jeder Handlung "etwas auseinander nimmt", während der "verstehende Blick" jedoch das Ganze in seiner Brüchigkeit und Heterogenität primär synthetisch wahrnimmt.

In Anbetracht einer praktisch schon nicht mehr überschaubaren Literatur sei zu dem Thema der Sprache[32] kurz zusammengefaßt: in dieser erfüllt sich der Sinn von Eigenbewegung, Bewegung/Wahrnehmung vermittels der analogen Kreisprozesse, die sowohl das Hören der eigenen Sprache wie auch das Verstehen des Anderen implizieren. Der "Sinn" umfaßt dementsprechend die Bewegung der Kehlkopfmuskulatur, des Larynx, der Zungen und Lippen, die Tätigkeit von Mund und Nase, aber auch die Atmung. Im Sprachvorgang wird erstmalig das Denken sichtbar, damit eine Stufe der Bewußtheit erreicht, die im Verhältnis zu der Eigenbewegung, ihrem Zug und Gegenzug und zu der Wahrnehmung eine letztmögliche Differenzierung von "Sinn" zwischen dem Außen, der Außenwelt und dem "Innen" des Denkens impliziert.

6. Die Vermittlerfunktion der Sexualität
   (Die drei Daseinsformen des Organismus)

Zwischen dem vegetativen Pol als dem des Stoffwechsels, der Entwicklung, Gestaltung und Reproduktion und dem animalischen als dem der funktionalen Präsenz und Integration des Somatischen zu übergeordneten Zusammenhängen, vermittelt die Sexualität. Diese Vermittlung ist nicht eine anatomisch-embryologisch vorgegebene wie die des Mesoderms, sondern eine, die heterogensten Daseinsweisen des Organismus - vegetativ/animalisch - funktionell und morphologisch zueinander führt. Die Sexualität ist einerseit von der Reproduktion nicht zu trennen, die Reproduktion jedoch z.B. bei der Parthenogenie oder bloßen Vermehrung durch Sprossung durchaus von der Sexualität. Andererseits ist die Sexualität mit dem animalischen Pol durch Erleben, d.h. intentionale Bewegungsvorgänge verbunden. Während bei den Vertebraten sich Kopf und Fortpflanzungsorgane relativ an einander entgegengesetzten Polen befinden - in der Waagerechten -, so sind diese beim Menschen und den höheren Primaten senkrecht zueinander polarisiert. Diese Polarisierung fordert im fast gesamten Tier- und Pflanzenreich eine Entsprechung zwischen dem beweglichaktiven, häufig im Vergleich zu dem Ei auch kleineren

Spermazoon und dem meist unbeweglichen, ruhenden, meist auch größeren Ei.

Die Vermittlung jedoch zwischen animalischem und vegetabilem Pol liegt, abgesehen von der - zumindest bei Vertebraten, wahrscheinlich aber auch schon bei niederen Tierarten - Einheit von Erleben und Reproduktion - ihrer Gleichzeitigkeit - im Fortpflanzungsakt selbst. Ferner in der Integration und Repräsentanz aller somatischen Funktionen hier im ZNS (s.o.) und ihrer ebenfalls kompletten Repräsentanz in einem latent-potentiell vollständigen Organismus: im befruchteten Ei. (Gemäß der Vererbungstheorie, insbesondere des Informationsbegriffes, ist in jedem Zellkern der gesamte Organismus repräsentiert, s. Band I/ Kap. III.) Der Organismus erscheint also in dreifacher Gestalt - von allen anderen Metamorphosen abgesehen -: als ausgewachsene Gestalt, als funktional-integrierte Repräsentanz im Gehirn, als rein somatische-"informative", "immaterielle" Repräsentanz in der befruchteten Eizelle. Der Organismus stellt sich in diesen drei fundamental unterschiedenen Gestalten dar, die jedoch alle aufeinander bezogen sind, die eine ohne die andere nicht denkbar ist. Er ist gleichzeitig drei und einer, eine Thematik, die z.B. in der Dreieinigkeitslehre der Theologie zur Jahrhunderte währenden Auseinandersetzung geführt hat: ein antilogisch-alogischer Sachverhalt.

Darüber hinaus wird die Vermittlung zwischen animalischem und vegetabilem Pol noch in anderem Zusammenhang sichtbar. Vermittels der Reproduktion wird das Lebewesen zu einem auf das andere Lebewesen bezogenem. Sexualität ist als übergeordnete Sinnlichkeit ein komplexer Wahrnehmungs- und Bewegungsvorgang im Tierreich, nicht weniger als in der menschlichen Welt. Die Komplexität der sinnlichen Bedeutungs-Beziehung wird durch Geruch, Farbe und ein differenziertes Ausdrucksverhalten im Tierreich dargestellt, es ist stimmungsabhängig, periodisch mit bestimmten Brunftzeiten verbunden. Über die Sexualität differenziert sich der jeweilige Partner zum Geschlechtspartner: hormonell vermittelt, im Imponiergehabe oder Werbeverhalten, über Nestbau, Eiablage, Aufzucht der Jungen, Tod des Partners usf. werden soziale Verhältnisse sichtbar. So wird das "Biologische" des Reproduktionsvorganges in der Befruchtung über die komplexen Reifungs- und Teilungsprozesse der Ontogenese unmittelbarer Anlaß zu sozialem Verhalten, oder: ein Sinn des Lebendigen wird durch die Reproduktion als auf den anderen bezogener sichtbar. Der Sinn des "Bios" ist das Soziale, das Soziale ist der Bios - das Lebendige - des Sinnes. Dabei sei jedoch der antinomisch-antagonistische Charakter des Sozialen in den Antinomien von Mitteilen, Aufnahme einer Mitteilung und Antworten auf dieselbe erinnert. Das Soziale kann sich wiederum nur im Gegensatz zum "Asozialen", zu der Nichtung, zur Negation des Anderen im sozialen Akt selbst behaupten, wie der Verfasser dies andernorts ausgeführt hat.[33]

Der einzelne Organismus, der in seinen Funktionen (s.u.) bereits die Struktur der Organe übersteigt, übersteigt sich selbst zum anderen Organismus in der Reproduktion. Die meiotische Teilung ist Verlust, "Opfer", "Nichtung", Voraussetzung für die Entstehung des neuen Organismus, damit Voraussetzung für das Wahrnehmen der Existenz des Anderen: "Bios" und soziales Verhalten sind hier schon engstens verschränkt. Die drei Grundformen des Organismus, der Repräsentanz im ZNS/Gehirn, die reife Gestalt, die Repräsentanz in der befruchteten Eizelle weisen darüber hinaus auf drei unterschiedliche Verschränkungen des Sozialen und des Biologischen. In der Repräsentanz des durch das ZNS/Gehirn sich vermittelnden Bewußtseins ist - zumindest beim Menschen - der Andere ein Gegenüber. Mein Bewußtsein von ihm vermag ich nicht zu unterlaufen, er bleibt stets ein "Anderer" und damit Bewußtseinstranszendenter. Er ist mir ein transzendentes Gegenüber als Bewußtsein von ihm. In der leibhaften, ausgereiften Gestalt bin ich mit dem Anderen antinomisch-vorprädikativ durch den alltäglichen Umgang verbunden, in der Spontaneität der unreflektierten Beziehung ihm ebenso ausgeliefert wie er mir (Lebenswelt, Husserl). In der Reproduktion wiederum wird der Andere - durch die Meiose und Befruchtung - zum eigenen "Ich". D.h. das neu entstandene Individuum ist die Aufhebung der Zweiheit eben im neu entstandenen Individuum. Der "Bios" hebt die Vereinzelung der bewußten Repräsentanz (ZNS/Gehirn) des vorprädikativ-emotionellen Umgangs durch Teilung und Befruchtung auf, nur "Lebensvorgang" leistet er, was Lebensgestalt (Morphe, ausgewachsener Organismus) und bewußte Repräsentanz (ZNS/Gehirn) nicht vermögen. Damit wird der Sinn des Bios "sozial" auf den Anderen bezogen, bei jedoch gleichzeitigem Verlust der beiden anderen Erscheinungsweisen des lebendigen Daseins (der Gestalt wie der Repräsentanz im ZNS/Gehirn). Hier liegt die eminente Bedeutung der Sinnlichkeit: Aufhebung, "Nichtung" der Zweiheit zu der Einheit.

Im sinnlichen Erleben ("Sexualität" im heutigen Jargon) jedoch bleibt der Andere immer noch der Andere, erst in der Befruchtung wird er als Anderer aufgehoben. In der Sinnlichkeit wird diese Einheit des "einen Leibes" entworfen, antizipiert: der Organismus - die Morphe - ist in dieser schon stets über sich hinaus, erotisch-sinnlich bei dem Anderen.

II. Der Organismus als kommunikativer Prozeß (I)

1. Definition der Kommunikation

Kommunikation wurde vom Verfasser[34] als dialektisches Geschehen von Nichtung und Bestätigung aufgezeigt, ohne daß dies hier wiederholt sei. In dem Zusammenhang dieser Definition wurden von dem Verfasser zwei Probleme diskutiert: 1. das des Mangels; 2. das der thematischen (sinnvollen oder "nichtenden") Gebundenheit jeder Kommunikation. Den Mangel als Grundbewegung überhaupt von Kommunikation und seiner stets nur bedingten Kompensation durch die Kommunikation selbst, stellt der Verfasser dar:[35]

"Für das an der "Wurzel" der Kommunikation liegende Mangelerleben - das Mangelleiden an der Wurzel des Lebens selbst - gibt es keine Erfüllung oder Befriedigung, da das Unspezifisch-Undifferenzierte desselben nicht durch die konkrete Einzelheit einer spezifischen Erfüllung "befriedigt" zu werden vermag, das Unspezifische dem Spezifischen stets "voraus" ist. Das schließt jedoch nicht ausgleichende, vorübergehende Stillung des Mangels aus. Das heißt, daß in der Kommunikation selbst die Unruhe des Mangels, seine Bewegung als Welt-Zuwendung nur vorübergehend aufhebbar ist, es für diese undifferenzierte Weltzuwendung nur temporäres Gleichgewicht gibt. Die Erreichung von Gleichgewicht wird immer wieder von der "Unruhe" des unspezifischen Mangels überwältigt, um damit die Voraussetzung für die Lebensbewegung zu schaffen."

Das Problem des Mangels als Grundlage von Kommunikation wird im Lebensprozeß selbst sichtbar. Dieser erhält sich - indem er sich im Stoffwechsel graduell, über größere und kleinere Zeiträume, vernichtet, d.h. aufhebt; das Lebewesen u.a. an seinen Stoffwechselprodukten zugrunde geht. Es "hat" sich nie - noch den oder das Andere -, denn es ist nur in dem partiellen, sich im Lebensablauf zum Tode steigernden "Mangel" - den es kompensiert, die Kompensationen aber eben "nur" Kompensationen sind.

Um sich zu erhalten, muß der Lebensprozeß Energie aufnehmen, Energie wieder abgeben, im letzteren Vorgang jedoch unterliegt er graduell der Vernichtung, der "Entropie".

Die "Selbstverzehrung" aller Lebensvorgänge ist unmittelbarer Ausdruck des "Mangels". Diesen Mangel immer wiederum zu kompensieren, ihn aufzuheben, mit der Aufhebung ihn jedoch nur vorübergehend zu beseitigen, charakterisiert u.a. die Evolution. Sie stellt in millionenfacher Vielfalt der Arten die Versuche des Lebens selbst dar, sich als "Mangel" kompensatorisch aufzuheben - um damit immer wieder neue Lebensgestaltungen, aber auch gleichzeitig damit neue und komplexere Möglichkeiten der Lebensvernichtung zu erzeugen.[36] Die Gestaltenfülle des Lebens ist Versuch, den Mangel aufzuheben, der "Sinn" der Lebensprozesse liegt in der Paradoxie, den Mangel aufzuheben, der jedoch, sollte er einmal aufgehoben sein, den Lebensprozeß selbst zum Stillstand bringen würde. Aus diesem Grunde gibt es immer wieder nur "Kompensationen" des grundlegenden Mangels.

Das Grundthema wiederum, der kommunikative Charakter der Lebensprozesse selbst, liegt in der Gestalterhaltung, die Erhaltung der sichtbaren Struktur, die aus der Kommunikation im Sinne der Stoffumwandlung entsteht, an dieser Stoffumwandlung - Kommunikation - wieder zerbricht. Kommunikation und Gestalterhaltung bedingen beide einander, heben sich aber auch wiederum gegenseitig auf, wie sie sich darüber hinaus gegenseitig ergänzen und einander bedürfen.

2. <u>Stoffumwandlung als kommunikativer Prozeß</u>

Wurde oben Kommunikation auf der Erlebnisebene des Menschen als vorgegebener Zyklus antagonistisch sich darbietender Existenzweisen dargestellt, so kann der biologisch-biochemische Stoffaustausch aller Lebewesen per analogiam der Kommunikation verglichen werden. Per analogiam: es handelt sich primär um bewußtlose oder bewußtseinsferne Prozesse, die sich ereignen, geschehen, ablaufen. Die Analogie vermag jedoch auf eine Wesensgleichheit formaler Natur, eine Wesensgleichheit der verwandtschaftlichen Strukturen hinzuweisen, so daß über die Analogie hinaus zu einer gemeinsamen Grundstruktur vorgedrungen werden kann.[37] Wesensgemeinschaft dürfte insofern bestehen, als alle Stoffwechselumwandlungen in der Aufnahme des Stoffes (Aufnahme einer Mitteilung aus der Umwelt) von Außen bestehen, seine Verarbeitung ("Verstehen") einer einmalig organismischen "Umprägung" der elementaren (chemischen) Bausteine des Aufgenommenen entspricht, die von Lebewesen zu Lebewesen nachweisbar variabel ist, die Ab- und Aufbauprozesse eben dann zu der Antwort an die Umwelt führen. Diese Antwort kann sich in den Abbauprodukten, ihrer eventuellen Ausscheidung darstellen, aber auch durch das veränderte Verhalten des Lebewesens der Umwelt gegenüber nach der Stoffaufnahme im Unterschied zum vorausgegangenen Zustand und in der jeweils graduell sich anders darstellenden Gestalt. Ferner sind die Prozesse, die das Lebewesen zur Stoffaufnahme veranlassen, häufig erlebte, "bewußte", d.h. sie implizieren Intentionalität schon in der spezifischen Auslese der Nahrung und unterscheiden sich auch hierin von Art zu Art. Ein Mangelzustand, so könnte gefolgert werden, stellt sich nach Außen in den Vorgängen der Stoffaufnahme und Stoffumwandlung dar, nach Innen in der von Mitteilung an die Umwelt - "Suchverhalten" - Aufnahme des auf die Mitteilung "antwortenden" Anderen und Antwort etwa im Schlagen der Beute.

Im Stoffaustausch kommuniziert das Lebewesen mit seiner Umwelt - mit der belebten nicht weniger wie mit der unbelebten - über den vegetabilen Pol, der aber in seiner Aktivität wiederum nicht von dem animalischen Pol zu trennen ist. Denn um sich zu ernähren, muß das Lebewesen Eigenbewegung vollziehen, tritt es ferner auch in ein Ausdrucksverhalten ein. Häufig ist der Vorgang der Nahrungsaufnahme in dem Tierreich mit Kampf verbunden, oder nur ein Grasen, der jedoch stets Eigenbewegung verlangt.

Dieser "Verhaltensaspekt" tritt jedoch im weiteren Verlauf hier in den Hintergrund: Stoffwechsel wird im folgenden in erster Linie als kommunikativer Prozeß des vegetabilen Pols in das Auge gefaßt.

In der Stoffaufnahme wird das radikal Fremde, das jeder Ernährung - jede Nahrung ist potentiell "Gift", wenn das Lebewesen sie nicht aufzubrechen/spalten vermag - innewohnt, zum eigenen. Das Aufgenommene wird Eigengestalt oder schlechthin wieder "ausgeschieden", nicht assimiliert. Auch dies bestätigt die strukturale Verwandtschaft zu der zwischenmenschlichen Kommunikation: die aufgenommene Mitteilung als "Fremde" oder "Andere" wird entweder integriert, Bestandteil der eigenen Existenzerfahrung oder "abgespalten", nicht weiter aufgenommen, mit allen Graduierungen und Fluktuationen dieser kommunikativen Prozesse.

Das Fremdeiweiß, die Zucker, Fette usw. bedürfen der restlosen Aufspaltung in ihre elementaren Bestandteile, um dann zu Gestalteigenem aufgebaut zu werden. Es stellt sich mit diesem - von Biochemikern nicht weiter befragten - Sachverhalt die radikale Fremdheit und latente Feindschaft des einzelnen Lebewesens im Vergleich zum Anderen dar, die wiederum im Gegensatz z.B. zu der oben dargelegten sozialen Funktion der Sexualität steht. Hier wird der absolute individuell-einmalige Charakter des Organismus sichtbar: man bedenke die Problematik der Transplantation von Organen und überhaupt die Überführung von Fremdeiweißen in den Organismus.

3. Kohlenhydrate, Eiweiße und Lipide
a) Stoffumwandlungen der Kohlenhydrate

Die sich aus den chemischen Strukturen organischer Substanzen ergebende Unterscheidung in Kohlenhydrate, Eiweiße und Fette (Lipide) steht in unmittelbarer Beziehung zu dem vegetabilen, animalischen und dem zwischen beiden vermittelnden mesenchymalen Pol. Die Kohlenhydrate reproduzieren den vegetabilen Pol auf der Ebene der biochemischen Stoffumwandlung, da sie die "Haupt-Energie-Spender" für die ana- und katabolen Prozesse des Organismus darstellen, d.h. für Wachstum, Vermehrung, Reproduktion, für alle vegetabilen Vorgänge. Darüber hinaus stellen sie - mit dieser Eigenschaft - die Energiespender und -erzeuger des animalischen Pols dar, d.h. sie verweisen auf dessen Verankerung auch in den vegetabilischen Vorgängen. Es sei die Funktion der Kohlenhydrate erinnert:[38]

"Die Kohlenhydrate stellen den mengenmäßig bedeutendsten Anteil der organischen Naturstoffe dar. Allein die Zellulose macht ungefähr die Hälfte der organischen Kohlenstoffverbindungen auf der Erde aus. Im allgemeinen üben die Kohlenhydrate im Organismus vier Funktionen aus:
1. Unmittelbare Energiequelle. Fast alle Körperzellen nutzen Glucose zur Energiegewinnung aus. Es ist bemerkenswert, daß die Zellen des Gehirns, des höchst entwickelten Organs, ausschließlich auf Glucose als Energiequelle angewiesen sind.
2. Reservesubstanz. Hierzu gehören polymere Formen der Kohlenhydrate aus der Stärkegruppe, die bei Pflanze und Tier vorkommen. Sie helfen mit, den Organismus von den Zufälligkeiten der Nahrungszufuhr unabhängig zu machen.
3. Stützfunktionen. Die Bedeutung der Zellulose als der wichtigsten Stützsubstanz des Pflanzenreichs ist allgemein bekannt. Ein Polysaccharid, das Chitin, dient vielen wirbellosen Tieren als äußeres Skelett.Mit ihm chemisch verwandt sind Polysaccharide, die in den organischen Grundsubstanzen von Knochen, Knorpeln und Bindegeweben vorkommen und den inneren Stützfunktionen höherer Organismen dienen.
4. Spezifische Funktionen. Mucopolysaccharide sind Bestandteile von Schleimstoffen, Blutgruppensubstanzen, gerinnungshemmenden Stoffen (Heparin) usw. Sie wirken unter anderem bei den Abwehrreaktionen des Körpers mit."

Den Zustand der Kohlenhydrate, ihre permanente Umwandlung im Organismus, faßt Rapoport zusammen, wobei die zentrale Bedeutung des Glykogens und der Glukose, aus denen sich alle anderen Formen der Kohlenhydrate durch Ab- und Umbauprozesse ableiten lassen, deutlich wird.[39] Der zentralen Bedeutung der Glukose sei die der Glucuronsäure an die Seite gestellt, die ebenfalls von der Glukose über die

Alduronsäure sich ableitet und im Zwischenstoffwechsel von erheblichem Gewicht ist. Sie übt dort folgende Funktionen aus:[40]

"1. Baustein gemischter Polysaccharide (Hyaluronat, Chondroitinsulfat, Heparin usw.).
2. Konjugationspartner von körpereigenen und -fremden Stoffen, vor allem von Phenolen, die in "gepaarter Form" ausgeschieden werden.
3. Muttersubstanz der Askorbinsäure (Vitamin C). Zu dieser Synthese sind alle Tierarten mit Ausnahme von Mensch, Affe und Meerschweinchen befähigt."

Das für den Organismus wesentliche Glykogen wird aus Glukose über die Cori-Reaktion (Phosphorylase) gebildet, die Cori-Reaktion hier nicht in Einzelheiten wiedergegeben sei. (Durch das Phosphorylase-Enzym wird Phosphat reversibel übertragen, dadurch die Phosphat-Ester-Bindung gegen eine glykosidische Bindung abgetauscht.) Der Abbau der Zucker, die anaerobe und aerobe Glykolyse zu Lactat ist bereits ein hochkomplexer Vorgang, an dem nicht nur ca. 13 Hauptenzyme und zahlreiche Nebenenzyme beteiligt sind, sondern vor allem auch das für den Stoffwechsel ganz allgemein wesentliche Nucleotidcoenzym ATP und NAD, wobei jedoch die Einzelheiten dieser Prozesse ebenfalls hier nicht wiederholt seien. Erinnert wird nur, daß jene Nucleotidcoenzyme bei einer Oxydoreduktionsreaktion in Wechselwirkung zueinander treten:[41]

"Die oxydierende Reaktion kann nur in dem Maße vor sich gehen, wie NAD vorliegt, während die reduzierende Reaktion vom Angebot an $NADH_2$ abhängt."

Das für die Oxydations- und Reduktionsvorgänge wesentliche Adenosintriphosphat (ATP) entsteht im Verlauf der Bildung von 1,3 Diphosphoglycerat. Es sei erinnert, daß die die Glykolyse einschränkenden Faktoren (ihre Regulation) durch die Grenzen der Permeabilitätsgeschwindigkeit der Glucose in den Muskelzellen gegeben sind. (Ein "Nebenweg" der Glykolyse ist der oxydative Pentose-Weg.)

Die Gluconeogenese, die Entstehung von Glucose aus Lactat,

die vor allem bei Kohlenhydratmangel für den Organismus notwendig ist und die sich im Muskel, in der Niere und in der Leber abspielt, beschreibt Rapoport:[42]

"Viele normale Gewebe weisen in Gegenwart von Sauerstoff nur Atmung, aber keine Lactatbildung auf. Fehlt der Sauerstoff, so tritt Lactatbildung ein, und der Glucoseverbrauch erhöht sich. Diese Erscheinung wird als Pasteur-Effekt bezeichnet und ist bei fast allen tierischen Geweben nachweisbar. Das Auftreten der "aeroben" Glykolyse ist häufig auf eine Schädigung der Zellen zurückzuführen. Eine hohe aerobe Glykolyse haben vor allem Krebszellen, aber auch reife rote Blutzellen. Bei den roten Blutzellen ist kaum ein Unterschied in der Milchsäurebildung zwischen aeroben und anaeroben Bedingungen festzustellen, da ihr Atmungssystem verkümmert ist. Dagegen zeigen Krebszellen eine erhebliche Atmung und einen deutlichen Pasteur--Effekt."

Aus dem bisher Dargelegten ergeben sich folgende Beziehungen und neue Gesichtspunkte:

a) für den Begriff der Funktion:

Funktion ist im Kohlenhydratstoffwechsel - überhaupt im Stoffwechsel von Substanzen - nicht spezifisch begrenzt, an ein Organ gebunden. Sie kann sich analog im Prinzip in allen Zellen abspielen. Vielmehr entsteht und wandelt sich die Funktion etwa eines Kohlenhydratstoffabbaus, 1. in einer den immanenten Gesetzmäßigkeiten der chemischen Bindung folgenden "Funktionsgestalt" (Ab- und Aufbau der Glucose). 2. Diese chemischen Gesetzmäßigkeiten - etwa der Bindungsmöglichkeiten und Struktur einer Hexose folgend - werden jedoch durch die Bedürfnisse des gesamten Organismus situativ einerseits, andererseits damit durch die Enzyme und ihre Tätigkeit permanent modifiziert. "Transport", "Speicherung", Einfluß der Kohlenhydrate auf den Zwischenstoffwechsel allgemein, die Zellmembran, deren Modifizierung wiederum durch Hormone: Insulin, Thyroxin, Adrenalin usf.. Es wird also eine "Funktionsgestalt" sichtbar, die auf der Ebene des Stoffwechsels die "bloße" Funktion etwa des Zuckers im biochemischen Sinne immer wieder übersteigt, indem sie in andere Bereiche eingreift: z.B. in den hormonalen Bereich, von dem sie wieder auf den gesamten Stoffwechsel zurückwirkt (Insulin, seine Wirkung auf die kapillare Peripherie). Die Kohlenhydrate werden bei Bedarf im Blut eliminiert oder angereichert: sie sind situativ, d.h. stets auch umweltbezogen abhängig von dem Gesamtzustand des Organismus. Funktion begegnet demnach hier einerseits als eine mit dem Kohlenhydratstoffwechsel im Organismus engstens verschränkte, andererseits als "reine" Dynamik der Neubildung und raschen Auflösung in permanenter Verzweigung und Verschränkung mit anderen Prozessen. So repräsentieren die Kohlenhydrate unmittelbar in ihrem Stoffwechsel das sich verbrauchende und erneuernde Leben, wie auch den am Verbrauch sich irreversibel nicht mehr erneuernden, sondern sich aufhebenden, vernichtenden Vorgang, der z.B sofort bei Glykogenmangelerscheinungen manifest wird. Es wird deutlich, wie unmittelbar der vegetabile Pol von Erneuerung und Verfall des Kohlenhydratstoffwechsels abhängig ist.

2. Durch den Kohlenhydratstoffwechsel werden heterogenste Organfunktionen: Leber, Niere, Muskel, aber auch der Stoffwechsel des Gehirns, des ZNS in engste Verbindung zueinander gebracht (z.B. Cori-Zyklus). Zu dieser mit der Gluconeogenese im Zusammenhang stehenden, die genannten Organe in dynamische Nachbarschaft bringenden Funktion tritt ferner die Beziehung des Kohlenhydratstoffwechsels insbesondere zur Atmung, zum Herzmuskelstoffwechsel und zu den für den Stoffwechsel dynamischen Schlüsselsubstanzen ATP und NADH. "Schlüsselsubstanzen": da sie wie ein Drehmoment ubiquitär im Stoffwechsel an entscheidenden Übergängen als "Energieerzeuger" einspringen. Die Beziehung derselben zur Atmung beschreibt Rapoport:[43]

"Schon Pasteur war zu der Anschauung gelangt, daß Gärung (Glykolyse) und Atmung zwei Daseinsweisen sind, die sich gegenseitig vertreten können und in enger Wechselbeziehung zueinander stehen. Beide dienen der Zelle zur Bereitstellung chemischer Energie in Form von ATP. Daher ist es von großem Interesse, den Nutzeffekt von Glykolyse und Atmung zu vergleichen, ebenso aber auch der Frage nachzuspüren, auf welchem Wege die Atmung die Glykolyse hemmt und wie in der Zelle die Umschaltung von Atmung auf Glykolyse und umgekehrt vor sich geht."

Die Schlüsselsubstanzen des Stoffwechsels überhaupt, ATP, NADH und Pyruvat betreffend, führt er aus:[44]

"Gleichgültig, ob die Glucose veratmet oder glykolysiert wird, ist der Weg bis zur Pyruvatbildung identisch. Diese Wegstrecke befindet sich in den meisten Zellen im Hyaloplasma. Beim Pyruvat entscheidet sich, ob der Weg der Hydrierung (Glykolyse) oder derjenige der Dehydrierung (oxydativer Abbau) eingeschlagen wird. Liegt genügend $NADH_2$ vor, was unter anaeroben Verhältnissen zutrifft, so tritt eine Hydrierung des Pyruvats zu Lactat ein. Überwiegt NAD unter aeroben Bedingungen, so tritt nach dem uns schon bekannten Ablauf der oxydative Abbau des Pyruvats zum Acetyl-CoA ein.

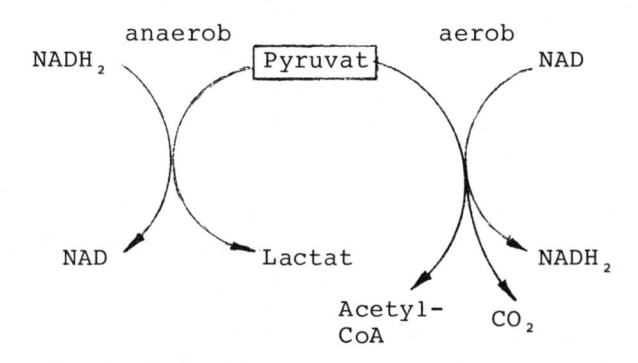

```
                anaerob              aerob
         $NADH_2$ ╲   ┌─────────┐   ╱ NAD
                   ╲  │ Pyruvat │  ╱
                    ╲ └─────────┘ ╱
                     ╲           ╱
                      ╲         ╱
          NAD ╱         ╲     ╱        ╲ $NADH_2$
             ╱    Lactat               
                          Acetyl-  $CO_2$
                          CoA
```

Mit dieser Umschaltung ist auch eine räumliche Verlagerung verbunden, da die nun einsetzende Atmung in den Mitochondrien verläuft, während die Lactatbildung im Hyaloplasma stattfindet."

Ohne auf die verschiedenen Stufen der Glucose-Resorption im Darm einzugehen, sei an die eminente Bedeutung der Aufrechterhaltung der Konstanz des Blutzuckers im Blut erinnert, der "das Resultat des Ineinanderwirkens vielfältigster Regulationsvorgänge ist, an denen die Leber, die Hormone, das Nervensystem beteiligt sind".[45]

Wie kurz vorher dargelegt wurde: das Vorhandensein der Glucose im Blut wird zum Anlaß für das Auftreten neuer Funktionen von seiten der Leber, der Niere, der Hormone, des ZNS. Oder: die Aufrechterhaltung der Konstanz des

Blutzuckers ist das Integral der Funktionen von Leber, Niere, Hormonen, ZNS und Pankreas. Das betrifft auch die vielfältigen hormonalen Kontrollvorgänge des Kohlenhydratstoffwechsels in ihrer gegenseitigen Abhängigkeit. Sie seien als Beispiel einer dynamisch-funktionalen Vernetzung in folgender Tabelle nach Rapoport zusammengefaßt (s. Tabelle 1, Anhang).[46]

Aus dieser schematischen Übersicht ergibt sich, daß Adrenalin und Insulin sowohl antagonistisch - Blutzucker steigend/senkend - wie auch synergistisch wirken. Die Wirkungen der Hormone - ob antagonistisch oder synergistisch - sind innerorganismisch, aber auch situativ weitgehendst beeinflußbar, d.h. von dem Gesamtzustand des Organismus selbst abhängig, wie sie ebenso umweltabhängig sind. Das Insulin wirkt blutzuckersenkend durch Hemmung der Glykogenolyse in der Leber (glykogenostatisch) bei gleichzeitiger Erhöhung des Glucose-Verbrauchs in Muskeln (paradoxe Wirkung) und Induktion der Glykogen-Synthese. Das Adrenalin vermehrt an beiden Organen - Leber/Muskulatur - die Glykogenolyse. Die Corticoide der Nebennierenrinde dagegen steigern in der Leber die Gluconeogenese, insbesondere auch aus Aminosäuren, wohingegen in der Muskulatur und an der Peripherie der Glucoseverbrauch reduziert wird. Die Hypophysenvorderlappenhormone (HVL) beeinflussen den Kohlenhydratstoffwechsel indirekt durch Erhöhung des ACTH - Erhöhung der Glucosebildung - direkt durch die STH, das den Fettsäureabbau aktiviert, da vermindert Kohlenhydrate und Aminosäuren verbraucht werden. STH ist somit auch als Antagonist des Insulins anzusehen.

Das ZNS/Gehirn beeinflußt den Kohlenhydratstoffwechsel primär über den Sympathicus - wie schon Claude Bernard durch Einstich in den vierten Ventrikel eine Erhöhung des Blutzuckerspiegels experimentell bewerkstelligen konnte.

Die Funktion der Kohlenhydrate und ihres Stoffwechsels

als Ausdruck der sich selbst verzehrenden, basalen Lebensdynamik, ihre unmittelbare Beziehung zur Oxydation und Reduktion, Ab- und Aufbau, wird Anlaß zur Entwicklung spezifischer Drüsengewebe/Organe (Pankreas, NNR, HVL usf.), die diese basalen Funktionen paradox-antagonistisch integrieren. Das "Integral" der Kohlenhydratfunktion ist die hormonale und ZNS-vegetative "Kontrolle" derselben, die wiederum - wie der Blutzucker und seine Schwankungen - mit dem gesamten Organismus, dem Wasserhaushalt, der Ausscheidung (Niere) und dem Kreislauf zusammenhängen. Die spezifische Funktion einer Substanz - der Kohlenhydrate - wird Anlaß zur integrierenden Funktion anderer Substanzen, die ihrerseits im Gesamt des ganzen Organismus dann in ihrer einzelnen Wirkung stets nur in bezug auf verschiedene andere Substanzen "sind", aktiviert werden, d.h. in ihrer Einzelwirkung, wie sie das Reagenzglas vermittelt und darstellt, aufgehoben sind.

b) Die Eiweiße (Proteine, Peptide, Nucleinsäuren)

Ihre Bedeutung im Gesamt des Organismus faßt Rapoport zusammen:[47]

"Als Eiweißkörper bezeichnen wir hochmolekulare Stoffe, die aus Aminosäuren aufgebaut sind. Sie bilden mengenmäßig den größten Anteil aller organischen Verbindungen des Organismus und sind auch die vielfältigste Gruppe aller Bestandteile der lebenden Systeme. Tausende Eiweißkörper sind bekannt. Die Zahl der möglichen Verschiedenheiten ist jedoch noch um vieles größer.
Eine Überlegung mag das erläutern. Die Eiweißkörper bestehen aus 20 verschiedenen Aminosäuren, jede Aminosäure hat im Durchschnitt ein Molekulargewicht von 100. Nimmt man als durchschnittliches Molekulargewicht eines Eiweißkörpers 100000 an, d.h. die Verkettung von 1000 Aminosäureresten, so ergeben sich 20^{1000} Möglichkeiten der Anordnung der Aminosäuren, eine wahrhaft astronomische Zahl.
Die Eiweißkörper zeigen eine hohe Spezifität, d.h., sie lassen in verschiedenster Art die Besonderheit des lebenden Systems aus dem sie stammen erkennen. Verschiedene Arten von Organismen weisen untereinander bedeutende Unterschiede auf. Aber sogar innerhalb einer Art gibt es Gruppenunter-

schiede in solcher Zahl, daß man mit Recht von der Möglichkeit einer biochemischen Individualität sprechen kann, d.h. daß jedes Individuum eine für sich eigentümliche Kombination von Eiweißkörpern enthält. Innerhalb eines Organismus treten auch Unterschiede zwischen den Organen auf, und selbst innerhalb einer Zelle finden wir noch Verschiedenheiten, sogar zwischen nahe verwandten Eiweißkörpern. Andererseits zeigen die Eiweißkörper auch weitgehende Gemeinsamkeiten, die eine evolutionäre Bedeutung haben. So gibt es z.B. große Ähnlichkeiten zwischen den Eiweißkörpern des Menschen und denen der Affen.

Die Eiweißkörper haben zahlreiche physiologische Funktionen, deren allgemeinste und wichtigste ihre katalytische Eigenschaft ist. Alle Stoffwechselvorgänge erfolgen mit Hilfe katalytischer Eiweiße, deren Enzyme. Darüber hinaus haben Eiweißkörper Stütz- und Schutzfunktionen (Grundsubstanz von Knorpel, Knochen und Haut), und sie dienen der mechanischen Krafterzeugung auf Grund kontraktiler Eigenschaften (Muskeleiweiß).

Die unlöslichen Eiweißkörper sind Bestandteile aller Strukturen innerhalb und außerhalb der Zellen. Lösliche Eiweiße halten den kolloidosmotischen Druck aufrecht, viele sind spezifische und unspezifische Schutzstoffe gegen pathogene Organismen und ihre Produkte (Antikörperfunktion), einige wirken als Hormone regulierend im Organismus. Proteine erfüllen auch Transportaufgaben (Hämoglobin u.a.).

Die Eiweiße vereinigen in sich die Eigenschaften hoher Empfindlichkeit und großer Stabilität. Schon geringfügige Einflüsse, wie Erhitzen, Zugabe von Säuren oder Alkali, führen zu einer Veränderung ihrer physikalisch-chemischen und biologischen Eigenschaften. Andererseits erfordert die Spaltung in ihre Bestandteile drastische Bedingungen, wie eine mehr als zehnstündige Einwirkung von siedender 6 N Salzsäure."

Ihre heterogenen Funktionen sind folgende:

1. Ca. 20 Aminosäuren finden sich im Organismus zu hochmolekularen Verbindungen zusammen wie z.B. das Insulin oder Hämoglobin. Das Thema elementar-einfach-und-komplex, die völlig neuen Eigenschaften der komplexen Moleküle, wird hier extrem variiert.

2. Spezifität gegen Unspezifisches. Die biochemische Individualität der Eiweiß-Verbindungen, ihre hohe Spezifität schließt nicht das unspezifisch-ubiquitäre Vorkommen in allen Organismen aus.

3. Gegensätzliche physiologische Funktionen - insofern die Eiweiße zu Trägern antagonistischer Prozesse im Stoffwechsel werden (Insulin/STH).

4. Die Eiweiße bilden die Grundlage antagonistischer Strukturen, innerhalb der Zellverbände und der Zellen: z.B. Synzytium von Zellen gegen voneinander abgegrenzten Epithel- oder Wanderzellen, Gegensatz von Binde- und Stütz-(Knorpel/Knochen)-Geweben als weitere Darstellung strukturaler Gegensätze: insbesondere die gegensätzliche Strukturierung von Drüsen- und Muskelgewebe.
5. Hochspezifische Immunstoffe gegen unspezifische Abwehr überhaupt.
6. Empfindlichkeit gegen Stabilität, Löslichkeit gegen Unlöslichkeit.
7. Differenziertheit gegen Undifferenziertheit (Aminosäuren gegen Polymere).
8. Determiniertheit (z.B. der Aminosäuren und Peptide) gegen Zunahme in der Variabilität hochmolekularer Eiweiße.

Der chemisch wesentliche Bestandteil der Eiweiße ist bekanntlich der Stickstoff, die NH_2-Gruppe, im Vergleich etwa zu der COOH-Gruppe der Kohlenhydrate. Mit den Eiweißen tritt der Stickstoff in den Bereich des Organischen, eingeschränkt mit diesem auch der Schwefel, wohingegen für die Kohlenhydrate der Kohlenstoff repräsentativ ist, der allerdings das Grundgerüst fast aller organischen Verbindungen darstellt. Es wird in den Eiweißverbindungen von Peptiden bis zu den Polymeren der hochmolekularen Eiweiße bereis eine komplexe Strukturierung sichtbar - es sei an den Aufbau der Hormone erinnert oder den des Hämoglobins. Die molekularbiologisch ermittelten Strukturbildungen der komplexen Eiweiße enthalten bereits eine spezifische Architektur - ohne daß hier im einzelnen dem Aufbau von Aminosäuren zu Peptiden oder Proteinen nachgegangen sei (s. Bd. I/Kap. II). Jedoch wird an den oben charakterisierten, heterogen-antinomischen Eigenschaften der Eiweiße, ihrer Strukturierung, der Vermittlungscharakter dieser Substanzen zwischen dem vegetabilen Pol, durch die Kohlenhydrate analog repräsentiert, um den animalischen sichtbar, da letzterer besonders durch die Phospholipidverbindungen sich darstellt, die im wesentlichen den Aufbau des ZNS/Gehirns mitbestimmen.

Die Eiweiße bilden nicht nur die Grundlage des Mesenchyms, sondern mit ihm auch die Vermittlung zwischen animalischem und vegetabilischem Pol: die morphologische Koordination zwischen Mesenchym und den ihm verwandten Geweben. Sie sind die strukturale-morphologische Grundlage dieser Vermittlung. Die Enzyme als hochkomplexe Eiweiße stellen ferner die unmittelbare Vermittlung zwischen dem Stoffwechsel, dem vegetabilischen Pol und dem animalischen des ZNS dar.

Die besondere Vermittlerposition des Mesenchyms und seiner Zuordnung zu den Eiweißen wird durch die Vorstrukturierung derselben im molekularbiologischen Bereich schon angezeigt: Faserbildungen, Myofibrillen, Fibrinogene, Myosin der Muskelzellen, mesenchymal-entodermaler Aufbau von Kreislauf und Atmung - das Problem der "self assembly" als Vorstrukturierung überhaupt von höher molekularen Gebilden zu Fasern und organischen Grundstrukturen sei erinnert. Ferner sei das Vorkommen der Eiweiße im Kolloidzustand erwähnt, ihre hohe Affinität zu Metallionen, aber auch anderen anorganischen Ionen. Die hochspezifische Schlüsselstellung etwa der Aminosäuren bei dem Aufbau der Neuroganglien deutet auf ihren engen Bezug zum animalischen Pol hin, bekanntlich kann der genetisch bedingte Ausfall nur einer Aminosäure beim Aufbau des ZNS zu schweren Ausfallserscheinungen und Störungen führen.

Das funktionale Zusammenspiel der Eiweiße in den Ab- und Aufbauvorgängen derselben, der Fremdeiweiße mit den körpereigenen Eiweißen, den Enzymen, sei hier nicht in seinen komplizierten Phasen wiedergegeben, sondern nur erinnert (s. Rapoport, S. 406 ff.).

Lediglich das folgende, die Prozesse stark vereinfachende Schema sei wiedergegeben (s. Tabelle 2, Anhang).[48]

(Der Abbau der körpereigenen Eiweiße - der entsprechenden

Gewebe und Zellen - zeigt im zeitlichen Ablauf (seit Schoenheimers Untersuchungen) erhebliche Differenzen.)

Bei dem Abbau der Aminosäuren nach Einwirken der Enzyme im Verdauungstrakt - der Schlüsselstellung, die dabei wiederum dem Pyruvat zukommt - stellt die NH_2-Gruppe in ihrer potentiellen Giftwirkung bei mangelhaftem Abbau für den Organismus ein "Problem", d.h. Gift, dar. Sie wird im gesunden Organismus auf drei Wegen verarbeitet, bei denen die Transaminierung und die Harnstoffsynthese von wesentlicher Bedeutung sind, ohne daß diese hier detailliert wiedergegeben seien.

Der Einfluß endlich der Hormone auf den Eiweißstoffwechsel sei ebenfall von Rapoport zusammengefaßt wiedergegeben:[49]

"Eine Anzahl von Hormonen, die Stoffwechsel, Wachstum und Formbildung des Organismus beeinflussen, wirken auch auf den Eiweißstoffwechsel. Eine Analyse dieser Wirkungen ist von großem theoretischem und praktischem Interesse. Zu diesem Zweck ist es vorteilhaft, eine grobe Einteilung der Wirkungen vorzunehmen. Im nachfolgenden wird als anabolisch ein Einfluß bezeichnet, der zu einem Überwiegen der Eiweißsynthese führt. Das drückt sich in einer positiven Stickstoffbilanz aus. Die entgegengesetzte Wirkung wird als katabolisch bezeichnet. Die Analyse wird dadurch kompliziert, daß der Einfluß eines gegebenen Hormons auf verschiedene Gewebe unterschiedlich sein kann. Ähnlich wie beim Kohlenhydratstoffwechsel treten hier Leber und Muskel als große Gegenspieler auf. Beide werden aus der labilen Mischphase der Aminosäuren, insbesondere aus den Aminosäuren der extrazellulären Flüssigkeit gespeist. Jedem Hormon kommen verschiedenartige, zum Teil gegensätzliche Wirkungen auf Muskel und Leber zu (s. Abb.). Man erkennt, daß das somatotrophe Hormon vorwiegend den Anabolismus steigert. Dieser Einfluß wirkt sich in einem erniedrigten Aminosäurespiegel des Blutplasmas und einer verminderten N-Ausscheidung aus. Die erhöhte Eiweißsynthese findet vor allem im Muskel und kaum in der Leber statt. Die Nebennierenrindenhormone steigern den Katabolismus, d.h. den Eiweißabbau. Ihre Wirkung drückt sich in einer erhöhten Stickstoffausscheidung aus. Thymus und lymphatisches Gewebe werden eingeschmolzen und die Muskelmasse verringert. Die Leber hingegen zeigt eine relative Massenzunahme. Mit dieser Umschaltung geht eine erhöhte Bildung von Enzymen des Aminosäureabbaus (Transaminasen, Tryptophan-Pyrrolase u.a.) in der Leber einher. Gleichzeitig werden aber auch die Enzyme der Gluconeogenese in verstärktem Maße gebildet. Demnach findet trotz Erhöhung des allgemeinen Eiweißabbaus eine von Hormonen induzierte spezifische Proteinsynthese statt. Das Insulin übt einen anabolischen und einen antikatabolischen, demnach eiweißsparenden Einfluß aus. Auch seine Wirkung führt zur Herabsetzung der N-Ausscheidung und des Aminosäurespiegels im Blut, jedoch nicht zum erhöhten Wachstum. Fehlt das Insulin aber, so ist ein Wachstum nicht möglich, da der gesteigerte Katabolismus den Eiweißansatz nicht zuläßt. Man spricht von einer "permissiven" Wirkung des Insulins: Das somatotrophe Hormon übt seine Wirkung nur in Gegenwart

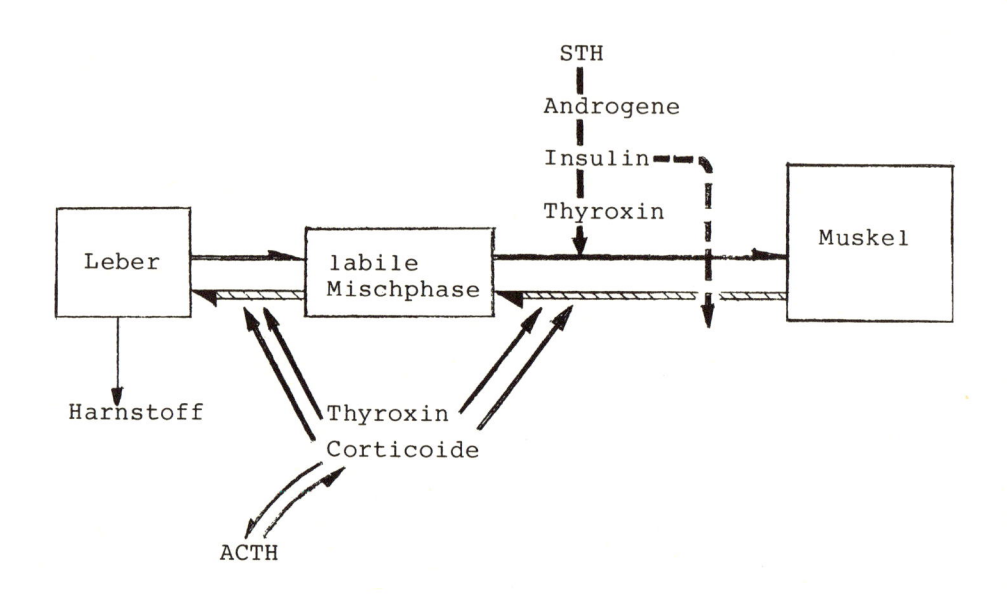

Abb. Hormoneinflüsse auf den Proteinstoffwechsel

von Insulin aus. Durch neue Untersuchungen wurde nachgewiesen, daß dem Insulin auch eine direkte steigernde Wirkung auf die Eiweißsynthese in der Muskulatur zukommt. Das Schilddrüsenhormon übt wohl einen doppelten Einfluß aus, indem es sowohl Anabolismus als auch Katabolismus steigert. Bei Gabe von kleinen physiologischen Mengen überwiegt die anabolische Wirkung, und es tritt ein Wachstumseffekt ein. Bei großen Dosen oder bei Überfunktion der Schilddrüse tritt der Eiweißabbau in den Vordergrund. Von den Keimdrüsenhormonen haben vor allem die Androgene einen ausgeprägten anabolischen Einfluß, der sich insbesondere im Ansatz von Muskeleiweiß zeigt.

Der Mechanismus der anabolischen Wirkung beruht auf einer Stimulierung der Eiweißsynthese, die sich in erhöhter Aktivität von spezifischen Enzymen der Proteinbildung ausdrückt. Der Wirkungsort der Hormone ist noch nicht

genau bekannt. Vermutlich betrifft er die Bildung verschiedener RNS-Arten.
Das Zentralnervensystem reguliert auf verschiedene Weise den Eiweißstoffwechsel. So werden z.B. durch die bewußte Tätigkeit der Arbeit und des Sportes zum Teil über den Hormonweg Körperentwicklung und Muskelansatz gefördert. Es gibt aber auch Hinweise für entgegengesetzte, hemmende Einflüsse. Die Denervierung eines Muskels führt zu einer Inaktivitätsatrophie, die sich in einer Störung des Gleichgewichts im Eiweißstoffwechsel äußert."

Für die hier dargelegte Konzeption sind nicht nur die antagonistischen Wirkungen der Hormone als Ausdruck der Polarisierung bzw. antinomischen Struktur der Lebensprozesse überhaupt anzusehen. Vielmehr werden mehrere Grundprinzipien des Stoffwechsels überhaupt sichtbar: Der Organismus baut die Stoffe - z.B. Enzyme - seinen Bedürfnissen, seinem Mangel und seinen jeweils individuell variierten, auch situativ abhängigen Bauplänen folgend, spezifisch auf - um eben jene Stoffe, die ihm zugeführt werden, mit demselben Prinzip analoger Stoffe ("Waffen") abzubauen und aufzulösen. Enzyme - einfach gesagt - werden mit den von außen (Nahrung) eingeführten Enzymen in der Nahrung ab- und wieder aufgebaut, um eben jene von außen eingeführten Enzyme zu destruieren. Das zweite weitere Moment ist die sog. im Stoffwechsel erfolgende Reduktion der Nahrung auf ihre Grundbestandteile, der hochkomplexen Eiweiße auf 20 Aminosäuren - die hier nicht weiter erinnert sei.

Das Prinzip jedoch der radikalen Vereinfachung (Reduktion) bedenkend, werden zwei weitere Prinzipien organismischer Daseinsweise deutlich. Im Vergleich zu der oben ausgeführten humanen Kommunikation liegt auch dieser eine Reduktion zugrunde. Jeder Verstehensakt führt - unter anderem - das Verstandene auf wenige, wesentlich schon vertraute und wieder anzuwendende Begriffe zurück. Jeder Denkakt ist darüber hinaus eine Reduktion des Wahrgenommenen - Empfundenen - auf Begriffliches. Die phänomenologische Reduktion Husserls ist zwar kein Stoffwechselprozeß, aber eine Reduktion. Was ereignet sich als Wesensgemeinsamkeit in jeder Reduktion? Strukturierung und Profilierung, Ideierung. Aus Komplexem entsteht Einfaches, aus Bild (Wahrnehmung) Gedanke, wobei ebenfalls destruktive ("abbauende") Prozesse beteiligt sind, die der Verfasser schon andernorts ausführte. Die Reduktion ist jedoch auch in der humanen Kommunikation nur ein Durchgangsstadium im Kommunikationsprozeß, sie entspricht der Phase des "Verstehens". In der Antwort dagegen ist die Reduktion nur als u.a. neu gewonnene und gebildete Struktur präsent, die Antwort, analog der Eiweißsynthese im Organismus, ist bereits wieder "konkret". Reduktion ist Strukturierung, Verdichtung, "Symbolisierung", gegenüber der Aufnahme des Fremden, die sich primär bildhaft als "lebendige" Fülle von Variationsmöglichkeiten darstellt, die Reduktion Stereotypie und Wiederholung des Identischen bedeutet. Als drittes Prinzip bietet sich endlich die Möglichkeit gerade des Eiweißstoffwechsels in seiner besonderen Komplexität an, diese "Daseinsweise" des Organismus mit der seiner Repräsentanz im ZNS zu vergleichen. Es begegnen im Stoffwechsel zentrale "Schaltstellen" zwischen Eiweißen, Kohlenhydraten und Lipiden, wobei dem ATP und NADH die zentrale Schlüsselstellung neben dem Pyruvat und Acetyl-CoA zukommen. So findet sich hier eine Tendenz zur "dynamischen Zentrierung" analog zu der des ZNS/Gehirns, die aber wiederum im Stoffwechsel hoch labil, situativ (inneres/äußeres Milieu) und von zahlreichen anderen Faktoren abhängig und entsprechend störbar und dies analog zum ZNS/Gehirn zu sehen ist. Im ZNS wird jedoch morphologischen Strukturen primär, dann den übergeordneten Funktionskreisen begegnet: D.h. im ZNS/Gehirn finden sich interferierende Funktionskreise auf morphologischer Grundlage, im Stoffwechsel dagegen handelt es sich um dynamische, funktional-biochemische, nicht morphologisch festgelegte "Zentren" oder "Schaltstellen" - wie das ATP. Diese "dynamischen Zentren" ereignen sich zwar in der Zelle, nicht aber in einem strukturell vorbedingten "ATP-Schaltzentrum" - wie etwa dem sog. "Sprachzentrum". Die morphologische Vernetzung des ZNS/Gehirns hat ihre Entsprechung in der dynamischen Vernetzung des Stoffwechsels, gemeinsam ist beiden die "Verdichtung" zu Schlüsselpositionen von entscheidender Bedeutung, die mit Reduktionen - nicht im Sinne der Wasserstoffbindung - als weiterer Vereinfachung und Strukturbildung verschränkt sind. Diese Zusammenhänge verdeutlicht - wenn auch aus anderem Gesichtspunkt - Rapoport (s. Tabelle 3, Anhang).[50]

Das vierte Prinzip des Eiweißstoffwechsels bezieht sich auf die bereits erwähnte Vermittlerfunktion überhaupt zwischen vegetabilischem (Kohlenhydrate) und animalischem Pol (Lipide). Hier wird die Vielfalt und Spannweite der dynamischen Vernetzung im Organismus sichtbar, eine seiner spezifischen "Daseinsweisen". Sie reicht von den extrem heterogenen Funktionen wie z.B. der Immunkörperbildung, bis zu den Einzelschritten etwa der Blutgerinnung und Fibrinogenese, der Blutkörperbildung (Erythropoese). Sie ist zu beobachten von dem gesamten Aufbau der heterogenen, stets individuell variierten Zellen der Binde- und Stützgewebe, der Drüsen, des Epithels, bis zu dem Aufbau der Reproduktionsorgane, zahlreicher Hormone und vor allem der Enzyme. Heterogenste Zusammenhänge: Schutz, Stützgewebe, Blutbildung, Reproduktion, Verdauung usf. werden primär durch ein dynamisches Prinzip, den Eiweißstoffwechsel im Sinne einer die heterogensten Prozesse integrierenden Funktion repräsentiert. Diese Funktion differenziert sich wiederum in anderen, die in sich wiederum ebenfalls vielfach differenziert, dynamisch wirksam sind.

Die im ZNS beginnende morphologisch-hierarchische Gliederung der Funktionen wird im Eiweißstoffwechsel dynamisch sichtbar, wobei im letzteren auch der Funktionswandel als dynamischer Bezug zu beobachten ist: Nicht nur der Möglichkeit des Organismus, bei fehlenden Aminosäuren diese aus "Umfunktionierung" von Kohlenhydraten zu ersetzen, sondern daß beim Abbau selbst spezifische Aminosäuren und ihre hochspezifischen Abbauwege die einzelnen katabolischen Produkte als "verstümmelte" Ausgangsstoffe den Abbauprozeß wiederum ermöglichen. Das wird z.B. bei dem Succinat-Glycin-Zyklus sichtbar, aus dem das Porphyrin als "Abfallprodukt" entsteht, dessen Bedeutung für Atmung und Photosynthese entscheidend ist - ein Beispiel, das durch zahlreiche andere ergänzt werden kann. In diesem Zusammenhang darf zu den bedeutsamsten "Leistungen" des Organismus zweifellos die Eiweißsynthese selbst gezählt werden, die sich vermittels zahlreicher hoch-spezifischer Enzyme in jener Übertragung der Aminosäuren aus der DNS-Information (s. Bd. I/Kap. II) auf die RNS, ihre Anlagerung an Ribosomen, Bildung der Peptid-Ketten und Proteine vollzieht.

Die Eiweißsynthese - im Prinzip die der Kohlenhydrate, Lipide, Nucleinsäuren usf. analog, jedoch in bezug auf die "Information" nur indirekt "aufgeklärt" - führt unmittelbar in die Problematik der Informationstheorie und Vererbung, deren Diskussion hier nicht wiederholt sei. Der Informationsbegriff aber auch hier die Grenzen der mechanistisch-atomistischen, molekularbiologischen Erklärungen übersteigt: wird nur bedacht, wieviele Informationen notwendig sind - dies darüber hinaus noch bei einer diskontinuierlichen Informationsabgabe -, um z.B. nur ein Insulinmolekül zu erzeugen. Der Zellkern, das Zytoplasma und die Mitochondrien als praktisch "unräumliche" oder "immaterielle" Repräsentanz des gesamten Organismus, seiner Milliarden Zellen und entsprechenden Funktionen, stehen an dem einen Pol des Eiweißstoffwechsels. Am anderen Pol die Außenwelt der Lebewesen, die Sinnesorgane, die Aufnahme im Verdauungstrakt hochkomplexer Eiweißverbindungen. Die "Information" (s. Definition dieses Begriffes im I. Band, Kap. II) darf in diesem Zusammenhang eben nur als Hilfsbegriff angesehen werden, das "Mögliche" (die Potenz) als immaterielle Anwesenheit des gesamten

Organismus selbst als eine zwischen vegetativem und animalischem Pol vermittelnde, sichtbare Gestalt, die im Gehirn sich als morphologisch strukturierte, aber dann rein funktionale Repräsentanz und Daseinsform darstellt, als Integral des Zusammenwirkens aller an ihrer Gestaltung und Aufrechterhaltung wirkenden Stoffwechselprozesse - die sich in das ZNS/Gehirn "metamorphosiert" haben.

c) Die Lipide

Die Lipide, die in den biochemischen Lehrbüchern allgemein auch als zu verbrennende Reservesubstanzen, als Schutzpolster u.a.m. erwähnt werden, deren Rolle jedoch in den komplexen Phosphorlipidverbindungen der Strukturen des ZNS und Gehirns von entscheidender Bedeutung sind, werden durch zwei, ebenfalls funktionell auffallend polare Verbindungen im Organismus gekennzeichnet: die Derivate der Fettsäuren (Alkoholester) und die Isoprenderivate. Von den letzteren leiten sich die Steroide ab, die die Grundlage der Nebennierenrinden- und Sexualhormone bilden. Die Derivate der Fettsäuren sind vor allem dem ZNS in ihren Phosphatverbindungen zuzuordnen, die anderen der Reproduktion, bzw. der Sexualität, die aber auch als Nebennierenrindenhormone (Corticoide) unmittelbar in die Stoffwechselvorgänge mit eingreifen. Die Lipide zeichnen sich sonst durch eine Polarisierung aus, in der sich animalischer und vegetativer Pol wiederholen. Analog zu den Kohlenhydraten und Eiweißen befinden sich die Lipide ebenfalls in einem ständigen Auf- und Abbau. Der Abbau der Fette erfolgt primär durch die Dehydrogenase und die Anlagerungen von Wasser, der Fettabbau kann eindrucksvoll durch eine Spirale veranschaulicht werden, ohne daß dies hier wiedergegeben sei (s. Rapoport, S. 289 ff.). Die Fettsynthese faßt Rapoport zusammen:[51]
"Der Hauptweg der Fettsäuresynthese unterscheidet sich von dem Abbauweg aus den genannten Gründen in folgenden

wesentlichen Punkten:
1. Der Aufbau aus den C_2-Einheiten erfolgt durch Anlagerung von aktiver Malonsäure an Stelle von Acetyl-CoA.
2. Die Reduktion, die mit dem Aufbau verknüpft ist, erfolgt durch $NADPH_2$ anstatt durch $FADH_2$ bzw. $NADH_2$.
3. Die Synthese ist anscheinend an einen nicht ohne weiteres aufteilbaren Multienzymkomplex gebunden, der alle Aufbauschritte vereinigt, während beim Abbauweg alle Schritte deutlich trennbar sind."

Für den Auf- und Abbau der Fettsäuren ist das Auftreten identischer Zwischenprodukte charakteristisch, damit wiederum eine neue Variation der Möglichkeit, verschiedene Stoffwechselprodukte über sich wiederholende, identische Erzeugnisse derselben Ab- und Aufbauvorgänge zu erstellen.

Die komplexen Lipide bilden - obwohl sie in jeder Zelle vorkommen - die biochemisch entscheidende Grundlage des Nervengewebes. Die weitere Tabelle gibt einen Überblick, das Vorkommnis und die biochemische Zusammensetzung der komplexen Lipide betreffend (s. Tabelle 4, Anhang).[52]

Diese polare Strukturierung der komplexen Phospho- u.a. Lipide scheint in besonderer Beziehung zu der Erregungsleitung im ZNS/Gehirn zu stehen, wobei jedoch die Glykolipide, die Cerebroside und Ganglioside als phosphatfreie Substanzen spezifisch am Aufbau der Zellen des ZNS beteiligt sind. Die Synthese dieser hochkomplexen Substanzen erfolgt wiederum über spezifische Enzyme unter Mitwirkung von ATP (Phosphorylierung zu Cholinphosphaten). Auch hier werden wiederum die zyklischen Verwendungen eines Stoffwechselabbauproduktes zum Aufbau von neuen Stoffen sichtbar: das Cytidinmonophosphat wird wieder zu CTP und zur ATP phosphoryliert.

Im wesentlichen Unterschied zu den einfachen und komplexen Lipiden leiten sich die Steroide von den drei Cyclohexanringen des Sterens ab. Ihre Beziehung zu den Lipiden sei hier nicht weiter verfolgt.

Von zentraler - hierarchisch übergeordneter - Bedeutung innerhalb der Steroide ist das Cholesterin, das nicht nur in Zellmembranen begegnet, sondern die Ausgangssubstanzen der anderen Steroide überhaupt darstellt. (Sein Vorläufer ist bekanntlich das Squalen.) Ohne ebenfalls auf die komplizierten Auf- und Abbauprozesse der Sterene/ Steroide detailliert einzugehen, sei noch einmal erinnert, daß diese Stoffe sowohl in Sexualhormonen wie in den Corticoiden überhaupt zu extrem komplexen Verbindungen aufgebaut werden. Vermutungen zu der spezifischen Beziehung der Steroide zum Stoffwechsel äußert Willmer:[53]

"The Mode of Action of Steroids
How steroids act is still an open question. There is evidence that aldosterone may accumulate in the nucleus of the target cell and act only after some delay (about 2 hours). From this it has been forcefully argued that steroids are able to act directly on some aspect of chromosome function and thus eventually to cause the production of new proteins and new enzymes. The moulting hormone of insects (ecdysone), which is also a steroid, has been thought to act in much the same way on its target cell. This hormone has been shown to cause puffs to appear at certain points on the giant chromosomes of the salivary gland of certain diptera and to determine the production of new proteins and enzymes. Incidentally, ecdysone may be noted as an example of a steroid from another phylum that acts on cells with an active transport mechanism. It is more relevant to this discussion, however, and of considerable importance in general, that similar puffs appear on the giant chromosomes of the salivary glands, as the direct result of changes in the Na/K ratio of the target cells and, probably more particularly, on the ionic distribution within the nucleus, and also after treatment with Zn^{2+} ions.
Another view is that steroids directly affect the activity of enzymes, and numerous enzymes have been shown to be affected by the level of steroids. However, such is the complexity of the situation that in all cases it has been difficult to separate the direct and primary action of the steroid from the indirect consequences of such action.
Steroids, though extremely active biologically, are not very reactive chemically. They are, however, molecules with very definite shapes, and the precise shapes are known to be extremely important to the biological activity of the compounds in some cases. Steroids are so much more soluble in lipids than in water that it is difficult to visualize how sufficient concentrations of the more physiologically active ones, when they are used in minimal effective doses, could occur anywhere in cells in sufficient quantity except, in the lipid compartments or in

the hydrophobic portions of proteins. Steroids have been shown to affect the permeability of artificial lipid membranes. For example, membranes of lecithin-cholesterol-cetyl phosphoric acid mixtures change their permeability to sodium and potassium in response to certain steroids in much the same manner and on much the same scale as cellular membranes would respond under similar conditions. From such observations it could be argued that the primary seat of action of the steroids is at lipid surfaces and interfaces. Sometimes the affected surface could be the cell surface, e.g. the action of progesterone on Naegleria; sometimes it could be the surface of mitochondria; sometimes the surface of the endoplasmic reticulum (thus affecting enzymic activity indirectly); sometimes the lysosomal surface; finally, it could be the surface of the Golgi body or indeed any of the so-called unit membranes in the cell. Which surface is affected by which steroid must depend on a number of factors, among which may be mentioned accessibility of the surface, the chemical composition of the surface, the molecular configuration of the surface, and the requisite steric form of the steroid itself. Accessibility may be determined by the presence or absence of covering layers of protein or poly-saccharide, by the presence of other structures (e.g. fat droplets) capable of absorbing the steroid, or by the ability of the steroid itself to penetrate barrier surfaces."

Die grundlegenden Probleme des Stoffwechsels überhaupt beschreibt Rapoport:[54]

"Im Stoffwechsel der Zellen vereinigen sich Züge größter Konstanz und weitgehender Variabilität. Beide Eigenschaften, Stabilität und Veränderlichkeit der Zellen, stellen eine Einheit dar. Mit ihrer Hilfe erfolgt die ständige Anpassung der Zellen an die unterschiedlichen inneren und äußeren Bedingungen. Im Verlaufe der Entwicklung eines vielzelligen Lebens auf der Erde sind komplexe und feine Regulationsmechanismen entstanden, deren höchster Ausdruck die Nervenregulation ist. Die Grundlage aller Regulationsmechanismen ist die primitive Reaktion der Zellen, die durch chemische Prozesse in Form von Fließgleichgewicht erfolgt. Die Zellreaktionen werden durch spezifische Enzyme katalysiert, die in einer zelleigentümlichen Anordnung miteinander verknüpft sind. Das Verständnis des Zellstoffwechsels beruht auf der Kenntnis der enzymatischen Elementarprozesse.
Die Konstanz des Zellstoffwechsels unter verschiedenartigen Umweltsbedingungen betrifft viele Stoffwechselvorgänge. So finden wir weitgehende Unabhängigkeit der Stoffwechselgröße von Zellen über einen großen Bereich der Sauerstoffkonzentration. Ebenso sind Veränderungen in der Glucosekon-

zentration von geringem Einfluß auf die Atmung, die CO_2-Bildung oder die ATP-Bildung vieler Zellen. Noch eindrucksvoller ist die gleichbleibende Stoffwechselgröße, die trotz qualitativer Änderungen bei Umschaltung von einem Substrat auf ein anderes zu beobachten ist, etwa von Kohlenhydrat- auf Fettverbrennung. Ja selbst beim Übergang von Atmungs- auf Gärungsstoffwechsel bleibt die gebildete ATP-Menge annähernd konstant.
Ebenso imponierend ist die Variabilität des Stoffwechsels. Die Sauerstoffaufnahme eines Muskels erhöht sich auf mehr als das 100fache, wenn er vom Zustand der Ruhe zur höchsten Aktivität übergeht; bei maximaler Stimulierung unter anaeroben Bedingungen kann der Glykogenabbau des Muskels auf das 1000fache steigen. Diese Veränderungen treten innerhalb kürzester Zeit ein. Aber auch die langsameren Entwicklungs- und Differenzierungsvorgänge bieten viele Beispiele für die Veränderlichkeit des Stoffwechsels. Während der Embryonalentwicklung des Organismus kommen eine Anzahl von Enzymen neu hinzu, während andere in ihrer Aktivität abnehmen. Beim Übergang der Milchdrüse vom Ruhezustand zur Laktation vervielfachen sich die Stoffwechselleistungen, wie später noch genauer erörtert wird. Die umgekehrten Vorgänge des Schwindens von Atmung und synthetisierenden Fähigkeiten finden bei der Reifung der roten Blutkörperchen statt.
Aus diesen Beispielen ergibt sich die Frage, wodurch Konstanz und Variabilität bestimmt werden, die gemeinsam die Regulation des Stoffwechsels darstellen. Die Konstanz deutet auf die Gegenwart von begrenzenden Reaktionen und Schrittmachern hin, die eine bestimmte "Stellgröße" des Zellstoffwechsels einstellen. Die Variabilität wieder weist darauf hin, daß es latente enzymatische Kapazitäten geben muß, die ein Vielfaches der Aktivität ausmachen, die im ruhenden Zustand vorliegt. Aber auch schon die Bildung und der Untergang eines Enzyms unterliegen einer Regulation, die primär genetischen Charakter trägt."

In diesem Zusammenhang sei abschließend erinnert, daß die Variation des Stoffwechsels über Milliarden von Zellen im Organismus verteilt, bei einer in einer bestimmten Zeiteinheit erfolgten Gleichzeitigkeit beobachtet - methodisch nicht durchführbar -, unendlich variiert erscheint. M.a.W.: In einer endlich bestimmten Zeiteinheit "beobachtet" ("Gedankenexperiment") erscheint im Hinblick auf die Zellzahl, wie auch auf die möglichen Stoffwechselereignisse, der Stoffwechsel absolut-infinitesimal heterogen.

4. Enzyme und Sprache

Die dargelegten Stoffwechselprozesse verlaufen alle unter Einwirkung spezifischer und weniger spezifischer Enzyme, durch deren Katalyse. Ohne daß das "Wesen" der Katalyse - im mechanistischen-atomistischen Sinne - etwa völlig aufgeklärt ist, divergieren z.B. über die Art der Bindung von Enzymen und Substrat die Meinungen noch stark. Da die Art der Bindungen sich nicht wie das Zusammenfügen von Bestandteilen einer Maschine darstellen, bedenkt man nur die in ihrer Funktion schon unterschiedlichen Pole (Zentrum, Peripherie) eines Enzyms. Es sei erinnert, daß fast alle der über tausend im Organismus bis jetzt bekannten Enzyme schon bei den Einzellern zum größten Teil nachweisbar sind. Das bedeutet, daß darüber hinaus die Evolution nicht nur dieser hochkomplexen Eiweißverbindungen höchst problematisch und weitgehendst als ungeklärt anzusehen ist, sondern auch das Zusammenwirken derselben. Das Zusammenwirken der Enzyme jedoch das Entscheidende im Hinblick auf den ganzen Organismus ist und doch: was für ein "Sprung" zwischen dem Einzeller und dem Wirbeltier! Hier wird eine weitere Antinomie sichtbar: ein relativ konstanter "Satz" von Enzymen bei extremen Gestalt- und Organunterschieden der heterogensten Tierarten. Aus 20 oder 30 Enzymen und ihren Substraten einen Ab- und Aufbauvorgang in einem räumlich geschlossenen System zu konstruieren: dies bleibt der "Phantasie" eines M. Eigen überlassen. Treten Lebewesen auf, können sie es nur, wenn sie bereits einen völlig durchgebildeten, enzymatisch organisierten Stoffwechsel besitzen, sonst sind es keine Lebewesen, d.h. nicht lebensfähig.

Es seien jedoch kurz einige Charakteristika der Enzyme wiedergegeben:[55]

"Das wesentliche Kennzeichen lebender Systeme ist ihr Stoffwechsel, d.h. der ständige Ablauf chemischer Verwandlungen in ungeheurer Vielfalt und mit großer Geschwindig-

keit. Die Besonderheit, daß diese Reaktionen im Organismus bei gleichbleibender niedriger Temperatur vor sich gehen und auch die schon erwähnten Züge ihrer Spezifität und Ordnung, sind an die Wirkung biologischer Katalysatoren, der Enzyme, geknüpft.
Auf Grund ihrer Struktur und Wirkungsweise kann man die Enzyme als katalytisch wirksame Eiweiße definieren. Diese Definition drückt aus, daß bisher noch jeder biologische Katalysator als Eiweiß identifiziert werden konnte. Die allgemeine Bedeutung der Eiweißkörper besteht zum wesentlichen Teil darin, daß viele von ihnen Enzyme sind. In manchen Geweben dürften die Enzymproteine mehr als die Hälfte des Gesamteiweißes ausmachen (Leber, Pankreas u.a.)."

Es bleibt jedoch nach wie vor weitgehend ungeklärt, wie die Aktivierungsenergie durch die Katalysatoren erniedrigt wird, insbesondere in biologischen Systemen. Wenn Rapoport schreibt:[56]

"Die Verminderung der Aktivierungsenergie beruht auf der Bildung einer Verbindung zwischen Katalysator und seinem Reaktionspartner, welche eine bedeutend geringere Aktivierungsenergie erfordert. Die Bildung und der Zerfall dieser "Verbindung" erfolgt bei Enzymen mit großer Selektivität, wobei Zwischenzustände durchlaufen werden."

so bleibt die Antwort letztlich offen, wie die Enzyme endlich diese - vom mechanistisch-atomistischen Standpunkt aus - unglaublichen Leistungen der Erhöhung der Reaktionsgeschwindigkeit vollbringen. Ohne die komplizierten Probleme der Enzymspezifität darzulegen, sei ferner noch an das Vorkommen von Enzymhemmern, an Aktivatoren von Enzymen an Coenzymen und prothetische Gruppen erinnert. Die von Michaelis postulierte Enzym-Substrat-Bindung, die dann wieder aufgelöst wird, das Enzym dabei unverändert aus der Bindung hervorgeht (z.B. als Transferase), hat zwar durch Versuche mit Isotopen Unterstützung gefunden. Aber diese Versuche - wie meistens in analogen Fällen experimenteller Befragung - erwiesen noch kompliziertere Zusammenhänge, aus denen Rapoport folgert:[57]

"1. Zwischen Anfangs- und Endzustand der Reaktion muß ein Übergangskomplex existieren, den man schematisch wie folgt schreiben kann: Y ... S ... X
2. Meistens tritt der neue Substituent Y an das Molekül S

an einer der Bindungsstelle von X entgegengesetzten Seite heran. Daraus erklärt sich die Erscheinung der sog. Waldenschen Umkehrung, d.h. die mit der Substitution verknüpfte Änderung der sterischen Konfiguration.
3. Alle Einflüsse, die die Bindung zwischen S und X schwächen, begünstigen den Angriff von Y und setzen die Aktivierungsenergie für die Substitutionsreaktion herab. Diese Vorstellungen lassen sich mit Erfolg auf die Enzymwirkung übertragen. Im folgenden Schema ist der einfache Fall dargelegt, daß das Enzym an seiner Wirkstelle die eben beschriebene Substitutionsreaktion begünstigt."

Weitere Untersuchungen machten es notwendig, zwischen einem Enzymzentrum von besonderer Aktivität und seiner Peripherie zu unterscheiden. Die Komplexität der Zusammenhänge - wobei quantentheoretische Erwägungen noch gar nicht berücksichtigt seien - nimmt dabei zu - sie kann hier nicht dargelegt werden (s. Rapoport, S. 149 ff.).

Es stellte sich ferner heraus, daß in den aktiven Zentren zwei funktionell und räumlich getrennte Wirkorte vorliegen, wobei zwischen Haft- (räumlich) und Wirk- (funktionell) -Stellen unterschieden wird.

Werden diese aufgezeigten Zusammenhänge und ihre Probleme bedacht, so lassen sich folgende Schlüsse - vorläufig - ziehen: Es wird im Organismus einer Daseinsweise, einem Vermögen begegnet, von Anbeginn an - am Ende der Embryonalzeit bei einigen Arten, bei anderen nach Ende der Laktation, ab ovo bei Kaltblütern und zahlreichen Vertebraten - eine Vielfalt von Substanzen aufzunehmen und für jede derselben adäquate "Antwort" für die Assimilation und Dissimilation dieser Stoffe bereitzuhalten. Im Unterschied zu der Funktion des ZNS/Gehirns wird der Umgang mit denselben nicht graduell erlernt, sondern der größte Teil der Enzyme ist beim Menschen mit der Laktationsperiode abgeschlossen vorhanden und diese können aktiv zur Umwelt Stellung beziehen. Es liegt - um jetzt zu dem Vergleich mit dem Wort- und Sprachgebrauch zu gelangen - im ZNS jedoch nicht ein "fertiger Wortschatz vor", der für jedes ihm zugedachte "Wort" oder für jede Handlung/Wahrnehmung das adäquate "Gegenwort" bereithält. Diese werden erworben. Im Enzymvorkommen jedoch ist für jede von Außen auf und dann in den Organismus gelangende Substanz ("Mitteilung") eine adäquate "Antwort" ("Wort") vorhanden, diese Substanz aufzulösen, zu reduzieren und verwandelt, organismusgerecht, wieder aufzubauen. Das Vermögen überhaupt der Aufteilung der Nahrungsstoffe spezifisch in Kohlenhydrate, Eiweiße, Lipide usf. ist der organismischen Daseinsweise enzymatisch vorgegeben. D.h. der Organismus verhält sich auf der Ebene des Stoffwechsels - spezifisch der Enzyme -, wie das Negativ insgesamt zum Positiv möglicher Substanzen der Außenwelt. Diese sind für ihn "positiv", die aufgenommenen Substanzen sich zu den Enzymen wie konvex zu konkav (Substrat/Enzym) verhalten. Der Organismus, in der Auseinandersetzung mit der Umwelt (evolutiv und ontogenetisch) graduell entstanden, verfügt über ein Gegenbild (ein "Negativ") zu den Stoffen der Außenwelt, das ihm die adäquate Bewältigung, Destruktion derselben und Wiederaufbau zur eigenen "Welt" im Akt eines kompletten Zur-Deckung-Bringens des "Negativen" mit dem "Positiven" der Außenweltstoffe ermöglicht. Das "Positiv" der Außenwelt stört vorübergehend das "Negativ" des Organismus (das Fließgleichgewicht), es wird aufgelöst, verändert, transformiert, abgebaut, bis es zum "Negativ" des eigenen Stoffwechsels wird. Was sich hier ereignet, hat sein Analogon in der menschlichen Sprache, speziell im grammatikalischen Aufbau derselben. Das Sprachsubstantiv entspricht dem aufgenommenen Stoff, dem Substrat. Das Enzym ist das zu ihm spezifisch - oder übergeordnet-unspezifisch - "passende" Verb, denn das Enzym "macht", "verändert", es ist aktiv wie eben das in einem Satz den Vorgang darstellende Verb. Die Spezifität des Enzymes in bezug auf das Substrat entspräche einer ungewöhnlich großen - kaum in einer realen Sprache antreffbaren Anzahl von unspezifischen Verben (z.B. "gehen", "reden"): "Oxydasen, Reductasen, Transferasen, Ligasen, Lipasen usf." den untergeordneten

Gruppen wären spezifische Verben (z.B. "springen, plaudern") bis zu den spezifischen Succinasen, Maltasen usf. zuzuordnen. D.h. das Enzym ist dem "Was" des Substrates als Tätigkeitswort "vorbestimmt zugeordnet". Mit dem Verb sind jeweils entsprechende Adjektiva mitgegeben, die die Eigenschaften des Ab- oder Aufbauprozesses im Organismus, ihr "Wie" determinieren. Der Satz entsteht als Ganzes im enzymatischen Prozeß: die "Aussage" von Enzym und Substrat. Den Adverbien wären die Coenzyme gleichzusetzen, wobei weitere Akzidentien wie Metallionen ebenfalls "adverbalen" Charakter hätten. Die Veränderung des Substrates im enzymatischen Ab- und Aufbauprozeß wird durch die Konjugation der Verben, der Deklination der Prädikate des Substrates bedingt. Der Abbauvorgang ist eine enzymatisch spezifische "Durchkonjugation", an deren Ende das Substantiv der Konjugation (das Substrat) "aufgelöst" ist, das Verb (das Enzym) dagegen weiter besteht. Dieser Prozeß ist nicht als Analogie zu einer sprachphilosophischen Spielerei aufzufassen. Es bestehen hier - bei allem Wesensunterschied - reale Gemeinsamkeiten zwischen Enzymaustausch und Sprache:

1. Stoffaustausch ist Kommunikation (s.o.) bei Verlust spezifischer Freiheitsgrade, im Vergleich zur Sprachbildung und ohne ein erlebendes "Innen" ist er von intentional-bewußter Kommunikation jedoch zu unterscheiden.

2. Kommunikation impliziert den Übergang vom Konkreten zum Reduzierten, vom Reduzierten zum Konkreten (s.o.).

3. Sprache oder vorsprachliche Kommunikation ist sinnbezogen (Themen, s.o.),[58] alle Stoffwechselvorgänge sind "sinnvoll" auf das Ganze des Organismus als Geschehens-Ereignis (System-Prozeß, s.u.) bezogen.

4. Der Organismus "antwortet" auf die Mitteilung der Stoffe durch Destruktion und Reduktion der Mitteilung. In der Wiederherstellung ferner seiner selbst nach Veränderung durch den aufgenommenen, auf- und abgebauten Stoff gibt er die adäquate Antwort der Stoffumwandlung. D.h.

aus den angebotenen Substantiven der Sprache, ihrer Buchstaben - analog zu den Elementen etwa der komplexen Substanzen z.B. Peptidbindungen, Aminosäuren usf. - bildet der Organismus Sätze, Konjugation und Deklination, wenn er das jeweils richtige Verb, Adverb und Prädikat liefert.
5. Im wesentlichen Unterschied zu der vorsprachlichen Kommunikation entsteht "Sprache" erst im Austausch zwischen Umwelt und Organismus. Die Umwelt bietet auf der "Substantiv-Ebene" Stoffe an, der Organismus strukturiert diese dynamisch zu Sätzen, wohingegen in der menschlichen Welt Sprache gemeinsam Erstelltes, Gewordenes ist, das nicht zweigeteilt, nicht in Substantive hier, Prädikate und Adverbien dort getrennt werden kann. Dieser fundamentale Unterschied verweist darauf, daß der Organismus aus dem Angebot der Umwelt, gleichgültig ob "anorganische" oder "organische" Stoffe, seine "Sprache" erst bildet. Er kann auf der "Stoffwechselebene" (vegetabilisch) "sprechen", weil er die Umweltangebote zur Sprache integriert.

Damit ergibt sich die Möglichkeit, noch einige weitere Probleme des Stoffwechsels auf der enzymatischen Ebene zu diskutieren: der enzymatische Ab- und Aufbau verläuft streng gerichtet. Wenn - aus den in Band I/Kap. V/VI vorgelegten Gründen - nicht von einer "Zweckmäßigkeit" der Stoffwechselvorgänge gesprochen werden darf, so bietet sich dennoch die extreme "Zweckbezogenheit" derselben hier an, bzw. der eben nicht ausschließlich aus Gesetzmäßigkeiten der chemischen Bindung resultierende Charakter der "Finalität". Die Stoffe werden abgebaut, um dem Organismus "Energie" zu liefern, sie werden aufgebaut, um Organe, Zellen, Membrane, Erythrozyten usf. zu bilden, d.h., das Gesamt der Gestalt des Organismus entsprechend zu erhalten. Die Wege, die dann die einer weitgehend festgelegten Stufenfolge (hierarchisch) von (relativ) unspezifischen Enzymen zu immer spezifischeren verlaufen, verzweigen sich graduell im Verfolg des Abbaus, um verschiedene Richtungen zur Bildung von "Reserveenergien" oder Organen einzuschlagen. Wege, die der Zellzahl entsprechen, milliardenfache Verzweigungen realiter aufweisen. Da jedoch "Finalität" stets bewußte Antizipation voraussetzt, ist der Begriff letztlich inadäquat. Vielmehr wird ein Ordnungs- und Bezugssystem sichtbar, das von den Bedürfnissen des Organismus - unterschiedlich je nach Zelle - getragen wird, dem Mangel, der zu seiner Kompensation über der Sprache und Grammatik vergleichbare ausgleichende Kommunikationsprozesse verfügt. Wie sich dabei jedoch z.B. die Genetiker die hochkomplizierte Tätigkeit der Desoxyribonuclease vorstellen, die die Fragmentierung der Helix wie auch ihrer Zusammenfügung veranlaßt, sei nur erinnert (s. Bd. I, Kap. II ff.). Die Enzyme sind "aktiv" tätig. Sie werden aber auch aktiviert - wie, ist noch weitgehend ungeklärt. Sie verhalten sich wie Phagozyten einerseits, indem sie sich des Substrats bemächtigen, wobei oben eben die detaillierte, die Zusammenhänge komplexer darstellende Enzymforschung sich innerhalb des Enzyms funktionelle und räumliche unterschiedene Pole vorstellt, zwischen Zentrum und Peripherie unterscheidet. Damit begegnet hier ein neuer Aspekt der Funktion. Wurde oben in der Erörterung der Stoffwechselprobleme die reine Dynamik der Funktionsabläufe etwa des Kohlenhydrat-Ab-/Aufbaus erörtert, so drängt sich hier die Frage auf: Was ist die "Funktion" der Enzyme? Abbau/Aufbau zu katalysieren? Die Katalyse und das Enzym jedoch werden durch die Art des Substrates bestimmt: z.B. ein hochkomplexes Eiweiß erweckt andere Ab- und Aufbauvorgänge als ein Maltose-Zucker. Nicht das Organ und seine Funktionen - etwa das Pankreas -, nicht dynamisch-hierarchische Verzweigungen der Stoffwechselumwandlung werden primär durch das Substrat "bewegt", sondern die Funktion des Enzyms, damit der dieses erzeugende Zellen, wird durch die Gegenfunktion des Substrates bestimmt! Das Substrat ist das Positiv des Negativs des Enzyms, bzw. wäre hier auch ein umgekehrtes Bild anwendbar.

Darüber hinaus sei jedoch erinnert, daß sich die Organfunktionen gegensätzlich zu dem orientieren können, auf das sie scheinbar primär bezogen sind: die Leber primär auf den Glykogenaufbau, dann aber auch - gegensätzlich - auf die Gluconeogenese als Antwort auf "Fülle" oder "Mangel". Ferner sei erinnert, daß die Enzymwirkungen reversibel sind, ein Phänomen, dem gar nicht genügend Beachtung geschenkt werden kann: ein Stoff geht eine Verbindung ein, ohne dabei selbst verändert zu werden. Zweifellos ist die Reversiblität thermodynamisch relativ anzusehen: alle Lebensprozesse sind per ultimo irreversibel. Nichtsdestoweniger wird hier wieder ein antinomischer Sachverhalt sichtbar: Reversibilität bei prinzipieller Irreversibilität, Spezifität bei gleichzeitig auch möglicher Unspezifität. Enzyme zeigen ferner mehrfache Wirkungen: d.h. bei einer, wenn auch hochkomplexen Architektur sind vielfache Wirkungen zu verschiedenen Zeiten auf verschiedene Substanzen - Substrate - nachweisbar. Beides verhält sich wieder analog zur Sprache: das Wort ist von relativer Dauer, "reversibel". Geht das Verb mit einer neu entstandenen Situation eine neue Verbindung ein, um wieder aus dieser gelöst zu werden, dann in einen vorausgegangenen Sprachzusammenhang unverändert (irreversibel) einzutreten. Die Reversibilität der Enzyme ist im Gegensatz auch zu der Stabilität der zentralnervösen Struktur zu sehen: hier wendet der Organismus ein dynamisches Prinzip, die Reversibilität an, um "Dauer" im vegetabilischen Pol zu bewahren, dort, im ZNS/Gehirn, ist es die Struktur, die (relative) Dauer bewirkt. Es ist kein Zufall, daß in diesem Zusammenhang die Biochemie der Immunglobuline- und Abwehrvorgänge bereits von "Gedächtnis" der beteiligten Enyzme und Eiweißmoleküle, von "Erkennen" und "Wiedererkennen" derselben zu sprechen sich genötigt sieht.

Die vielfachen Wirkungen der Enzyme haben ebenfalls ihr Analogon in der Sprache: ein Wort, ein Satz kann bekanntlich, unabhängig von seinem sachlichen Inhalt - aber auch diesen mit einbeziehend - vielfältigste Bedeutungen wecken. Je nachdem wen und was es betrifft oder wen es angeht. Das kommt auch den übergeordneten Funktionen der Organe und ihren vielfachen Wirkungen zu, jedoch ist es für die Enzyme charakteristisch, daß es sich um "Kleinsteinheiten", um Mikro-Biomoleküle, nicht um "Organe" handelt. Damit wird einerseits ihr "elementarer Wortcharakter" oder ihre "Symbolik" im Gesamt des Organismus gekennzeichnet, andererseits verfügen sie - obwohl keine Zellen sondern von diesen erzeugt - über Daseinsweisen des Lebendigen in rudimentärster Form: Eigenaktivität, gerichtete Tätigkeit (Autoergie, Autotelie, s. Band I/ Kap. V/VI), Reversibilität im Unterschied zu allen anorganischen Prozessen, die sich der Thermodynamik entsprechend "schneller" irreversibel verändern. Ferner werden hierarchische Gliederungen der Enzyme von Gruppenenzymen zu Einzelenzymen beobachtet, d.h. Funktionswandel: ein und dasselbe Enzym kann als eigenes wie auch als Gruppenenzym tätig sein. Sie zeigen jedoch keine Reproduktion, keine Motorik, Sensorik, keine Regeneration im Sinne von Zellregenerationen. Sie sind aus diesem Grunde im Grenzbereich zwischen anorganischer "Materie", ihrer Gesetze und den Lebensprozessen anzusiedeln. Sie weisen Eigenschaften organischer Verbindungen auf, gehen aber in ihrer Funktion über die organischen Verbindungen vielfältig im lebendigen Milieu hinaus. Die Enzymkomplexe, die Schritt für Schritt die in den Organismus eingebrachten Substanzen ab- und wieder aufbauen, stellen im Gesamt desselben die "Sprache" dar, vermittels derer der Organismus mit der Umwelt auf der Ebene des Stoffwechsels kommuniziert. Über das oben bereits Gesagte hinausgehend, stellt sich jetzt der Organismus in seiner Kommunikationsmöglichkeit vierfach dar: über das ZNS/Gehirn, die morphologisch-strukturell unspezifische Kommunikation, die die spezifische der Erlebnis- und Bewußtseinsakte der Wahrnehmungen vermittelt, dann über die Gestalt - das Mesenchym, Skelett und die Muskulatur, Haut (Ektoderm), drittens über den Stoffwechsel, spezifisch das Enzymsystem - und viertens endlich über Sexualität und Reproduktion (Keimzellen).

Die komplexen Regulationsvorgänge der Enzymtätigkeit werden von den Biochemikern wieder auf den "deus ex machina" der genetischen Kontrolle verwiesen, wie Rapoport ausführt:[59]

"Der Fortschritt der Molekularbiologie hat unser Wissen in dieser Richtung stark erweitert und die Erkenntnis gebracht, daß die Zellregulation auf verschiedenen Niveaus erfolgt. Als Grundregulation kann man das Zusammenspiel von Synthese und Abbau eines Enzyms betrachten, das die Kapazität, d.h. die maximale Aktivität, des Enzyms bestimmt. Wie bereits ausgeführt, unterliegt sowohl die Fähigkeit, ein gegebenes Enzym zu bilden, als auch die gebildete Enzymmenge, einer genetischen Kontrolle. Komplexe Regulationen sind in den epigenetischen Abläufen wirksam; dazu gehören Differenzierungs- und Reifungsprozesse, Hormonwirkungen und die vielfältigen Einflüsse des äußeren Milieus. Aber auch der Untergang von Enzymen erfolgt in gesetzmäßiger Weise. Derartige Beobachtungen liegen für die Reifung der roten Blutzelle und für verschiedene Involutionsvorgänge, z.B. bei der laktierenden Milchdrüse, vor. Insgesamt ergibt sich der allgemeine Schluß, daß das stationäre Niveau eines Zellenzyms sowohl von der Geschwindigkeit und Dauer seiner Bildung als auch seines Abbaus reguliert wird."

Zu diesen Bemerkungen der Biochemie sei ergänzend festgestellt, daß in dem analog zur Sprache und Wortbildung verlaufenden Stoffwechselprozeß die Thematisierung derselben jetzt durchsichtig wird. Die Thematisierung des Stoffwechselvorganges wird durch das Substrat gegeben: die "unterste" allgemeine Ebene wird bei einer ebenso allgemeinen wie unspezifischen Bestimmung und Unterteilung in "Eiweiße", "Kohlenhydrate", "Lipide" dargestellt, die das auf jene Substanzen anzuwendende Gruppenenzym z.B. der Transferasen impliziert. Dieser Thematisierung folgt wiederum eine weitere, spezifische, in der es bereits um die Bestimmung spezifischer, heterogener Substrate durch die Enzyme geht. In einer dritten "Stufe" wird die allgemeine dynamische Vernetzung des "jedes hängt mit jedem" zusammen, sichtbar. Diese zwar artifizielle Unterteilung läßt doch die verschiedenen thematischen Bearbeitungen der Substrate durch die Enzyme erkennen, um damit die Anknüpfung an die sprachliche Kommunikation in einem weiteren Schritt vorwärts zu treiben: die Thematik wird sichtbar, sie ist sinnvoll im Ganzen des Organismus eingeordnet, integriert, jenseits von Finalität und Kausalität bietet sich die Einführung des Themas, die Bearbeitung desselben in Mitteilung, Verstehen (Reduktion) und Antwort (Synthese) als stufenweise Selbstdarstellung des Lebensprozesses innerhalb verschiedener Themen an.

5. Hormone: Die thematische Vernetzung

Gegenüber den morphologisch strukturalen Vernetzungen des Organismus, die Gegenstand des nächsten Abschnittes sein werden, stellt die biochemisch "verdichtete" Daseinsweise der Enzyme, speziell aber auch jetzt der Hormone einen überwiegend energetisch-funktionellen Zusammenhang des Organismus mit sich selbst und der Umwelt dar. Die von Rapoport erwähnten kybernetischen Modelle des Verhältnisses zwischen Enzym und Substrat (vgl. die grundsätzliche Kritik der Kybernetik in Band I), die "Selbstregulation" impliziert bereits gewisse Freiheitsgrade, wie auch eine übergeordnete, eben von dem zu verwandelnden oder auf-/abzubauenden Substrat ausgehende Leitthematik. Der "Freiheitsgrad" liegt in der zweifellos von zahlreichen Faktoren mitdeterminierten Konzentration des veränderten Substrates im Blut. Die Höhe des Konzentrationsproduktes kann von der nachfolgenden Enzymreaktion mitbestimmt werden, sie ist aber selbst in hohem Maße überdeterminiert variabel. Hemm- und Aktivitätswirkungen begegnen bereits antagonistisch auf dieser Ebene der vegetabilen Kommunikation, analog zu dem Antagonismus des Zentralnervensystems/

Gehirns. Diese Prozesse sind im Sinne eines Leitthemas durch die Hormone überdeterminiert, dann durch den "Mangel", d.h. das jeweils situativ bedingte Bedürfnis des Organismus und eines ihm immanenten, funktionalen Bauplans ("genetische Information"), den Mangel stufenweise zu kompensieren.

Darüber hinaus sind die Funktionsmerkmale oder Charakteristika der Hormone als "erweiterte" Enzymtätigkeiten anzusehen, die die maßgeblichen dynamischen Knotenpunkte in der gesamten Vernetzung des Stoffwechsels bilden. Diese sind
a) ihre Vermittlung zwischen Außen (Umwelt) und Innen, analog zu dem ZNS/Gehirn;
b) innere Sekretion eines Hormons vermag die auf die Umwelt gerichteten Daseinsweisen des Organismus beeinflussen - wie umgekehrt Umwelt hormonelle Sekretion stimulieren kann.
c) Das durch Umwelteinwirkungen hormonal veränderte "innere Milieu" des Organismus wirkt auf die Umwelt, diese wiederum verändernd, zurück: z.B. die adrenergischen Reaktionen in ihrem Einfluß auf das "innere Milieu" und das dadurch veränderte umweltbezogene Verhalten des Lebewesens.
d) Die extrem "gestreute" Wirkung (s.u.) der Hormone ist zu berücksichtigen, die, noch keineswegs in ihren Einzelheiten aufgeklärt, heterogenste Ansatzpunkte und Wirkungsweisen umschließt.
e) Die Hormone grundsätzlich in die primären Verhaltensweisen der Organismen integriert sind: in Zuwendung (Vorhandensein des Hormons) oder Abwendung (Hormoninsuffizienz, Ausfall von Hormonen). Beides stets auch mit somatischen Veränderungen verbunden ist.

Es seien einige Hormonaktivitäten und Eigenschaften in diesem Zusammenhang erinnert, wobei das hierarchisch übergeordnete Organ, die Hypophyse und Hypophysenvorder- und -hinterlappenhormone erwähnt seien, ohne jedoch von den weitgehend unzureichenden technologischen Modellen zu sprechen, die hier von "Steuerung" sprechen, obwohl bei der gegenseitigen Abhängigkeit aller Hormone voneinander gefragt werden muß, wer wen überhaupt steuert:[60]

"Eine besondere Rolle als steuernde Faktoren spielen die Katecholamine, welche im Hypothalamus an den Nervenendigungen in hoher Konzentration nachgewiesen wurden. Beispiele: L-DOPA (Dihydroxyphenylalanin), welches als Vorstufe des Dopamins die Bluthirnschranke passiert, steigert den Gehalt des Hypothalamus an diesem biogenen Amin. Beim Menschen steigen nur die GH-Spiegel nach L-DOPA-Gaben an; in vitro stimuliert Dopamin auch die LH- und FSH-Freisetzung aus tierischen Hypophysen. In-vitro-Versuche beweisen, daß das Dopamin nicht selbst als releasing factor wirkt, sondern als Neurotransmitter die Sekretion der hypophyseotropen Hormone steigert. Das initiale Absinken der Prolactinspiegel nach L-DOPA erklärt sich durch die gesteigerte PIF-Sekretion.
Elektrische Reizung bestimmter Areale des limbischen Systems führt zu gesteigerter Sekretion von ACTH und von LH."(S. auch Tabelle 5, Anhang.)

Da bei der Steuerung eine "Rückkoppelung" ausgeschlossen wird, steuert das Steuernde letztlich sich selbst, da ja zweifellos die "Aktivität" des Hypothalamus von der Hypophyse mitbestimmt wird. Diese Problematik sei jedoch hier nicht weiter erörtert.

Die weitere Tabelle gibt einer Übersicht der hypophyseotropen Hormone und damit einen summarischen Überblick der extrem heterogenen Wirkungen der HVL-Hormone (s. Tabelle 6, Anhang).[61]

Dem HHL werden die antidiuretischen Hormone (ADH), das Vasopressin und Oxytocin zugesprochen. Die Bedeutung des ADH für die Funktion der Niere wird ersichtlich, da dieses Hormon die maximale renale Absorption von Wasser ermöglicht. Die Funktionskreise, die durch das HVL und HHL-Hormon angesprochen werden, sind folgende:
1. ACTH: (CRF) Die mit der Nebennierenrinde zusammenhängenden Reaktionen, die u.a. engstens mit der Stress-Problematik und der Abwehr innerorganismischer und außerorganismischer Schädigungen verbunden sind:[62]

"Biologische Wirkungen des ACTH sind: Steigerung der Kortikosteroidsynthese und -sekretion, adrenale Ascorbinsäureausschüttung und Steigerung der Nebennierendurchblutung und -größe. Die zahlreichen biochemischen Effekte des ACTH in der Nebennierenrinde lassen sich noch nicht auf einen gemeinsamen Wirkungsmechanismus zurückführen. - Extraadrenale Effekte des ACTH, wie Stimulation der Fettgewebslipolyse und Steigerung der Insulinsekretion, haben wahrscheinlich keine pathophysiologische Bedeutung."

2. ADH: Auch dieses Hormon darf nicht nur im Zusammenhang des Wasserhaushaltes gesehen werden, zumal schon der Wasserhaushalt des Organismus extrem komplex ist. Es ist funktional nicht von Blutdruckerhöhungen zu trennen, damit auch im Zusammenhang mit Arbeit (Leistung) und Abwehr zu sehen. Andererseits ist die Erhaltung des Wasserhaushaltes jedoch zweifellos eine Grundbedingung des Lebensvorganges.

3. Das Dopa vermag die Bluthirnschranke zu passieren und führt zu einer Steigerung des GA-Spiegels. Es ist ebenfalls als Neurotransmitter anzusehen. Seine Beziehung - als Vorstufe - zu Adrenalin und Noradrenalin sei erinnert.

4. Zu FRF und FSH schreibt Siegenthaler (Scriba, von Werden, Schwarz) folgendes:[63]

"FSH steuert das Follikelwachstum bei der Frau und die Spermatogenese beim Mann. LH bzw. ICSH ist für die Ovulation und die Entstehung des Corpus luteum bzw. die Androgenproduktion durch die Leydig-Zwischenzellen verantwortlich. Die Androgene sind ihrerseits ebenfalls für die Spermatogenese erforderlich."

5. GH, STH und GRF bestimmen Wachstum im Sinne seiner Förderung, die Pathophysiologie wird in der Agromegalie oder im hypophysären Riesen-/Minderwuchs sichtbar. Spezifisch im Stoffwechsel fördern sie die Stickstoffretention, bezüglich des Aminosäurestoffwechsels und Proteinanbaus synergistisch zu Insulin, antagonistisch zu dessen Kohlenhydratstoffwechsel. Die weitere Tabelle gibt die Beeinflussungen des GH wieder, insbesondere auch bei Stress

(s. Tabelle 7, Anhang).[64]

6. HCG u.a. choron-gonadotrope Hormone sind analog zu HCS für die Stimulierung des Wachstums der Leydig'schen Zellen mitverantwortlich, sie regen ferner die Bildung androgener Hormone an. Im Ovar werden östrogene Zellen zum Wachstum angeregt.

7. LATS (oder FSH) steigern die Durchblutung der Schilddrüse, ferner die Organifikation des in der Schilddrüse gespeicherten Jodids, es wirkt sich damit thyreotropisch aus.

8. LH zählt ebenfalls zu den gonadotropen Hormonen und kann in seinen Wirkungen analog zu denen des ICSH beschrieben werden.

9. MIF und MSH sind die die Pigmentierung der Haut hemmenden (MIF) oder stimulierenden Faktoren.

10. OT (Oxytocin) zählt wie das Vasopressin ebenfalls zu den antidiuretischen Hormonen.

11. Die prolaktinfördernden oder -hemmenden Hormone sind für den Beginn der Milchdrüsensekretion notwendig.

Aus dieser ersten Übersicht werden sowohl die extrem heterogenen Ansatzpunkte der HVL und HHL-Hormone sichtbar, wie auch ihre - worauf nicht weiter eingegangen wurde - sehr unterschiedlichen chemischen Konfigurationen. Zu den Schilddrüsenhormonen bemerkt Studer:[65]

"Der eigentliche Wirkungsmechanismus der Schilddrüsenhormone ist bisher nicht aufgeklärt worden (sowenig wie der biologische Ureffekt anderer Hormone). Bekannt sind zahlreiche biochemische und morphologische Einzelwirkungen, die zu verschiedenen Zeiten nach Applikation der Hormone auftreten und die je nach Hormondosis und Testorgan oder -substrat variieren können. Andererseits weiß man, daß viele Hormone die Synthese spezifischer Zellbestandteile kontrollieren. Ein Konzept, das die biochemische Einzelwirkung mit dem Einfluß auf die Proteinsynthese und mit der für jedes Hormon sehr spezifischen Gesamtwirkung integriert, ist bisher nicht entwickelt worden. Es scheint daher zweckmäßiger, die physiologischen Wirkungen der Schilddrüsenhormone mehr zu beschreiben als zu interpretieren."

Grundsätzliches zu der problematischen Bestimmung und damit Feststellung der "kausalen" Hormonwirkung - trotz Isotopenfixierung - schreiben Scriba, von Werder und Schwarz:[66]

"Eine besondere Rolle als steuernde Faktoren spielen die Katecholamine, welche im Hypothalamus an den Nervenendigungen in hoher Konzentration nachgewiesen wurden. Beispiele: L-DOPA (Dihydroxyphenylalanin), welches als Vorstufe des Dopamins die Bluthirnschranke passiert, steigert den Gehalt des Hypothalamus an diesem biogenen Amin. Beim Menschen steigen nur die GH-Spiegel nach L-DOPA-Gaben an; in vitro stimuliert Dopamin auch die LH- und FSH-Freisetzung aus tierischen Hypophysen. In-vitro-Versuche beweisen, daß das Dopamin nicht selbst als releasing factor wirkt, sondern als Neurotransmitter die Sekretion der hypophyseotropen Hormone steigert. Das initiale Absinken der Prolactinspiegel nach L-DOPA erklärt sich durch die gesteigerte PIF-Sekretion."

Das Thyroxin (Ty) ist nach dem bisher bekannten auch von Einfluß auf den Sauerstoffverbrauch einiger aber nicht aller Gewebe. Herz, Muskel, Niere, Leber und Haut zählen zu den thyroxin-empfindlichen Geweben. Die erhöhte - wahrscheinlich hypothalamisch beeinflußte - Wärmeproduktion zählt zu den typischen Ty-Wirkungen. Darüber hinaus ist das Ty auch von Einfluß auf Wachstum und Ernährung, insbesondere auf das Knochenwachstum und den Epiphysenschluß beim Menschen (vgl. den Einfluß auf die Metamorphosen bei Amphibien und anderen Larven). Die Funktion des ZNS/Gehirns hängt ferner in "unbekannter Weise" (Siegenthaler, op.cit., a.a.O.) vom Ty ab, Ty-Mangel führt zu Apathie, die sich bei Hypothyreose bis zu schweren neurologischen Ausfällen steigern kann. Andererseits wirkt sich die Hyperthyreose auch am Skelettmuskel aus und kann zu Myopathie führen. Es sei in diesem Zusammenhang nur an den extrem komplexen Bau der Schilddrüse erinnert, ihre verschiedenst verzweigten Ausführungsgänge, an den nicht weniger histologisch wie biochemisch komplizierten Einbau des Jods in das Thyroxin für die Vorstufen des Trijodthyroxins u.a.m..

Nicht weniger komplex sind die Einflüsse der Nebenschilddrüse, der Parathyreoidea, die in der hier gegebenen Zusammenfassung jedoch vor allem auf die Regulation - Konstanterhaltung des Ca- und Mg-Spiegels der extrazellulären Flüssigkeit - des Ca-Haushaltes beschränkt sei. Die Differenziertheit dieser Regulation beschreibt Haas, der jedoch am Schluß seiner Ausführungen nicht umhin kann, auf diese auch hier keineswegs lückenlos vorliegenden kybernetischen Zusammenhänge zurückzugreifen. Die Einflüsse des PTH und der antagonistischen Glukokortikoide auf das Knochenwachstum seien nur erinnert (Siegenthaler, a.a.O.).

Die für den Organismus nicht minder wichtigen Funktionen der Nebennierenrinde und des Nebennierenmarks können ebenfalls nur resümiert werden, wobei für die NNR maßgeblich das Aldosteron, Cortison und Corticosteron anzusehen sind, in geringerem Maße die weniger vertretenen, in der Nebenniere gebildeten Androgene. Das Aldosteron beeinflußt den Natrium-, Kalium- und Wasserhaushalt des gesamten Organismus, es bildet den Renin-Angiotensin-Zyklus und dessen Wirkung auf den Blutdruck, im Zusammenhang der Rückresorption von Natrium im distalen Tubulus der Nieren. Siegenthaler und Werning schreiben hierzu:[67]

"Wie die Aldosteronwirkung letztlich zustande kommt, ist noch unklar. Es existieren hier die Enzym- und die Energietheorie. Nach der Enzymtheorie induziert Aldosteron die Bildung von Enzymproteinen, die den Übergang von Natriumionen in die Gewebe erleichtern. Die Energietheorie besagt, daß die Wirkung des Aldosterons durch Induktion eines Energieprozesses zu erklären sei, indem es in den Citratzyklus zwischen Acetyl-CoA und α-Ketoglutarat eingreift."

Das Cortison beeinflußt in erster Linie den Kohlenhydrat-, Eiweiß- und Lipidstoffwechsel, indem vermittels dieses Hormons Eiweiß und Fette zu Kohlenhydraten umgewandelt werden. Die ergotrope Wirkung des Cortisons führt von der Aufbauphase zu einem "vermehrten Angebot von Betriebsmaterial" (Siegenthaler, S. 326 ff.). Es scheint darüber hinaus im Kern spezifische Genfunktionen zu induzieren und damit auch den Enzymaufbau zu beeinflussen. Ferner bewirkt Cortison im hämatopoetischen System eine vermehrte Leukozytose, Eosino- und Lymphopenie, es vermehrt die Thrombo- und Erythrozyten. Im Bindegewebe führt es zur Proliferation und hemmt alle Reaktionen des mesenchymalen Systems. In diesem Zusammenhang sind seine antiphlogistischen, antiallergischen und antirheumatischen Wirkungen zu erinnern. Ferner beeinfußt es den Blutdruck im Sinne der Hypo- oder Hypertonie - je nach Vermeidung oder Erhöhung des Cortison-Angebotes. Im Magen-Darm-Trakt fördert es die Pepsin- und HCL-Produktion wie auch den Gallenfluß, die Schutzfunktion des Magensaftes soll ungünstig beeinflußt werden. Die Androgene stehen in ihrer Eiweiß-anabolen-Wirkung antagonistisch zu den Glukokortikoiden. Sie wirken positiv auf das Wachstum von Knorpelgewebe und Knochengrundsubstanzen. Sie wirken ferner virilisierend und hemmen die Gonadotropine.

Das Nebennierenmark ist ursprünglich ein nervöses Gewebe (Ektoderm) und stammt aus der neuralen Rinne. Damit dürfte sein Vermögen zusammenhängen, Katecholamine - analog zu den sympathischen Ganglien - zu produzieren. Adrenalin und Noradrenalin sind die Hauptsubstanzen, die das NNM erzeugen, sie zählen zu den Hormonen mit der vielfältigsten Wirkung - die u.a. auch auf die Alpha- und Betarezeptorengruppen wirken. Die weitere Tabelle gibt eine Übersicht über die Reizung dieser Rezeptoren (s. Tabelle 8, Anhang).[68]

Abschließend seien die Hormone des Testis und des Ovars in ihren Wirkungen summarisch erinnert, wie sie die weitere Tabelle synoptisch zusammenfaßt (s. Tabelle 9, Anhang).[69]

Die Regulation und Sekretion der ovariellen Hormone ist nicht weniger komplex und zum großen Teil auch noch ebensowenig übersichtlich wie die Wirkung der Hormone des Testis.

In der Referierung dieser wichtigsten Hormonwirkungen dürfte die eigentliche Problematik der summarisch wiedergegebenen Daseinsweise des Organismus sichtbar geworden sein: dem Vorhandensein und der Wirkung der Hormone steht eine ungleich höhere Vielzahl von Funktionen des Organismus gegenüber, für die spezifische Hormonwirkungen nicht bekannt sind. Ob diese nun "von alleine" ohne Hormone sich realisieren, hier die "genetische Kontrolle" genügt, dort nicht, das ist eine Grundfrage, auf die die Biochemie ihre Antwort noch schuldig geblieben ist. Warum beeinflussen Hormone das Wachstum, nicht aber spezifisch die Herausbildung des Zentralnervensystems/Gehirns, der Verbindungen zwischen Synapsen und Muskelspindeln? Warum kein unspezifisches Hormon für die Sekretion aller Drüsen mit innerer Sekretion, für die Erhaltung des Endokards, der Meningen, der Synovia - aber wohl ist ein Hormon für einen Teilaspekt des Ca-Stoffwechsels bekannt? Darüber hinaus stellt sich die Frage nach dem Wie der jeweiligen Wirkung der Hormone, die ja - vom Gesichtspunkt der Biochemie - in "irgendeiner" Weise durch molekularbiologische Verbindungen, durch eine Kausalkette zu erklären sein müßte? Von dieser Aufhellung ist aber die Biochemie noch weit entfernt und es erhebt sich das Problem, ob dies von der Sache her überhaupt als eine Möglichkeit anvisierbar ist. Man bedenke die vielfachen, ganz antagonistischen und heterogenen Wirkungen des STH und frage dann - unter Hinweis auf das oben Gesagte -, was ist "Wachstum"? Zellteilung - Differenzierung - Entwicklung - Größenzunahme? Wie sollen diese ebenso heterogenen wie komplexen Vorgänge von einer Substanz "gesteuert" werden? Und wie sollte das bei derart unterschiedlich komplexen Vorgängen wie Größenzunahme, Differenzierung der Determinierung biochemisch vorstellbar sein? Das würde - bei der relativen chemischen Komplexität der meisten Hormone (der einfachen Zusammensetzung wiederum des Adrenalins und Noradrenalins!) - Substanzen mit einer extremen Vielfalt von chemischen Affinitäten voraussetzen, wie sie wiederum durch die Chemie der Hormone kaum gewährleistet wird. Wie kann letztlich das Cortison die Leukozyten verstärken, die Lymphozyten vermindern, das Bindegewebe beeinflussen und außerdem gleichzeitig noch spezifische Stoffwechselprozesse auslösen, beeinflussen oder "steuern"? Ist dies theoretisch - spekulativ - lediglich aus dem chemischen Austausch von Valenzen erklärbar? Das erscheint dem Verfasser höchst unwahrscheinlich, wenn nicht ein oder zwei weitere Dimensionen der Wirkung lebendiger Substanzen erschlossen werden. Darüber hinaus würde gerade bei den Glukokortikoiden die übergeordnete Thematik der Abwehr sichtbar. Die Rolle, die sie in der Stress-Problematik (s.u.) spielen, ist im Ansatz ihrer Wirkung schon entworfen: ein Teil jedoch nur der Abwehrprozesse etwa bei einem Infekt gehen auf diese "finalistisch-sinnvolle" Wirkung der Kortikoide zurück. Warum wird in unmittelbarer Nachbarschaft dieser gewebs- und stoffwechselspezifischen Hormone - in den Zellen der NNR - das Aldosteron gebildet, das wiederum sehr viel geringere allgemeinere Wirkungen ausübt, wird von jener auf das Kalium/Natrium/Wasserhaushalt abgesehen. Warum wird dieses Hormon gerade im distalen Nierentubulus gebildet? Warum wirkt es hochspezifisch auf Blutdruck und Kreislauf? Warum die hochspezifische Wirkung des Parathyreoidins und des Calcitonins auf den Knochenstoffwechsel, den Calciumspiegel, den wieder sehr viel allgemeineren unspezifischen und zum Teil noch unerkannten Wirkungen des Thyroxins gegenüberstehen - diese Fragen könnten "unendlich vielfach" weiter gestellt werden, sie lassen jedoch eines ersichtlich werden: die hormonale Wirkung ist eine thematisch-übergeordnete. Es werden nicht - wie bei den Enzymen - Buchstaben oder Worte zu Sätzen gebildet, zu Ketten und zyklischen Abläufen, sondern übergeordnete Leitthemen allgemeiner Natur erscheinen vorgegeben: "Wachstum" oder genitale und extragenitale Veränderungen im Reproduktionsvorgang, Blutdrucksteigerung, -senkung,

Erhöhung des Schlagvolumens, Kapillarrestriktionen oder Erweiterungen: Kreislauf als "Themen". Diese stehen gegen hochspezifische Einzelwirkungen wie Calciumbalance, Membranbeeinflussungen (Durchlässigkeit), Anregung der Milchsekretion, Pigmentierungen usf.. Das Unspezifische zeichnet sich durch eine Breitenwirkung aus, das Spezifische durch Einengung auf wenige Prozesse, wobei die Frage offen bleibt: "Warum hier "unspezifisch" thematisiert, dort "spezifisch" - und warum z.B. bei anderen hochspezifischen Prozessen - etwa der Atmungskette oder im Zitronensäurezyklus - weder spezifische noch unspezifische, höchstens indirekt nachweisbare Beeinflussung stattfindet? Bestenfalls eine allgemeine kata- oder anabole Wirkung hier auf den Eiweißstoffwechsel? Dort spezifisch wiederum auf den Zuckerhaushalt? Diese Fragen können nur im Hinblick auf die eingangs formulierten Hypothesen "beantwortet" werden: die thematische Vernetzung der energetisch-funktionellen Zusammenhänge des Organismus mit sich selbst und seiner Umwelt werden von dem Organismus nur "schlaglichtartig" aufgehellt. Eben diese "Schlaglichter" werden zu den Knotenpunkten der Vernetzung und werden als solche sichtbar: der Umkreis jedoch der Vorgänge, der sich hier in die Peripherie, dort in das "Zentrum" erstreckt, bleibt weitgehendst verborgen.

Diesen unspezifischen und spezifischen Themen jedoch übergeordnete Grundthema ist das der organismischen Zu- und Abwendung. Ob an die HVL oder HHL-Hormone erinnert wird, an die Schilddrüse, die Parathyreoidea oder die Nebenniere, an Testis und Ovarien: eine hormonale Insuffizienz führt zu einer großen Zahl mit Abwendung von der Umwelt verbundenen Symptomen, die nicht etwa nur psychologisch mit Apathie und Depressivität einhergehen, sondern meistens mit gravierenden Involutionsprozessen der betroffenen Organe oder Organteile verbunden sind, mit Gestaltverfall. Umgekehrt führt eine Hyperfunktion - etwa bei der Akromegalie - ebenso zu Gestaltdeformation im Sinne verstärkter Zuwendung wie entsprechender Zunahme auch der Erregung, Krampfbereitschaft usf. z.B. bei NNR-Ausschüttungen (Abwehrphase des AAS). Hier entwickelt sich in verstärkter Zuwendung ein Diabetes insipidus, dort ein Eßzwang, die dann in Erschöpfung oder Gestaltverfall umschlagen. Die antagonistischen Wirkungen der Insuffizienz oder Überfunktion werden an folgender Synopsis der Symptome z.B. des Morbus Addison sichtbar (s. Tabelle 10, Anhang).[70]

Indirekt kann aus dieser Synopsis - vergleichsweise auch aus anderen Symptomen oder Syndromzusammenstellungen - der biochemisch nicht direkt nachweisbare Einfluß der Mineralkortikoide erschlossen werden: sie erstrecken sich von einer Verhinderung der Asthenie, der Hautpigmentierung bis zur Verhinderung einer Vitiligo. Der Hormonausfall verdeutlicht Zusammenhänge im Gesamt der organismischen Prozesse, die sonst nicht greifbar sind: wie z.B. die Vitiligo als ein Symptom mit einer Anorexie oder Hypotonie zusammenhängt? Die Hormonwirkung als übergeordnetes Leitthema wird erneut sichtbar, das Leitthema jedoch nur negativ gefaßt werden kann: als Ausfall ganzer Funktionskreise, es sich einer spezifischen Formulierung außer der verstärkten Abwendung/Gestaltverfall oder verstärkter Zuwendung/Gestaltaufbau entzieht. Ferner wird hier die Grenze des Erkenntnisvermögens organismischen Prozessen gegenüber deutlich: den gemeinsamen "Struktural(morphologische), oder biochemischen Nenner" für diese heterogenen Erscheinungen und Prozesse zu finden dürfte unmöglich sein.

6. <u>Das Prinzip der hierarchisch-funktionalen Vernetzung des Organismus</u>

Dieses Prinzip wird im Vergleich mit dem oben dargelegten

Problem der Beziehung zwischen Struktur und Funktion im ZNS und Gehirn verdeutlicht: die einzelnen Funktionen übersteigen die Schalt/Funktionskreise, greifen ineinander ein, "überschneiden" sich, verhalten sich synergistisch oder antagonistisch zueinander. Ihre begriffliche oder experimentelle Fixierung ist nur mit Einschränkungen möglich, die Funktion entzieht sich in wachsender Komplexität "als diese" zunehmend. Analog ist die Wirkung der Hormone. Diese sind bestenfalls im Vergleich zu den sog. "Zentren" des ZNS/Gehirns zu setzen, als Verdichtungen, als biochemische Strukturierungen anzusehen, die - etwa wie die Formatio reticularis - gleichzeitig Durchgangsstelle und Ansatzpunkt zu zahlreichen anderen Funktionen darstellen. Sie sind jedoch nicht morphologisch strukturiert, sondern nur biochemisch faßbar. So stellen sie sich als Verknotungen von Funktionen und Funktionskreisen dar, die weit über ihre biochemische Zusammensetzung hinausgehend in zahlreiche heterogenste Bereiche des Organismus einwirken. Sie vermitteln dadurch leitthematisch-übergeordnet zwischen dem ZNS/Gehirn, der Wahrnehmung/Bewegungsvorgänge (Eigenbewegung) und der Sprache - die alle Emotionalität implizieren - und den Stoffwechselvorgängen, wobei in letzterer Vermittlung die "Verdichtung" NNR/NNM eine besondere Bedeutung erfährt. Wie erwähnt, sind die obersten Themen der hormonellen Funktion Zu- bzw. Abwendung zu/von der Umwelt/Welt. Wird die Thematik beeinträchtigt, treten vom vegetativen bis zum animalischen Pol Anzeichen beginnenden Gestaltverfalls auf. Hier dürfte ein wesentlicher Schlüssel zum Verständnis der sog. psychosomatischen Erkrankungen liegen. Dieser Thematik untergeordnet - aber engstens mit den jeweiligen Stoffwechselprozessen verschränkt - sind bereits die Enzyme und die von ihnen ausgelösten Stoffwechselprozesse, wobei in der Analogie zu der "Integration" der untergeordneten Funktionen des ZNS durch den Cortex die Enzyme ebenfalls "instrumental" untergeordnete Funktionen im

Vergleich zu den Hormonen ausüben. Die Analogie zu dem Wort- und Sprachcharakter der enzymatischen Prozesse wird damit durch die weitere Analogie zu Wahrnehmen und Bewegen ergänzt: das aktive Zentrum der Enzyme entspricht der Bewegung, das räumlich-alosterische wird von Biochemikern bereis zu Erkenntnisvorgängen in Analogie gesetzt und entspräche dem Wahrnehmungspol. Die Eigenbewegung jedoch ist dem Enzym nicht im Sinne etwa amöboider Bewegungen von Einzelzellen zuzusprechen, vielmehr bleibt die Eigenbewegung auf die übergeordnete Leitthematik der Hormone beschränkt, die die Aktivität der Enzyme mitbeeinflussen und "regulieren", die Eigenbewegung aber nicht ausschließlich auslösen - denn die Auslösung wird primär durch das Substrat bewirkt. Es begegnet also auch auf dieser Stoffwechselebene eine Repräsentanz des gesamten Organismus: seiner Organe durch die Hormone und Enzyme, endlich durch den Stoffwechsel selbst: Kohlenhydrate, Eiweiße, Lipide usf., wobei letztere wiederum die drei Keimblätter in Abwandlung wiederholen (den vegetativen, animalischen und mesodermal-vermittelnden Pol). Analog wiederum zu der Daseinsweise des Gehirns und ZNS (Erregung, Hemmung) ist der "Bauplan" der hormonalen Wirkungen weitgehend antagonistisch-antinomisch bestimmt, fast jedes Hormon hat seinen - oder mehrere - Antagonisten.

Im Stoffwechsel selbst - innerhalb spezifischer biochemischer Substanzen und ihrer Veränderungen - begegnet ferner das Prinzip hierarchisch funktionaler Vernetzung im Hinblick auf "Schlüsselschaltungen" von besonderer funktionaler Bedeutung: Pyruvat ADP, NADH u.a.m.. Diese "Schaltstellen" zwischen unterschiedlichen Ab- und Aufbauvorgängen müssen einerseits weitgehend unspezifisch sein, um spezifisch unterschiedene Abbauprozesse zu kombinieren, andererseits sind sie bereits spezifisch im Vergleich zu einfacheren Substanzen wie etwa COOH oder CO_2. Im Stoffwechsel selbst ergibt sich permanente Regeneration, bedingt durch die relative Irreversibilität der Enzyme.

Stoffwechsel ist Stoffumwandlung, der Stoffwechsel reproduziert sich selbst über vorgegebene Abbauprodukte, d.h. gegen die "Negation" oder "Destruktion" seiner selbst, die er andererseits zu seinem Dasein bedarf. Das Prinzip der Metamorphose ist ebenfalls als permanenter Funktionswandel im Stoffwechsel aufweisbar: mit jeder Veränderung eines in Ab- und Aufbau sich befindenden Substrates verändert sich seine Funktion im Gesamt des Stoffwechsels. Der Funktionswandel ist demnach ein für den Stoffwechsel höchst charakteristischer, typischer Prozeß. Reproduktion ereignet sich ferner im Stoffwechsel, zwar nicht im Sinne der Vermehrung und Fortpflanzung, jedoch im Sinne der Wiederholbarkeit des Identischen oder Ähnlichen: alle enzymatischen Stoffwechselprozesse sind reversibel an Substrate gebunden und wiederholbar. Hingegen ist innerhalb des Stoffwechsels der ausgewachsenen Lebewesen keine Entwicklung, Differenzierung oder Größenzunahme, Wachstum nachweisbar, wenn auch zweifellos der Stoffwechsel in der Entwicklung der Lebewesen vom befruchteten Ei bis zum reifen Tier (Pflanze) erheblich sich wandelt.

Einmal stellt so der Stoffwechsel 1. das Prinzip des "alles oder jedes hängt mit allem oder jedem zusammen" dar; 2. die hierarchische Abstufung thematisch zueinander geordneter Hormone, Enzyme und den eigentlichen Stoffwechselelementen (Kohlenhydrate, Eiweiße, Lipide usf.); 3. durch diese eine funktionale Vernetzung. Dann wiederum wiederholt sich im Stoffwechsel selbst die Grundthematik des vegetabilischen Pols auf funktionaler Ebene (Reproduktion, Regeneration, Metamorphose). Endlich - dies ist entscheidend - erzeugt der Stoffwechsel diese funktionale Vernetzung selbst, mit der er sich aber auch wiederum - eben über die Stoffwechselprozesse - aufhebt. Der Organismus erscheint - im vegetabilischen Pol, insbesondere im Stoffwechsel - jetzt "durchsichtig": einer Felddynamik, einem "Spinngewebe" vergleichbar, mit bestimmten Umschlagstellen und Verknotungen, die vielfachste Verzweigungen implizieren. Die sich selbsterzeugende Bewegung hält hier an einem Schaltpunkt ein, setzt sich dort fort, hier sich selbst hemmt oder gehemmt wird, dort sich aktiviert. Dann wiederum erscheint der Organismus - der Stoffwechsel - hierarchisch gegliedert, der im permanenten Auf- und Abstieg von den übergeordneten Leitthemen hormonaler Struktur zu den Elementen des Stoffwechsels in einer Richtung herabgeht, umgekehrt von den Elementen des Stoffwechsel zu den Hormonen, dann zu den Organen aufsteigt.

III. Der Organismus als kommunikativer Prozeß (II)

1. Die inneren Organe

Die aus dem Entoderm sich entwickelnden inneren Organe dürfen aus diesem Grund schon der Daseinsweise des vegetabilen Poles zugeordnet werden, sie stellen entwicklungsgeschichtlich eine morphologische Einheit dar, die dann funktionell sich sehr unterschiedlich differenziert. Zu ihrer Abkunft sei erinnert, den Magen-Darm-Kanal betreffend:[71]

"Die erste Anlage des Magens ist als schwache, spindelförmige Erweiterung des gerade gestreckten Darmrohres (3. Woche) sehr früh nachweisbar. Bei Embryonen von 4-5 mm Länge beginnt bereits eine Drehung des Magens, die dazu führt, daß die linke Seite nach ventral, die rechte Seite nach dorsal verlagert wird. Die ursprünglich nach dorsal blickende Kante (Ansatz des Mesogastriums dorsale) wird zur Curvatura major, die primäre Ventralkante zur Curvatura minor. Außer dieser Drehung des Magens um die Längsachse ist gleichzeitig eine Abkippung zu beobachten, welche dazu führt, daß sich die Cardia nach links abwärts, der Pylorusteil aber nach rechts aufwärts schiebt. Die Ausweitung des Magens zur definitiven Form ist bereits bei Embryonen von 15 mm Länge abgeschlossen. Die Ursachen der Magendrehung sind wahrscheinlich eine Folge autonomer Wachstumsabläufe im Organ selbst, sind also außerordentlich früh determiniert."

Leber und Pankreas entstehen im Zusammenhang der Entwicklung des Darmes, ohne daß dies näher ausgeführt sei (s. Starck, op.cit., S. 482 ff.).

Die Abfolge des Abbaus der aufgenommenen Nahrung von der Tätigkeit des Magens bis zu der Resorption durch die Zotten, bzw. restlichen Abbau durch die Bakterienflora im Dick- und Enddarm dürfen als bekannt vorausgesetzt werden. Die Unterteilung des Magens in verschiedene Drüsengewebe der Haupt-, Fundus- und Belegzellen, das Phänomen der Erzeugung hochprozentiger Salzsäure, soll ebenfalls nicht in Einzelheiten dargestellt werden. Vielmehr sei das Wesen, das Charakteristische dieser morphologischen Veränderungen und Prozesse aufgehellt. Es begegnen schon in der Magenschleimhaut Drüsen, im Pankreas, in der Galle und vor allem in der Leber von erheblicher morphologischer Differenz. In der mit der Sezernierung stets erfolgenden Abschilferung und dem Schwund der Epithelzellen besteht hier ein besonderes Ausmaß der den vegetativen Pol auszeichnenden Fähigkeit zur Regeneration und Reproduktion des Epithels und der sekretabgebenden exokrinen Zellen. Mit der Abgabe des Sekrets gehen zahlreiche Zellen zugrunde und müssen erneuert werden. Diese Erscheinung ist den Prozessen im ZNS/Gehirn diametral entgegengesetzt. Dort findet keine Sekretion im vergleichbaren Sinne statt, die mit dem Verlust der sezernierenden Zellen selbst verbunden ist. Die den Stoffwechsel charakterisierende Verschränkung von Ab- und Aufbau - das Grundthema des Lebensprozesses - stellt sich im Magen-Darm-Kanal unvermittelt dar, der Bezug zu den Wimpern und Geiseln der Einzeller der Coelom-Zellen der Spongiaden und anderer Prävertebraten wird deutlich. Der Magen-Darm-Kanal hat in seiner Evolution vermutlich die einfachsten Formen der ersten Lebewesen beibehalten, wird von dem spezifischen Aufbau der Wand in Schichten von Ringmuskulatur, Mukosa und Submukosa abgesehen. Form - Gestalt - und Funktion der Einzeller kann analog in den entsprechenden Epithelzellen der Magenschleimhaut wiedergefunden werden. Hier - wie auch bei Eizelle und Spermatozoon, in den amöboiden Einzelzellen der Leukozyten des Blutes, der Fibroblasten usf. - trifft der Mensch auf Residuen seiner frühesten Vergangenheit.

Die Abfolge des Abbaus aufgenommener Nahrung - das Aufnehmen einer "Mitteilung" - stellt ferner die nicht abzuleugnende Gerichtetheit der Verdauungsprozesse dar: die morphologische Anordnung der Drüsen, die Absonderung der mit ihrem Sekret verbundenen Kohlenhydrate, Eiweiße und Fette spaltenden Enzyme impliziert das "Ziel", "Fremdes" zu destruieren, zu denaturieren und zu "Eigenem" umzugestalten. Die Funktion des Abbaus, der Destruktion des Fremden, ist der Morphologie übergeordnet, wie die Evolution des

Magen-Darm-Kanals nicht weniger wie seine Ontogenese kundtun. Der Verdauungstrakt ist Fortsetzung der in der Mundhöhle beginnenden Destruktion des Fremden, die "handgreiflich" elementar Schritt für Schritt erfolgt, bis die Mikroorganismen die "Reste" verzehren und dem Organismus das kaum noch Verwertbare zuführen. Das "Fressen" und "Gefressen-Werden" der Natur und der natürlichen naturhaften Existenz zeigt sich hier ganz unvermittelt. Die Vernichtung des Anderen ist Voraussetzung für die eigene Existenz: dies ist das Prinzip der Verdauung des Magen-Darm-Kanals, er ist das Werkzeug dieses Prinzips.

Dabei ist jedoch das Wesen der Exkretion der Verdauungsdrüsen noch in besonderer Weise zu beachten: es ist die Fortsetzung der ersten evolutionären Abbauvorgänge, die sich im flüssigen Milieu - Meer - abspielten. Im Wasser - wässrigem Milieu - erfolgt erst die dem Abbau günstigste Lösung, die Dispersion des Aufgenommenen, dort wird es zerteilt, entsteht die Möglichkeit noch weiterer Aufnahme durch Diffusion, Osmose, aktiven Transport - Carrièrmechanismus -, durch Pinocytose usf., Prozesse, die alle Flüssigkeit voraussetzen. Das Phänomen der Lebensprozesse wird deutlich in der Erhaltung eben des "Fließgleichgewichtes" zwischen extra-, intra- und interzellulärer Flüssigkeit, das Fließgleichgewicht sich durch den permanenten Austausch zwischen diesen "Flüssigkeitsräumen" erhält. Hier dürfte sich der Nahrungsaustausch der frühesten Lebewesen im Meer wiederspiegeln, der Organismus aller Lebewesen eine nicht weiter reduzierbare, primäre Fähigkeit besitzt, Flüssigkeit als Plasma zu erzeugen, zu bewahren und darüber hinaus mit dem "äußeren Milieu" in kommunikativen Austausch zu treten. Der Organismus hat auf diese Weise das Meer "internalisiert" bis in die Zusammensetzung der Gewebsflüssigkeit - die Analogie biochemisch festgestellt wurde. Dies vermerkt Siegenthaler:[72]

"Es ist interessant zu sehen, daß das Meerwasser als

phylogenetischer Ahne der menschlichen Extrazellulärflüssigkeit über geologische Zeiträume hinweg eine mehrfache Ionenkonzentration des extrazellulären Wassers entwickelt hat."

Sekretion, Voraussetzung für alle Auf- und Abbauprozesse im Organismus impliziert Flüssigkeit, sie ist die Voraussetzung vom Stoffwechsel, wird aber wiederum durch den Stoffwechsel erzeugt. Diese Zusammenhänge charakterisieren den "archaischen" Charakter des Verdauungsprozesses nicht nur in der Erinnerung der Epithelien an ihre einzelligen Ahnen, sondern überhaupt die - abgewandelte - Übertragung des Verhaltens der Lebewesen im Meerwasser, zu dem der Epithelzellen im Magen-Darm-Kanal und in zahlreichen anderen Hohlräumen des Organismus.

Die peristaltische Bewegung für den Magen-Darm-Kanal verweist ebenfalls auf evolutiv-archaische Abkünfte, es sei jedoch erinnert, daß diese Bewegungen am Magen dreifach gegliedert auftreten und zahlreichen Einflüssen des ZNS/Gehirns und der Hormone unterliegen, die sich auch ganz antagonistisch zueinander verhalten, ohne daß dies hier detailliert wiedergegeben sei.

Jedoch erlauben diese Beobachtungen, einen Wahrnehmungs- und auch Motilitätscharakter des mit dem ZNS/Hormonen verbundenen Magen-Darm-Kanals und seiner Bewegung zu postulieren. Es liegen Rezeptoren vor, die die Abbauvorgänge auf Grund von "Wahrnehmung" verschiedener Substanzen anregen. Die Hemmung derselben erfolgt wiederum durch die abgebauten Stoffe selbst, sobald diese sich im Duodenum befinden. Was hier stimuliert, hemmt dort, ein Prozeß, der in der Enzymatisierung und darüber hinaus generell im Organismus als "dynamisches Prinzip" registriert werden kann.

Zurückkehrend jedoch zu der genannten Beweglichkeit des Darmes - nicht zu trennen von seinem segmentierten Aufbau -, so wird nicht nur der "archaische" Charakter derselben sichtbar, die Segmentierung wiederum an die Segmentierung der Anneliden u.a. Wurmarten erinnert, so daß das Bild dieser von dem Organismus der Vertebraten erhaltenden Urvergangenheit sich abrundet: ganz im Gegensatz zu dem Lunge/Herz/Kreislaufsystem und dem ZNS selbst.

Leber, Galle und Pankreas dürfen nicht nur in ihrer Abkunft aus dem Entoderm als morphologische Einheit angesehen werden, sondern auch als funktionale Einheit. Wenn sie allerdings zeitlich diachron wirksam sind, so ist nicht nur das Nacheinander des Durchtritts des Chymus maßgeblich, sondern darüber hinaus sind reversible Vorgänge, insbesondere die wechselseitigen Einflüsse von Pankreas und Galle, von Bedeutung. Die extrem komplexe Morphologie des Pankreas sei nicht wiederholt, ebensowenig die nicht weniger komplexe Synthese und Sekretion des Insulins, zu deren "Erklärung" wieder der deus ex machina der Informationstheorie herhalten muß (s. Siegenthaler, S. 55-56).

Das Pankreas hat für den Abbau der Kohlenhydrate eine ebensolche Schlüsselstellung wie für den der Lipide und Eiweiße: die Drüsen mit innerer Sekretion erzeugen nicht nur das Milieu ihrer adäquaten Sekretion, sondern die jeweilige Morphologie wird auch hier von der Vielfalt der Funktionen z.B. der verschiedenen, allein im Pankreas erzeugten Enzyme weit überstiegen. Der Einfluß heterogenster Substanzen auf die Insulinproduktion wird von Förster und Mehnert synoptisch in einer weiteren Tabelle dargestellt (s. Tabelle 11, Anhang).[73]

Der komplexe und keineswegs schon abgeschlossen aufgeklärte Vorgang der Insulinbildung entspricht einer ebenso komplexen Abhängigkeit des Insulins in seiner Wirkung von anderen Stoffen. Dies jedoch dürfte im Prinzip für alle analogen Substanzen - Hormone, Enzyme - gelten: es sind jeweils Verdichtungen spezifischer Ab- oder Aufbauprozesse auf eine Substanz hin, von der wiederum ebensoviele oder noch mehr Einwirkungen ausgehen. Es liegt hier das organismische Strukturprinzip der "Vernetzung" (s.u.) vor.

Jede spezifische Substanz stellt letztlich - analog zu den Synapsen im ZNS/Gehirn - eine "Schaltstelle" auf vegetabilisch-biochemischer Ebene dar. Die "Schaltstellen" werden jedoch durch das oben dargelegte "Leitthema" der Hormonwirkung - die Sinnfunktion eines Satzes, die seinen Buchstaben, Elementen und Worten übergeordnet ist - zueinander vernetzt. Die Drüsen, endo- wie exokrine, vermitteln durch ihre morphologische (relative) Differenzierung die Ermöglichung des dauerhaften Nacheinanders der Ab- und Aufbauprozesse in der Zeit, im Unterschied zu den Einzellern, die trotz "Kompartamentalisierung" das zeitliche Nacheinander der Ab- und Aufbauvorgänge nicht strukturell-räumlich (morphologisch) gewährleisten, sondern bei diesen die Gleichzeitigkeit der Ab- und Aufbauvorgänge sich ereignen. Räumliches Auseinander in der Abfolge der Einzelschritte innerhalb der Verdauung impliziert zeitliches Nacheinander: ein für diesen Funktionskomplex des vegetativen Poles hervortretendes Merkmal im wesentlichen Unterschied auch zum Aufbau des ZNS. Bei letzterem geht das zeitliche Nacheinander der Funktion in das "Ineinander" einer gesamten räumlichen Repräsentanz über. Es wird damit wieder ein weiterer fundamentaler Strukturunterschied zwischen vegetabilem und animalischem Pol sichtbar: die entgegengesetzte Transposition von räumlicher und zeitlicher Funktion. Zeitliches Nacheinander wird im ZNS überwiegend zu einem räumlichen funktionellen Ineinander, wohingegen im vegetabilischen Pol das räumliche Nacheinander die zeitliche Abfolge bedingt. Der Funktionskreis Magen-Dünndarm-Galle-Pankreas-Leber in seiner gegenseitigen und wechselseitigen Abhängigkeit und Beeinflussung, übersteigt wiederum die Morphologie der einzelnen Organe. (Aktivierung der Peptidasen und Phosphorylasen durch das Trypsin des Duodenums, das Sekretin des Pankreas usf..)

Die Leber endlich, die große und wichtigste Drüse im Organismus, baut sich histologisch im Prinzip aus vier sehr unterschiedlichen Strukturen auf, die erinnert seien:[74]

"Die Leber vereinigt 4 strukturelle Systeme: das Parenchym der Leberzellen, das Drainagesystem der ableitenden Gallenwege, das System der Blutgefäße und das retikuloendotheliale Abwehr- und Speichersystem (RES). Die 4 Systeme sind untrennbar miteinander verflochten. Das Parenchym der Leberzellen bildet ein Balkenwerk aus einreihigen Leberzellplatten, die durch zahlreiche Querverbindungen untereinander verbunden sind. Die Leberzellplatten führen, in den Nahtstellen der Leberzellen verlaufend, die zwischenzelligen Gallenkapillaren, die sog. Canaliculi. Ihre Wandung wird durch das Aufeinandertreffen je einer Rinne in der Wand zweier aneinandergrenzender Leberzellen gebildet. Dieses Drainagesystem der Canaliculi mündet in die Gallengänge, die von einem Epithel ausgekleidet sind.
Das Balkenwerk der Leberzellplatten schließt ein Labyrinth von Hohlräumen ein, das von den Endaufzweigungen der Blutgefäße, den Sinusoiden, eingenommen wird. Die Sinusoide unterscheiden sich von den Kapillaren anderer Organe durch das Fehlen einer Basalmembran. Ihr Endothel ist porös, so daß das Blutplasma in den Disse-Raum (Zwischenraum zwischen Endothelhäutchen und Leberzellen) eindringt und die Leberzellen direkt bespült. Das Retikuloendothelialsystem der Kupffer-Sternzellen und Endothelien ist als struktureller Bestandteil in die Wand der Sinusoide eingebaut. Das Gefäßsystem der Leber stellt ein venöses Wundernetz dar, in welches sich das arterielle Blut, wahrscheinlich reguliert durch ein System von Einstromsphinkteren, ergießt."

Es liegt in der Leber ein "untrennbar" verflochtenes morphologisches Substrat vor, das auch die Grundlage der erstaunlichen Regenerationsfähigkeit der Leberzellen bei Verlust großer Teile ermöglicht: die Regeneration von einem Leberlappen weitgehend dem verlorengegangenen Anteil entspricht. Ohne den noch erstaunlicheren ultramikroskopisch zu erfassenden Feinbau der Leber im einzelnen zu erörtern, sei nur die extrem heterogene Enzymtätigkeit desselben erinnert, wobei besonders die Rolle der sog. Induktorenzyme auffällt, die als nachzuweisende Enzyme bereits gleichzeitig "Symptome" einer beginnenden Leberzellschädigung darstellen. Der Auf- und Abbau - gleichzeitig - heterogenster Stoffe ist besonders für den Eiweiß- und Stickstoffwechsel von Bedeutung, da hier nicht nur

Aminosäuren synthetisiert werden, sondern die Harnstoffsynthese stattfindet, über die der Amoniak entgiftet wird, die bei zunehmender Leberschädigung bekanntlich nur noch unzureichend erfolgt. Die Leber bildet ferner komplexe Proteine wie Plasmaproteine, Gerinnungsfaktoren - die Immunglobuline werden dagegen im retikuloendothelialen System gebildet.

Die wesentliche pathophysiologische Bedeutung der Leber wird durch ihre zentrale Stellung im Stoffwechsel bedingt: was experimentelle Analyse und ihre anschließende Zergliederung erbringen, die Trennungen von Kohlenhydraten, Eiweißen und Lipidstoffwechsel, sind "in der Realität der Leber" untrennbar miteinander verschränkt, ihr "Ineinander" wird schon durch die Feinstruktur gewährleistet, die extreme Labilität, "Diffusionsmöglichkeiten", Stoffumsatz von Zelle zu Zelle mit entsprechender Stabilität verbindet. Die Leber präsentiert sich als Pol des vegetabilischen Poles schlechthin. Dies sowohl in bezug auf Reproduktion - hohe Reproduktionsfähigkeit der Leberzelle - wie auch auf Regeneration und die gelungene Synthese von Entwicklung, Wachstum, Größenzunahme und Differenzierung bei erhaltener Möglichkeit verschiedene morphologische Korrekturen und Veränderungen jederzeit durchzuführen.

Im Vergleich zu den exokrinen Drüsen des Verdauungstraktes und dem "archaischen" Charakter der Sekretion derselben, begegnet in der Leber ferner eine deutliche Entwicklung in der Durchdringung vor allem der gesamten Drüse mit dem Kreislauf, der direkten Sezernierung in das Drüsenlumen nur noch über die Galle, so daß die Leber das räumliche Neben- und "Ineinander" der vorher noch zeitlich gegliederten Abbauvorgänge im Darm zu einer neuen raum-zeitlichen Funktionseinheit führt. In der Leber überwiegt die Gleichzeitigkeit der Prozesse in einem Organ, das in seiner histologischen Differenzierung Mannigfaltigkeit der Gestaltung - keine Leberzelle ist mit der anderen identisch - mit vielfachster Funktion und Funktionskreisen bei gleichzeitiger Durchdringung und damit Vereinheitlichung der Vielfalt sich findet. Die Leber gewinnt dadurch für den vegetabilischen Pol die analoge Bedeutung, die das Gehirn für das gesamte ZNS hat: morphologische Verdichtung bei extrem differenzierter Morphologie und nicht mehr überschaubarer Funktionsvielfalt. Die folgende Synopse gibt einen Überblick der Leberfunktionen zu, eine Veranschaulichung des eben Gesagten (s. Tabelle 12, Anhang).[75]

Wird der thematische Aufbau jeder Kommunikation erinnert, die nachgewiesenen Antinomien derselben, die unterschiedliche Staffelung und Bedeutung des Kohlenhydrat-, Eiweiß- und Lipidstoffwechsels, die Analogie Enzym/Substrat/Wort/Satz, die hormonalen Funktionskreise als Leitthemen, wird ferner bedacht, daß Kommunikation Aufnahme und Anfang bedeutet, d.h. ein wie auch immer geartetes Sensorium (aktiver Pol der Enzyme) verlangt, so erscheint aus dieser Perspektive und in Ergänzung zu der Analogie Gehirn/ZNS die Leber wie eine immense Orchestrierung aller möglichen Stoffwechselprozesse. Dieses ereignet sich jedoch in derart intim-intensiver Durchdringung, in der Gleichzeitigkeit der Vorgänge, daß die Unterscheidung einzelner Stufen des Stoffumsatzes nur noch experimentell und entsprechend extrem simplifiziert-verfälscht sich darstellen läßt. In den morphologischen Zentren organismischer Repräsentanz und Verdichtung erscheint die Leber neben dem Gehirn/ZNS, neben den für die Reproduktion verantwortlichen Zellen, neben Atmung, Herz, Kreislauf, Blutgefäßsystem und Muskulatur, neben dem Skelettsystem und dem retikuloendothelialen Bindegewebe als eine vierte, auf den vegetabilischen Pol reduzierte "metamorphosierte" aber totale Repräsentanz des Organismus qua Stoffwechsel im Stoffwechsel selbst.

Die mit der Abwehr des Organismus, dem Immunsystem und dem retikuloendothelialen Gewebe funktionell zusammenhängenden Organe des Thymus und der Milz seien hier übergangen, wohingegen als abschließend wichtiges Organ des vegetabilischen Poles die Niere diskutiert sei. Die Niere zählt zu jenen "merkwürdigen" Organen, die in der Evolution schon frühzeitig - z.B. bei Würmern verschiedenster Arten - als Protonephridien auftreten (bei Nematoden, Anneliden usf.). Sie wird als Organ wiederholt in ihrem Entwurf - Bauplan - verworfen, dann wieder aufgenommen und bei den Menschen bis zu der endgültigen Ausgestaltung der Niere eben "morphologische Erinnerungsspuren" an ihre evolutiven Etappen aufweisen. Die Entwicklung der Niere sei kurz dargestellt, wobei der Zusammenhang zwischen dem "Urogenitalsystem" und den Reproduktionsorganen im Auge behalten sei: Starck gibt folgende Übersicht der evolutiven Probleme der Niere (s. Tabelle 13, Anhang).[76]

Vorniere und Urniere werden beim Menschen mesodermal-mesenchymal angelegt, dabei fällt die enge Beziehung der Urniere zu den primären Keimzellen, den Gonaden auf. Während jedoch die Urniere beim Menschen zu keiner Zeit funktioniert, bildet sich die "eigentliche" Niere aus der Nachniere. Die von zahlreichen Induktoren abhängige Entwicklung verläuft über "typische Sprossungsvorgänge", ohne daß jedoch hier die gesamte embryologische Entwicklung dargestellt sei. Die enge Verschränkung der Nachniere mit dem Genitalsystem ist auffallend.

Die weitere morphologische Entwicklung der Niere wie auch ihr Feinbau, die extreme Differenzierung in ca. 1 Million Nephrone, die auf- und absteigenden Tubuli mit aktiver Resorption und Selektionsmöglichkeiten sei nur erinnert, ohne sie darzustellen.

Die Heterogenität und Antagonismen der für den von einem Organ zusammengefaßten Funktionen bedarf auch bei der Niere keines weiteren Hinweises: "Sie springt in das Auge". Darüber hinaus sei jedoch an die zentrale Bedeutung der Niere für den Wasser- und Elektrolythaushalt des Stoffwechsels erinnert, ihre "Schlüsselfunktion" daselbst, ihre enge Verschränkung mit dem Kreislauf/Blutdruck, ihr erwähnter morphologischer Zusammenhang mit den Genitalien und den Nebennieren (Hormone!). Wird unter dem in der Physiologie und Biochemie so häufig angewandten Begriff der Regulation die Aufrechterhaltung des Fließgleichgewichtes verstanden, das die Erhaltung auch antagonistischer Spannungen von Auf- und Abbau-Prozessen impliziert, so darf gefolgert werden, daß alle Regulationsvorgänge der Niere wechselseitig einander bedingen und sich entsprechend ereignen. Der Wasserhaushalt reguliert die Nierentätigkeit ebenso wie die Niere den Wasserhaushalt. Blutdruck und Nierentätigkeit sind durch andere komplexere Beziehungen mitbedingt, wie die der Aldosteronsekretion, dem Renin-Angiotensinzyklus usf., wie auch wiederum die Herztätigkeit (Minutenvolumen, Schlagvolumen) mit dem Wasserhaushalt, der Nierentätigkeit, der Kapillaraktivität usf. unauflösbar verschränkt ist. Jede Aktivität des Organismus - besonders verstärkt jedoch in der Arbeit - umfaßt gesteigerte oder - je nach Stoffwechselausgangslage - reduzierte Sekretion, wobei die gegenseitige Abhängigkeit von Kalium und Natrium in Beziehung auf die Aktivität der Tubuli ebenso auffällig ist wie ihre über den Stoffwechsel - die Leber - funktional mitbedingte Bedeutung für die Harnstoffdiurese, der Beziehung damit überhaupt zum Aminosäuren- und zum Proteinabbau, endlich auch zu dem der Kohlenhydrate und Lipide.

Diese Prozesse, die auf das permanente Übergreifen von Funktionskreisen vermittels dynamischer Verbindungen zu Stoffwechselprozessen verweisen, lassen für die Niere die Analogie zu Wahrnehmungsorganen zu: Auge oder Gehör. Augrund der spezifischen Selektion, die in den Nephronen, in Tubuli und Henle'schen Schleifen von rückzuresorpierenden oder auszuscheidenden Substanzen erfolgt, liegt der Vergleich zu der selektiven Tätigkeit aller Sinnesorgane nahe. Denn Wahrnehmung ist aktive Selektion, die zwar in gewissem Umfang in jeder Zelle vermittels der Membrane erfolgt, in der Niere jedoch durch die räumliche Aufteilung der zu selektierenden Substanzen und der die Selektion ausführenden Zellen, der Aufnahme des "innerorganismisch

Kommunizierten", seiner "Prüfung", seiner Ausscheidung oder Einbehaltung, die Analogie über die Selektivität der Zelle hinausträgt. Selektion ist zwar eine Grundeigenschaft aller lebendigen Prozesse - jedoch ist diese Eigenschaft bei der Niere sprunghaft gesteigert, sie ist eine "Grundfunktion". Die Analogie zu der Wahrnehmung wird durch die eben in der Selektion erfolgende "Regulierung" zahlreicher Stoffwechselprozesse ergänzt, Regulierung aber auch von Orientierungscharakter ist, die Wahrnehmung ebenfalls Orientierung vermittelt. Die Wahrnehmung in ihrer Verschränkung mit der Motorik ist stets mit einer den gesamten Organismus wie auch immer verändernden Lage - Bewegung, Ruhe - verbunden. Sie "reguliert" an der Grenze zwischen Umwelt/Außen und Innen des Verhaltens, das in der Verschränkung von Wahrnehmen und Bewegen immer schon vorgegeben ist. Die "Schließerfunktion" Selektivität/Wahrnehmungsfunktion der Niere - im zentralen Unterschied etwa zu der Lunge oder zum Kreislauf - liegt in ihrer Fähigkeit zur Abgrenzung gegenüber dem, das als Bestandteil des "Außen" nicht weiter abbaufähig oder für den Organismus nicht zur Gestalt zu werden vermag (Harnstoff/ Ammonium usf.). Für den Organismus Gestaltungsfähiges wird dagegen "zurückgeholt" (Rückresorption). So "entscheidet" die Niere gewissermaßen, was in den Organismus "zurückgefiltert" werden darf und was ihn als lebensschädlich verlassen muß.

Die Niere liegt morphologisch am entgegengesetzten Pol des Gehirns und der wesentlichen Areale des ZNS: sie ist ein zentrales Regulationsorgan innerhalb des vegetativen Poles. Das unterscheidet sie wesentlich von der Leber und deren vielfältigeren Funktionen: die Leber gestaltet die Regulationsprozesse auf der Ebene des biologischen Fließgleichgewichtes, dieses dadurch erhält, die Niere dagegen überhaupt Fließgleichgewicht ermöglicht. Hier wird ihr zentraler Zusammenhang mit dem Wasser- und Elektrolythaushalt, dann aber auch mit dem Kreislauf deutlich.

So wäre ihr in der Hierarchie der inneren Organe ein oberster Platz zuzusprechen. Die spezifische Motilität-Motorik des ZNS im Verhältnis zu den ausführenden Organen fehlt der Niere ebenfalls nicht, wird an das die Nephrone auskleidende Wimperepithel gedacht, insbesondere an die apikalen Bürstensäume der proximalen Tubuli, die an den histologischen Aufbau des inneren Ohrs, an die Schallübertragung und ihre Beziehung zu den entsprechenden Epithelien erinnern.

Ein erster zusammenfassender Überblick, die inneren Organe und ihre Bedeutung für die organismische Kommunikation betreffend, läßt folgende Fragen aufwerfen und Zusammenhänge sichtbar werden.

1. Was ist ein inneres Organ? Etwa im Verhältnis zu den in allen Zellen sich - wenn auch unterschiedlich - abspielenden Ab- und Aufbauprozessen? Die inneren Organe fassen morphologische Funktionseinheiten im Nacheinander - Verdauungstrakt - oder im Neben/"Ineinander" derselben (Leber/ Gehirn) zusammen. (Organ heißt ursprünglich Werkzeug!) Die Zusammenfassung bedeutet räumlich-gestaltete Ermöglichung der Funktionen, weitgehend unabhängig von der Außenwelt und ihren Einflüssen. Der Organismus hat sich mit zunehmender Ausreifung und Entwicklung von der Außenwelt unabhängig gemacht, insofern er auf eigenerzeugte Stoffe, ihre Umwandlungen, jederzeit bei fehlendem "Angebot" zurückgreifen kann. Er legt ein Zuviel als "Depot" an, vermag ein Zuwenig aus dem Stoffwechsel direkt zu ergänzen (bis auf die Vitamine, essentielle Fett- und Aminosäuren!): Alles dies steht im "Dienst der Gestalterhaltung". Das Gestaltungsprinzip verwirklicht sich über die inneren Organe, die inneren Organe führen die Gestaltung in gestaffelter oder metamorphosierter zeitlich-räumlicher Folge durch.

Als morphologische Grundlagen von Funktionseinheiten entstehen die inneren Organe entwicklungsgeschichtlich (ontogenetisch) aus Funktionen undifferenzierter Zellen und werden als morphologische Gebilde von ihrer Funktion und ihren Funktionskreisen wiederum überstiegen. So stellen sich die inneren Organe als "Verdichtungen" von Funktionen, als deren Strukturierung dar - wie sie umgekehrt die Grundlagen der Funktion und die Ermöglichung wiederum des Übersteigens derselben darstellen. Im Hinblick auf die bisherigen Ausführungen, in denen wiederholt von "Verdichtung" gesprochen wurde, sei eine Hierarchie der "Verdichtungen" im Organismus beschrieben, die von der Verdichtung spezifischer, für den Stoffwechsel zentraler Substanzen wie das ATP bis zu den Enzym/Substrat-Verdichtungen, bis zu denen der Hormone, bis zu den funktionalen Verdichtungen bestimmter Areale des ZNS, bis zu den Verdichtungen/Strukturen der Funktionen selbst zu Organen. Dabei gibt es Graduierungen der Verdichtungen, die sich umgekehrt proportional zur morphologischen Struktur verhalten oder es wird das Vorkommen von Substanzen beobachtet, deren Funktion das Vielfache an dynamischer Wirkung im Gesamt-Organismus beträgt - im Vergleich zu einem einzelnen Organ. Zu letzterem zählen die Hormone und Schlüsselsubstanzen des Stoffwechsels wie das Pyruvat, ATP, NATP, H_2 u.a.m..

2. An der Strukturierung der inneren Organe, ihrer morphologisch-histologischen Unterschiede, wird das vom Verfasser schon 1976[77] dargelegte Gesetz sichtbar: Struktur entsteht aus Kommunikation und vergeht innerhalb von Kommunikation. Es begegnet in der Natur - der belebten - sowohl ontogenetisch wie evolutiv stets die undifferenzierte Zelle vor der differenzierten, die Funktion vor der Struktur, die "Potenz" oder "Latenz" (pluripotentes Gewebe in der Ontogenese) vor der Aktualisierung. Mit der Struktur wird ein erster "Bauplan" verwirklicht, der die kommunikativen Prozesse "stabilisiert", "strukturiert", der sie in bestimmter Richtung determiniert und mit seiner Wiederholung die aus den Strukturen sich ergebenden Funktionsabläufe ermöglicht. Strukturierung impliziert richtungsgebende

Bahnung schon im undifferenzierten Funktionsablauf, aber die Strukturierung geht an ihrer Strukturierung selbst wieder zugrunde: Zerfall der Struktur in kommunikativen Prozessen, insbesondere im Stoffwechselabbau. Der Versuch, das permanent sich Verändernde durch ein relativ Unverändertes zu bannen, scheitert an der Veränderung selbst, die die Voraussetzung für das Unveränderliche ist. Auch die Struktur unterliegt der Veränderung als Bestandteil des lebendigen Prozesses, nur ist die Veränderung von Strukturen weniger rasch: sie wird "gebremst" durch die Verräumlichung derselben, die Veränderung ein überwiegend zeitlicher Ablauf ist. Wird die Struktur verändert, wird sie vom Stoffwechsel "aufgezehrt", besteht keine regenerative Potenz mehr, verfällt sie, wird sie selbst zum Bestandteil fluktuierender Kommunikation, zum Stoffwechsel, die dann auch im Organismus den allgemeinen Verfall nach sich zieht. Für das Protozoon gibt es - mit Einschränkungen - keinen Tod, solange seine Konjugationsfähigkeit erhalten bleibt, aber vor allem weil seine Strukturierung - Vakuolen, Granulaplasma, Kernstrukturen - noch nicht den Grad rudimentärer Baupläne entwickelt hat, vermittels derer zunehmende Strukturierung als Differenzierung sichtbar und damit das Ende des einzelnen Lebewesens bestimmt ist: der Tod.

Die Prozesse der Strukturierung hat René Thom eingehend mathematisch-topologisch untersucht und in seiner "Theorie der Katastrophen" dargelegt: Seine grundlegende Konzeption sei hier kurz referiert:

Die "Theorie" der Katastrophen ist jedoch keine Theorie im Sinne der Evolutionstheorie, noch hat der Begriff der "Katastrophe" etwas mit dieser im herkömmlichen Sinne zu tun. Es ist vielmehr eine Topologie von Funktionen und deren Differentiale und Integrale, die in ihrer Darstellung zu einer von "Trajektoren und Vektoren" wird. Die gebündelten Trajektoren bilden Gestalten, ziehen diese an (attracteur) oder - und das ist das Entscheidende - implodieren bei entsprechender Störung durch außerhalb ihres Bereiches liegende Faktoren, z.B. physikalischer oder chemischer Art. Dabei entwickeln sie einen nach innen gekrümmten Raum, wie er für alle biologischen Systeme ausschlaggebend ist. Die Implosion entspricht in einer Funktionsgleichung der Überlastung der Funktion durch ihr überlegene Werte, die zu einem Zusammenbruch der Funktion (Katastrophe) führen. Es ist R. Thom gelungen aufzuweisen, daß die Morphogenese von biologischen Gestalten, die Embryogenese, die Entwicklung einzelner Organe und Organsysteme topologisch-dynamisch aufgehellt werden kann, d.h. er hat die topologische Notwendigkeit der Gestaltwerdung und -bildung mathematisch erwiesen, ohne auf teleologische und biochemische Momente reduktionistisch zurückzugehen. Die Bedeutung der Bemühung R. Thoms ist der Mehrzahl der deutschen Biologen noch nicht zu Bewußtsein gekommen.

2. Die mesenchymale Vermittlung: Atmung, Kreislauf und Stützgewebe

Wenn auch die Polarisierung des befruchteten Eies in animalischen und vegetabilischen Pol weitgehend artunabhängig, eine allgemeine anerkannte Tatsache ist, so ist doch eine weiter zu verfolgende Abkunft etwa des Atmungs/Kreislauforganismus, des Skeletts und der Muskulatur aus dem mittleren Keimblatt, dem Mesoderm, nicht eindeutig. Dazu schreibt Starck:[78]

"Hier sei nur betont, daß der Keimblattbegriff im Sinne einer Leistungsspezifität nicht haltbar ist. Auch im Normalgeschehen bilden die "Keimblätter" bereits sehr verschiedenartige Gewebe. Während die Rumpfmuskulatur aus der Stammplatte entsteht, also aus dem "Mesoderm", entwickelt sich die Pupillarmuskulatur aus dem ektodermalen Augenbecherrand, die Muskulatur der apokrinen Drüsen aus der Epidermis. Bindegewebe, Knorpel, Knochen entstehen am Rumpf aus Mesenchym mesodermaler Herkunft, am Kopf aber großenteils aus der Neuralleiste, also einer ektodermalen Struktur. Trotz dieser klaren Tatsachen findet man in neueren Büchern noch häufig tabellarische Zusammenstellungen, die etwa behaupten, Skeletsubstanzen und Muskulatur entstehen aus dem Mesoderm. Eine gewisse Verwirrung besteht auch in Hinblick auf den Mesenchymbegriff. Mesenchym ist eine Gewebsform (primitives Bindegewebe mit Interzellularflüssigkeit), das aus verschiedensten Quellen, auch aus Ektoderm (Neuralleiste), entstehen kann. Mesenchym ist nicht Mesoderm, der Begriff ist überhaupt nicht genetisch faßbar."

Die Unmöglichkeit schematisch eindeutiger Zuordnungen entspricht der epigenetischen, nicht prädeterminierten Entwicklung des Vertebraten-Eies, der pluripotentiellen Möglichkeit des undifferenzierten Gewebes, das hier als Mesoderm am Rumpf zu Skelett, Knorpel und Muskulatur wird, dort am Kopf jedoch die gleichen Anlagen aus Ektoderm - dem animalischen Pol - des dem ZNS und der Haut zugeordneten Gewebes entstehen. Nichtsdestoweniger entstehen die wichtigsten Teile des Kreislaufsystems, des Herzens, der Lunge und des Bewegungs/Stützapparates aus dem Mesenchym, wobei jedoch die Lunge auch entodermale Ursprünge in ihren ersten Ausstülpungen aufweist. Das Mesenchym darf jedoch nicht in seiner Abkunft auf das Mesoderm - s. Starck - zurückgeführt werden. Darüber hinaus stellen der Bewegungsorganismus, Kreislauf und Atmung die funktionelle Vermittlung zwischen dem animalischen und vegetabilischen Pol, zwischen dem ZNS/Gehirn und den inneren Organen dar. In den inneren Organen der Verdauung und Sekretion - s.o. - wird den Strukturen des vegetabilen Poles wieder begegnet, in den animalischen überwiegend die des Ektoderms, im Binde- und Stützgewebe, im Kreislauf und in der Lunge wird in der vermittelnden Rolle das Mesenchym als Vorläufer dann vor allem eben dieser spezifischen Gewebe angetroffen. Die Abkunft der Blutzellen, der gefäßbildenden Zellen und des Herzens aus undifferenziertem Mesenchym sei in seiner Komplexität erinnert, um damit wieder ein eindrucksvolles Beispiel der Entwicklung hochdifferenziert-unterschiedlicher Zellen aus pluripotent-undifferenzierten (Mesenchymzellen) zu geben. Starck gibt folgende schematische Übersicht (s. Tabelle 14, Anhang).[79]

Ohne die Ontogenese von Herz, Kreislauf und Lunge weiter zu verfolgen - die wiederum nicht von der des Blutes zu trennen ist -, sei nur zusammengefaßt, daß sich ab der zweiten Woche der menschlichen Embryonalentwicklung Blutzellen bildendes Gewebe im roten Knochenmark entfaltet, das Knochenmark dann in größerem Anteil (besonders in den Schädelknochen) die Fähigkeit der Erythropoese beibehält. In den Blutzellen überwiegt die regenerative Komponente des vegetabilen Poles deutlich, nicht weniger als in den permanent sich ereignenden Um/Auf- und Abbauprozessen des Knochens durch Osteoblasten und Osteoklasten.

Herz, Gefäßbildung und Atmung bilden entsprechend ihrer Evolution graduell eine nicht zu trennende Funktionseinheit. Das Charakteristikum dieser Funktionseinheit ist die ausgeprägte Rhythmik der Kommunikation in Diastole und Systole des Herzens, in Inspiration und Exspiration der Lunge, wobei die Kommunikation sich auf die vital - lebenserhaltend, zentrale Bedeutung der O_2-Aufnahme und CO_2-Abgabe im wesentlichen beschränkt. Die O_2-Abgabe an die Gewebe durch das Blut - Hämoglobin - und die O_2-Aufnahme durch die Lunge verschränkt Innen- und Außenkommunikation ebenfalls unauflöslich miteinander: keine O_2-Abgabe und entsprechender Austausch in den Geweben des Körpers, wenn nicht eine Außenverbindung über die Lunge besteht.

Ohne die in den herkömmlichen Lehrbüchern nachzulesenden Regel- und "Steuermechanismen" von Kreislauf und Atmung zu wiederholen, seien jetzt folgende Antagonismen und Polaritäten des Kreislauf-Atmungsvorganges aufgezeigt. Morphologische Spaltungen und Neuverschmelzungen in der Bildung des Herzens - Entstehung von morphologischen Polaritäten - sind schon früh sichtbar. Ebenso früh tritt die erste Pulsation der Angioblasten und Blutinseln auf, aus denen sich dann das Herz entwickelt und nicht zuletzt ist die Eigenbildung und Regeneration der Erythroblasten ebenfalls früh erkenntlich, schon in der zweiten Schwangerschaftswoche. Das Mesenchym, dem - wie erinnerlich - zahlreiche ihrer spezifischen Funktion nach heterogene Organe und Organsysteme entstammen, ist maßgeblich - wie ein Proteus - an der Bildung des spezifischen Gewebes nicht nur des Herzens, sondern auch des Gefäßsystems beteiligt. Die Lunge allerdings entsteht primär entodermal, am Boden des Vorderdarms, und wird erst sekundär bei der Ausstülpung ihrer Knospen ("Säcke") vom Mesenchym der Darmwand umschlossen, aus denen sich dann die elastischen Netze, Muskulatur und Bronchialknorpel herausbilden. Dieser doppelte Ursprung der Lunge, das plötzliche Einsetzen der Lungenatmung mit der Geburt, impliziert eine Polarität bereits im Ursprung: die von Verdauung und Muskulatur/Bindegewebe, die dann sekundär vom Kreislauf mit ausgebildet wird. Die Lunge ist - in Grenzen - primär ein "inneres Organ", eines der Verdauung, sie ist auch eine Schleim sezernierende Drüse. Diese Polaritäten bestimmen das weitere "Schicksal" von Kreislauf und Atmung: der Kreislauf ist über das funktional auf O_2-Aufnahme und CO_2-Abgabe abgewandelte Verdauungsorgan "Lunge" direkt mit einem Stoffwechselorgan verbunden. Anfang und Ende des Kreislaufs sind morphologisch durch die Lunge bestimmt, wohingegen die morphologische Verbindung über die Kapillaren mit den sämtlichen anderen Organen des Körpers eine sekundäre ist. Die letzteren determinieren die "Innenkommunikation" des Kreislaufs mit den inneren Organen und den Extremitäten. Die Außenkommunikation erfolgt über - analog zum Magen - ein der Umwelt zugewandtes Organ: die Lunge. D.h. es wird hier eine Verkehrung der üblichen im Organismus vertretenen Organbezüge deutlich: die inneren Organe stehen nicht direkt mit der Außenwelt bezüglich ihrer O_2-Aufnahme in Verbindung, sondern direkt über den Kreislauf, der Kreislauf steht wiederum über ein inneres Organ - Lunge - direkt in Verbindung mit der Außenwelt. Dieser morphologischen Umkehr entspricht die Diachronizität der Rhythmik von Inspiration und Exspiration, von Diastole und Systole, die nicht gleichzeitig "synchronisiert" sind, sondern weitgehend unabhängig voneinander, lediglich eine analoge Periodik wiedergeben. Die direkt-unmittelbare Verbindung Kreislauf/Lunge wird hier bereits als morphologisch polar-paradoxe Anordnung und Diachronizität der Rhythmik sichtbar. Die Funktionseinheit Lunge/Kreislauf gibt sich damit als morphologisch und ontogenetisch polar zusammengefügtes Organ zu erkennen. Analog dazu erhalten jetzt die Lunge und der Kreislauf eine doppelte Vermittlerfunktion von Außen (Umwelt) nach Innen, von Innen wiederum nach Innen (zu den inneren Organen, O_2/CO_2-Austausch) und von Innen (den inneren Organen) wiederum nach Außen. Die das ZNS/Gehirn bestimmende Polarität von Sensorik und Motorik findet auch in der Verbindung und Einheit Lunge/Kreislauf ihr Analogon:

a) Die Bewußtseinsnähe der Atmung und der Herzrhythmik verweist auf die Intentionalität des Erlebens, das sich hier in zunehmend unspezifisch-entdifferenzierter Weise, aber doch noch bewußt, ausdrückt.

b) Die Sensorik wird in den Rezeptoren (Wahrnehmungsorgane) sichtbar, die den Blutdruck oder die CO_2-Verhältnisse den entsprechenden Arealen des ZNS/Gehirns weitervermitteln und die willkürlich nicht beeinflußbar sind. Motorisch dagegen und willkürlich kann die Lungenatmung beeinflußt werden, in Grenzen auch die Herzschlagfrequenz (Hypnose, Autogenes Training usf.). Die kommunikative-zentrale Bedeutung der Atmung - und damit des Kreislaufes - wird jetzt sichtbar:

1. Inspiration = Aufnahme von O_2 = Weitergabe an das Blut, Verschränken von Nehmen und Geben in einem Akt.

2. Exspiration: Aufnahme von CO_2 aus dem Blut - Abgabe an die Außenwelt - Verschränkung wiederum von Nehmen

und Geben in einem Akt.

Die Atmung stellt in ihrer Beziehung zu Erleben und Motorik, vor allem auch zu der Sprachbildung, an der Grenze von Innen - (innere Organe) - und Außen - (Umwelt) - die kommunikative Verschränkung von Geben und Nehmen jeweils in einem Akt "paradigmatisch" dar. Die Lunge erscheint in diesem Zusammenhang nicht nur wie ein paradoxerweise direkt in die Umwelt "hineingehängtes" Verdauungsorgan, über das die Atmung sich ereignet, sondern vielmehr wie ein umgekehrter, auf den Kopf gestellter Teilorganismus, ein "Menschlein", "auf dem Menschen": in ihrem vielfachen Bezug zu Erleben, Motorik, Sensorik, Sprache, in ihrer entscheidenden Ermöglichung von humaner, insbesondere sprachlicher Kommunikation überhaupt. Geben und Nehmen repräsentieren Lunge und Atmung nicht im Nacheinander, sondern als gleichzeitig antinomisch verdichteter Prozeß - auch deshalb "auf den Kopf gestellt", paradox. Ferner in ihrer biochemischen Funktion (O_2/CO_2-Wechsel), der direkten Fortsetzung der Außen/Umwelt in den Kreislauf und zu den inneren Organen, unmittelbar in diesen "hineinragend". Sie stellt die komplexe Beziehung Erleben - Sprache - Sensorik - Motorik - Geben/Nehmen - Verdauung an der Peripherie des Organismus zu den inneren Organen hin (Inspiration) und von den inneren Organen fort (Exspiration) her. Die Lunge ist damit auch eines der zentralen "Ein-" und "Ausfallstore" des Organismus, umgekehrt als die inneren Organe kehrt sie die Verdauung "nach Außen" und trägt das "Innere" damit unmittelbar an die Umwelt heran. Sie ist ein reduzierter Eigenorganismus und vermittelt endlich Erlebnisse über Sprache, Atmung, Kreislauf von Außen nach Innen, und von Innen nach Außen.

Die Paradoxie der gleichzeitigen Verschränkung von Geben und Nehmen wird in Systole und Diastole bereits wieder aufgehoben. Im Sich-Zusammenziehen der Systole wird das Aufgenommene weitergegeben, im Öffnen der Diastole wird dagegen nur aufgenommen. Der Rhythmus des Herzens - evolutiv erst mit der Atmung entstanden - stellt im Nacheinander das gleiche Paradigma der Kommunikation dar, jedoch als Nacheinander im Unterschied zu der Atmung. In beiden werden in unterschiedlich metamorphosierter Weise Geben und Nehmen als "Urphänomen" der Kommunikation damit des lebendigen Daseins sichtbar.

Hier zeichnet sich ein weiterer wesentlicher Unterschied zu dem Verdauungstrakt ab: im Verdauungstrakt wird aufgenommen und abgegeben, das Aufgenommene wird zum Eigen-Organischen integriert, nach Zerlegung in seine einfachsten Elemente. In der Atmung findet eine analoge Destruktion des O_2 (des Aufgenommenen) in seine "Elemente" nicht statt, vielmehr wird dieser in komplizierten enzymatischen Prozessen ("Atmungskette") an das Hämoglobin und an die inneren Organe weitervermittelt, dann CO_2 abgeführt, d.h. es ereignet sich ein Wechsel der Elemente, ohne Zerteilung aber keine destruktive Zergliederung der Nahrung. Das wird auch schon durch die Morphologie von Lunge, Herz und Kreislauf im Vergleich zu der "archaischen" Segmentierung des Magen-Darm-Traktes sichtbar. Lunge und Kreislauf folgen, im Gegensatz zu der Segmentierung des Magen-Darm-Traktes, dem Prinzip der zunehmend sich differenzierenden Verästelung und Verzweigung, die sich bis in die Bronchiolen und Kapillaren erstreckt. Die Bewegung von Lunge/Kreislauf ist gleichmäßig rhythmisch, im Darm dagegen überwiegt die wurmartig-variable Peristaltik.

Der Rhythmus der Exspiration und Inspiration, der von Systole und Diastole selbst, stellt - von "Geben" und "Nehmen" abgesehen - ein Abbild des maßgeblich-fundamentalen Lebensprozesses dar, den des sich selbst verzehrenden "Lebens", das in der Inspiration und O_2-Aufnahme sich entfacht, in der Exspiration dagegen sich "aufgibt", erlöscht, um im Zyklus eben des gleichzeitigen Gebens und Nehmens sich neu zu entzünden: bis zum letzten "Atemzug". Die zentrale Bedeutung, die hierbei dem O_2 zukommt, kann auch nicht annähernd von der Biochemie verständlich gemacht werden: daß dieses Gas und nicht ein anderes wie etwa H_2 zum wirklichen "Energiespender" geworden ist - das O_2 gilt aufgrund seiner "Elektronenstruktur" als besonders affin. Das ist ebensowenig beantwortbar wie das Problem, warum jemals ein Übergang von der anaeroben zur aeroben Atmung in der Evolution sich vollzogen hat. Die "Bindungsfreudigkeit" des O_2 ließe diesem vielleicht eine Chance im Lebensprozeß das entscheidende lebenserhaltende Element zu werden, aber auch hier sei erinnert, daß der O_2 toxisch ist. Es ist ein letztlich zell- und gewebszerstörendes Gift, das das Leben hier, an seiner "Wurzel", schon die unaufhebbare Verschränkung der Vernichtung seiner selbst, seiner Aufhebung "eingebaut hat". Die Abwesenheit des O_2 führt ebenso zum sofortigen Tode wie ein "Zuviel", das die toxische Schwelle überschreitet. An diesem entscheidenden "Umschlag" von Leben zu Tod/Tod zu Leben haben sich Lunge und Kreislauf entwickelt, die in ihrer diachronen Rhythmik eben jene Verschränkung darstellen, die sich im zyklischen Verlauf dieser antagonistischen Prozesse wieder aufhebt. Die Schlüsselstellung von Atmung und Kreislauf im Organismus ergibt sich demnach aus der Vermittlung des lebensnotwendigen Sauerstoffes an den Organismus, der Ausscheidung des im Verbrennungsprozeß entstehenden Abbaustoffes CO_2, der Verschränkung insbesondere von Leben und Tod selbst in Exspiration und Inspiration, Diastole und Systole. Die unmittelbare Aufnahme, Verarbeitung und Ausscheidung des toxischen Sauerstoffes als "Lebensspender" und "Lebenserhalter", spiegelt die Autonomie des Lebens gegenüber dem Anorganischen wider, aber auch seine Abhängigkeit von diesem.

Die spezifische Bedeutung der Rhythmik als Zeitentstehung und Zeitvergehen, als Raumwerdung und Raumvergehen - die zu einem gewissen Grade alle Lebensprozesse, auch die zellulären, bestimmt, zeichnet sich jedoch in Atmung und Kreislauf in besonderer Weise ab. Sie sei aus diesem Grunde erinnert. H. Csef hat auf diesen Zusammenhang wie folgt verwiesen:[80]

"Im Herzrhythmus und Pulsschlag tritt der Organismus (Leib) in seiner Zeitlichkeit in Erscheinung. In ihm stellt sich das Rhythmische als Element des Lebens überhaupt und die Vergänglichkeit des Organismus dar. Die zeitliche Verfassung des erlebenden Subjekts (z.B. im "Werden" oder im "Vergehen") drückt sich somit im Herzrhythmus aus.
Die Zeitlichkeit des Subjekts zeigt sich auch in der permanenten Wandlung und Veränderung, "...ständiges pulsierendes Sich-Verändern verleiblicht sich - mit jeder Handlung - immer wieder im Herzrhythmus und Kreislauf". Das Herz hat darüber hinaus besondere Bedeutung als "leibhafte Erscheinung" von Zeiterleben und Zeitbewußtsein: Der Herzrhythmus fungiert als leibhafter "Zeit-Maßstab", in ihm vermittelt der Organismus durch das Herz "Maß" hinsichtlich der Zeitlichkeit menschlicher Existenz."

Die Rhythmik entsteht bekanntlich in spezifischen Erregungszentren des Herzens, wie auch in den subkortikalen Arealen, die die Atmung mitbestimmen, sie ist jedoch letztlich nicht weiter biochemisch-elektrophysiologisch aufzuschlüsseln, da sie ein Wesensgrundzug des Lebens und aller Lebensprozesse überhaupt ist: die Selbsterregung und "Autoergie" (s. Band I/Kap. V/VI). Sie wird insbesondere in Atmung und Kreislauf von lebensentscheidender Bedeutung, insofern sich - eben im Rhythmus - der zeitliche Ablauf konstituiert, sich wieder entkonstituiert, zurücknimmt, Zeit sich "zeitigt" und wieder entzeitigt. Das ereignet sich im gleichen Zusammenhang mit der sog. "Erregungsausbreitung", der räumlichen Konfiguration zeitlicher Prozesse über den Myokard.

Der morphologische Aufbau der Gefäße und ihrer Verbindungen entspricht in besonderem Maße dem Prinzip der gegenseitigen Vernetzung. Ein Gefäß steht mit dem anderen morphologisch in Verbindung, damit auch ein Organ direkt mit dem anderen. Die gegenseitige Abhängigkeit der Zellen wird in erster Linie durch den Kreislauf - vom Wasserhaushalt abgesehen - ermöglicht. Dieser "verschmilzt" dadurch den Organismus auf der Ebene des vegetabilen Stoffwechsels zu einer Einheit, die sich in der Evolution eindeutig erst bei den Vertebraten abzeichnet, die Prävertebraten noch über andere morphologisch-funktionale Vermittlungen verfügen. Die Vernetzung bedeutet darüber hinaus den Zusammenschluß von den ca. 40 000 km - einer kaum nachzuvollziehenden - Länge der Kapillaren und ihrer Verflechtungen, ihrer graduellen Öffnung über Arteriolen, Venolen, Venen, Arterien bis zum Lungenkreislauf und Herz.

Es ist dies ein in der gesamten Natur immer wieder zu beobachtendes Prinzip der morphologischen Verzweigung, daß die Strukturalisierung der kommunikativen Prozesse außer der Vernetzung ihrer Funktion auch eine spezifisch morphologische Form gewährleistet. In spezifischer, wenn auch im histologischen Aufbau unterschiedener Weise, kommt dies außer dem Gefäßsystem in den Verzweigungen der Bronchien zum Ausdruck, aber z.B. auch in den Zweigen der Bäume, in den Verzweigungen der Drüsen mit innerer Sekretion usf.. Öffnung, Verteilung, Verschluß und erneute Kommunikation, erneute Öffnung nach Außen (Lunge), ist das strukturale Element der kommunikativen Prozesse des Kreislaufs im vegetabilisch-mesenchymalen Bereich des Organismus, dem ontogenetisch und evolutiv die reine Funktion der kommunikativen Prozesse ohne ihre entsprechende strukturale Ausformung vorangeht.

Die lebenserhaltend-wichtige Realisierung des "Prinzips der gegenseitigen Abhängigkeit" (s. auch v. Weizsäcker) durch die Struktur des Kreislaufs neben der "Hämodynamik", ist noch durch andere Vorkommnisse zu ergänzen. Zu diesen zählen die Entstehung wie auch der Abbau der Erythrozyten - die Erythropoese -, die in einer komplex aber spezifisch gerichteten, nicht zyklischen Entwicklung aus den Endothelzellen sich entwickeln, bei diesen deutlich die Prinzipien der regenerativen Metamorphose sichtbar werden. In den Erythrozyten begegnet bekanntlich die seltene Zellart der kernlosen Zellen. Damit einer weitgehenden

Eigentätigkeit - Zellteilung - beraubt, sind sie einschließlich des hochkomplexen Aufbaus des Hämmoleküls, der Globine an der Grenze zwischen biochemischem Prozeß und dem lebendigen Vorgang der Enzyme angesiedelt. Dies betrifft insbesondere auch ihre Aufnahme der Substrate: des O_2, CO_2, ohne jedoch die spezifische katalytische Funktion der Enzyme auszuüben. Aber wie diese stellen sie die maximale "Entäußerung" des Organisch-Lebendigen als Graduierung an die chemisch-anorganischen Prozesse dar. Ihre Verbindung zu dem erwähnten regenerativen Faktor des vegetabilischen Pols wird noch in besonders lebensnotwendiger Weise durch ihre Beziehung zu dem intrinsic und extrinsic-Faktor im Verdauungsprozeß sichtbar. Ist hier die eine Polarität permanent in Neubildung und Regeneration sichtbar, so die andere im Abbau der Erythrozyten, der Umwandlung des Hämoglobins zu Biliverdin und Bilirubin in der Leber, zu Mesobilirubin, Mesobilinogen und Sterkobilin im Darm. Die Erythrozyten teilen zwar auf diese Weise das "Schicksal" der mesenchymalen und entodermalen Zellen von Regeneration und Abbau, jedoch sind die Abbauvorgänge wiederum wesentlich spezifischer mit dem Leberstoffwechsel verbunden, der der Ort des Abbaus der Erythrozyten ist. (Dies trifft auch für die übrigen Wander- und Abwehrzellen des Blutes zu.)

Sind dieses einige wesentliche morphologische und biochemische Polaritäten des Blutkreislaufes und des Blutes, so sei ferner erinnert, daß das Blut in seiner allgemeinen aber gegenseitigen Abhängigkeit von den Zellen und Organen eine vermittelnde Funktion ausübt und ebenfalls mittelbar - nicht direkt - Repräsentanz des O_2 im Organismus ist, dem "Prinzip der Lebenserhaltung und Lebensvernichtung", das Blut damit das maßgebliche "Lebensprinzip" überall im Organismus repräsentiert. Mangelnde Repräsentanz - Anwesenheit - führt zu Nekrose, zum Absterben der entsprechenden Teile, zu rapidem Gestaltverfall.

Wie der gesamte Organismus im ZNS/Gehirn in vielfach potentiell auf das Bewußtsein bezogener Gegenwärtigkeit sich darstellt, so repräsentieren das Blut und der Kreislauf die universale, gegenseitige Abhängigkeit stiftende Anwesenheit des Sauerstoffs und der durch seine "Verbrennung" entstandenen Abbauprodukte: eine den gesamten Organismus durchdringende Anwesenheit des "Lebensprinzips" schlechthin. Zu dieser totalen Durchdringung des Organismus gesellt sich noch die sog. "Transportfunktion" des Blutes: das Plasma desselben enthält sämtliche Enzyme und Hormone, die Beseitigung von Stoffwechselabfallprodukten über Leber und Niere hier, dort die Aufnahme von z.B. Glukose, Transport der Abwehrzellen, der über eine Million Immunglobuline, Antikörper usf.: D.h. damit verwirklicht sich auf der Ebene der vegetabilen-mesenchymalen Daseinsweise des Organismus die permanent latente Möglichkeit zu Auseinandersetzung mit inner- und außerorganismischen (Umwelt) schädigend-nichtenden Stoffen oder Lebewesen. Das Blut ist die Repräsentanz der Abwehr und Abgrenzung gegen äußere und innere schädigende "Umwelt", die dort u.a. auch der Haut als einer wesentlichen ihrer Funktionen zukommt, hier dem ZNS über Eigenbewegung, Sensorik und Motorik. Innerorganismisch ist die Abwehr eine Funktion des Blutes und des Mesenchyms.

Aus diesen Darlegungen darf die zentrale, entscheidende Bedeutung von Atmung, Kreislauf und Blut für den Organismus ersichtlich geworden sein. Es ist ferner deutlich geworden, warum in Lunge und Atmungsvorgang, in Kreislauf und Blut, ein "zweiter Organismus" im Organismus überhaupt erscheint, in der morphologischen Umlagerung von Verdauungsorganen zu direkt mit der Außenwelt kommunizierenden "Systemen". Der Lebensprozeß hat in seiner unmittelbaren, unverhüllten Einheit von Auf- und Abbau, Inspiration, Exspiration, Systole, Diastole, "Leben und Tod", sich morphologisch und funktionell als maßgebliches Bindeglied zwischen animalem und vegetabilischem Pol eine Vermittlung geschaffen. Die möglichste Unmittelbarkeit des O_2-Flusses und des CO_2-Abbaus verlangen eine Organisation, die im Gesamt des Organismus wie ein zweiter Organismus wirkt.

Die andere wesentliche Bestimmung des Mesenchyms, der Bewegungs- und Stützapparat, wird gesondert besprochen.

3. Die Kommunikation der inneren Organe: das "vieldimensionale Labyrinth"

Der kommunikative Zusammenhang der inneren Organe stellt sich auf verschiedenen "Ebenen" dar, deren Unterteilung jedoch bereits gegenüber der Grundthematik des Organismus, der von Gleichzeitigkeit von Einheit und Differenz artifiziell - wie jede Unterteilung - bleibt, auch wenn sie sich scheinbar real anbietet. Es durchdringen sich im gesamten Organismus Wasserhaushalt, intra- und extrazelluläre Flüssigkeit, Elektrolythaushalt, kapillare Vernetzung aller Organe mit der Atmung über die intravasale Flüssigkeit (Plasmavolumen) über den gerichteten Weg von der Lunge zum Kreislauf und wieder zurück zu dieser. Hier stellt sich der Organismus als "inneres Milieu" (über Claude Bernard hinausgehend), als sich durchdringender Stoffaustausch dar, der alle Organe durch die Vermittlung von Wasserhaushalt, Elektrolyten und Blut zu einem fundamentalen vegetabilen Gefüge des permanenten Ab- und Aufbaus, des "Verbrennens" und "Verlöschens" macht. Diese Ebene ist primär die der Wirkungen der Enzyme und der Hormone, ihrer Funktion und ihrer ständigen Wechselwirkung mit den vegetativen Anteilen des ZNS, dem sog. vegetativen Nervensystem, den diesem zukommenden Arealen im Thalamus und Hypothalamus, von der Formatio reticularis zum Cortex. Der Bereich des vegetabilen Pols stellt die Gleichzeitigkeit heterogenster Prozesse dar. Wie schon oben erwähnt: in einem bestimmten Zeitabschnitt gemessen, z.B. in einer Millisekunde, würden Milliarden von Zellen der inneren

Organe auf den jeweiligen Stand ihres Stoffwechselprozesses angehalten werden (s.o.), ergäbe eine milliardenfache Potenzierung heterogenster-antinomischer Ab- und Aufbauvorgänge. Diese heben sich nicht gegenseitig auf oder vernichten sich, sondern erhalten vielmehr das latente Ungleichgewicht, die damit verbundene Funktionslabilität des Ab- und Wiederaufbaus höchst unterschiedlich vermittels des sog. Fließgleichgewichtes, einer spezifischen Leistung der lebendigen Prozesse. Der vegetabile Pol auf der Ebene der intra- und interzellulären Durchdringung - bei spezifischer Selektion wieder durch Zellmembrane der jeweiligen von Zelle zu Zelle wandernden Stoffe - ist die Präsenz des räumlichen "Ineinanders" (Durchdringung) antinomischer Stoffwechselvorgänge in der Kombination ihrer biologischen Substanzen. Dies steht im Gegensatz zu der funktionalen Durchdringung heterogenster Funktionen im ZNS/Gehirn, bei weitgehend analog-ähnlichen morphologischen Strukturen. Es profiliert sich damit der vegetabile Pol noch präziser gegenüber dem animalischen, seine morphologische Grundlage ist die Leber, im Verbund mit den ihr funktionell und morphologisch nahestehenden Organen: Magendarmkanal, Niere, Reticuloendothel.

In einer weiteren Gliederung - die jetzt dem hierarchischen Prinzip folgt - wären die inneren Organe zwischen zwei Pole morphologisch als mesenchym- und entodermabhängige gespannt: Lunge, Herz und Kreislauf, die ihre antinomische Rhythmik in Aufnahme und Abgabe des Außen mit dem Innen und umgekehrt verbinden. Am anderen Pol begegnet die Niere, die das Innen nicht unmittelbar mit dem Außen (Umwelt) vermittelt, sondern die eine "Schließer-" und "Wahrnehmungs-Selektionsfunktion" ausübt. Sie scheidet das nicht Veränderungsfähige von Außen Aufgenommene wieder aus, behält das noch Abbaumögliche zurück und trennt damit Außen und Innen, ist "Zensor" hier und deutliche Grenze zwischen Innen und Außen. Ein "Herauslasser" bildet ein Tor zwischen Innen und Außen. Damit wird der Gegensatz der Niere zur Funktion und Morphologie der Lunge deutlich. Leber, Verdauungstrakt und die mit diesem verbundenen Drüsen stellen zwischen der Außen/Innen- und Innen/Außen-Kommunikation der Lunge, zwischen Grenze und Selektion der Niere, die "innere Kommunikation" dar, die jedoch vom Blut- und Wasserhaushalt (Niere, Lunge) wiederum abhängig, nur relativ eine "Innenkommunikation" ist. Die Kommunikation des Verdauungstraktes über Aufnahme und Ausscheidung, ebenfalls Selektion beinhaltend wie die Niere, von abbaufähigen oder nicht zu verändernden Stoffen, verläuft jedoch nicht von Außen nach Innen, geht von Außen über das Innen wieder nach Außen. Folgende kommunikative Möglichkeiten innerhalb der inneren Organe zeichnen sich ab:

1. Außen-Innen/Innen-Außen: Lunge/Herz/Kreislauf.
2. Außen/Innen/Außen: Verdauungstrakt ("Innen" als Zwischenstufe).
3. Innen/Innen: Leber und die mit ihr morphologisch-funktionell verbundenen Organe.
4. Selektion Innen/Außen/Innen: Niere (umgekehrt zum Verdauungstrakt!)

Dieser Kommunikation der inneren Organe ist grundsätzlich jene gegenüberzustellen, die durch die Skelett-Muskulatur-ZNS-Gehirn-Organisation repräsentiert wird und die fundamental-antagonistisch zu der der inneren Organe sich darbietet, andererseits wiederum von diesen abhängt. (Muskel als Teil des Stoffwechsels, des Verdauungs-Organismus, der Gluconeogenese etc.. Engste Verbindung der Muskulatur zu Atmung und Kreislauf.) Diese dem animalischen Pol zuzuordnende Kommunikation des Bewegungsapparates vermittelt die Intentionalität, die Bedeutung des Verlaufs von Außen (im Sinne von Umwelt) nach Innen und umgekehrt die des Innen nach Außen: hier wird die "Subjektheit" des erlebenden, d.h. handelnden und wahrnehmenden Subjektes deutlich, wohingegen die Ereignisse und Geschehnisse der Außen/Innen-Innen/Außen-Kommunikation der inneren

Organe einen weitgehend apersonalen Charakter haben. Die Kommunikation über den Bewegungsorganismus ereignet sich einerseits an der Peripherie des Organismus überhaupt: Haut - Wahrnehmung - Motorik, sie geht vom Außen (Umwelt) an das Außen des Organismus (Haut, Wahrnehmungsorgane) und verläuft ebenfalls in umgekehrter Richtung. In diesem Prozeß jedoch wird die Diskontinuität, die Unterbrechung der stofflichen Kommunikation und ihrer Kontinuität gegenüber deutlich: Intentionalität des Erlebens stellt sich durchweg diskontinuierlich dar. Die hier sich eröffnende Leib/Seele-Problematik wird weiter unten diskutiert.

Eine Abstufung - Hierarchie - dieser kommunikativen Ordnungen wahrzunehmen, impliziert - je nach Standpunkt - die zu relativierende Notwendigkeit jeder Hierarchisierung überhaupt. Der Niere kommt als ein entscheidender Regulator und "Kontrolleur" eine zweifellos besondere Stellung in einer anzunehmenden Stufenleiter getrennter Funktionen im vegetabilischen Bereich zu, aber als eigentlicher Pol desselben stellt sich die Leber dar. Wohingegen Lunge/Herz/Kreislauf als entscheidend-lebenswichtigste Ermöglichung überhaupt des Lebensprozesses in einem komplexen Organismus sich kundgeben und innerhalb der Organsysteme eine entsprechend höhere hierarchische Stufung einnehmen müßten, was sich weder als Konstruktion noch in der Wirklichkeit realisieren läßt. Der Organismus kann ohne Leber und Niere ebensowenig "leben" wie ohne Lunge, der Tod tritt zwar bei akutem Lungen- oder Kreislaufversagen sofort ein, wohingegen der Verfall des Organismus bei Leber- oder Nierenschädigung langsamer sich ereignet.

Diese Erwägungen lassen eine neue Formulierung des oben dargelegten Prinzips der hierarchischen Vernetzung notwendig erscheinen. Für die inneren Organe gilt: "Primus inter pares", jedes Organ hat aufgrund seiner spezifischen Funktion eine einmalige, nicht zu ersetzende Rolle im Gesamt des Organismus. So begegnen hierarchische Abstufungen im ZNS, in der hormonalen und enzymatischen Ordnung des Stoffwechsels, nicht aber in der der inneren Organe.

Was für eine Bedeutung kommt nun den unterschiedlichen Kommunikationsvorgängen zu? Auf dem "Boden" oder "Grund" der vegetabilen Kommunikation und ihrer Polarisierung in der Leber hier, der lebensnotwendigen Aufnahme von Sauerstoff, Abgabe von CO_2 über Lunge und Kreislauf dort, stellt sich der Organismus in einer Daseinsweise dar, die a) antinomisch kommuniziert, da nicht in einer Wegrichtung, nicht auf demselben Weg hin und zurück "kommuniziert" wird, sondern die Kommunikation die Richtung "umdreht", der Eingangspunkt zum Ausgangspunkt, der Ausgangspunkt zum Eingangspunkt wird (Lunge/Kreislauf). b) Dort wiederum bestimmt eine Richtung den Prozeßablauf: von Außen (Mundhöhle) über ein Innen (Verdauungstrakt), um wieder nach Außen (Ausscheidung), zu verlaufen. c) Ferner die Innen-Innenkommunikation von Leber und Anhangsorganen, die zyklisch-kreishaft mit sich selbst kommuniziert, dann d) die zensuriert-selektive Kommunikation Innen/Außen/Innen durch die Niere. e) Endlich die Außen-Außen/Innen-Außen-Kommunikation durch das ZNS und den mesenchymalen Bewegungsorganismus.

Das "physiognomische Analogon" dieser antinomischen Kommunikationsrichtungen/Wege ist das Labyrinth: Welche Substanz auch immer, ob "lebendig" oder "tot" (im Tierreich wird meistens das Lebendige aufgenommen), in diesen Organismus gelangt, kommt nicht nur "lebendig nicht mehr heraus". Sondern die elementare, labyrinthartige Vernetzung der Kommunikationswege, die zwar über Eingänge und Ausgänge verfügen, impliziert in ihrer antinomischen Strukturierung - permanenter Wechsel von Ein- und Ausgängen - eine Vieldimensionalität, die, wenn überhaupt, vielleicht nur mit einer nicht euklidischen Geometrie nachvollzogen werden kann. Diese labyrinthische Grundstruktur, die zu verstehen die Topologie R. Thoms anvisiert, ist durch den Vertausch der Ebenen und der gerichteten Prozesse gekennzeichnet: So von Atmung und Kreislauf durch die Umpolung von Außen/Innen/Innen/Außen mit wechselnder funktioneller Bedeutung bei gleicher morphologischer Struktur (vgl. o. Leitungs-Leistungsprinzip). Ferner fällt die funktionale Gleichzeitigkeit verschiedener Wege, Richtungen und vor allem Ebenen auf, wird etwa an die eine Richtung des Verdauungstraktes gedacht im Vergleich zu der Innen-Innen (zyklischen) Richtung der Leberfunktionen und ihrer Anhangsorgane, dabei die "Ebenen" (Dimensionen) jeweils verschiedene funktionale enzymatische Stoffwechseltätigkeiten umschließen. Richtung impliziert über den morphologisch determinierten Weg hinausgehend die von dieser sich relativ unabhängig darstellende Funktion des jeweiligen Organs - ohne daß die Thematik wiederholt sei.

Die "Ebenen" umschließen über das soeben Gesagte hinausgehend die Unterschiedlichkeit des kommunikativen Zusammenhangs im Gesamt des Organismus: ob z.B. auf vegetabiler, reiner Stoffwechselebene oder auf mesenchymaler oder animalischer des ZNS/Gehirns sich Austauschprozesse ereignen. Diese heterogenen "Ebenen" sind wie Wege und Richtungen labyrinthartig miteinander vernetzt, insofern sie trotz morphologischer Umskription von Eingang und Ausgang, wiederum funktional vertauschbar sind: der Eingang zum Ausgang werden kann, der Ausgang zum Eingang. Die Vertauschung taucht in bestimmten Krankheitsbildern auf, so daß auch die Pathologie die Relativierung von "Ein- und Ausgängen" bestätigt. Vertauschbar sind ferner die "Ebenen" des Stoffwechsels: bei Kohlenhydratmangel kann Eiweiß - über Pyruvat - und können Fette ab- und in Kohlenhydrate - wie umgekehrt - umgebaut werden. Gruppenenzyme haben vielfältige Möglichkeiten der Substratveränderung, insbesondere die Transferasen. Die Wirkungen der Hormone können innerhalb "leitthematischer" verwandter Substanzen ebenfalls sich untereinander ergänzen/ersetzen, diese Möglichkeiten durch die Übertragung der Hormonwirkungen auf die Ebene des vegetativen Nervensystems noch potenziert werden. Die Festlegung von "Ebenen" in der Morphologie oder im Funktionsablauf wie in der Geometrie der Fläche, die die von Linie und Punkt ist, ist durch den permanenten Wechsel der hier beschriebenen "Ebenen" nicht möglich. Wege oder Richtungen, die die zweite und dritte Dimension beanspruchen - räumlich -, stellen eben durch ihre antinomischen Vernetzungen - "Labyrinth" - diese Wege und Richtungen selbst wieder in Frage, so daß z.B. alle in den instruktiven Lehrbüchern der Physiologie, Biochemie und Pathophysiologie veranschaulichten Ergebnisse methodisch-experimentelle Verzerrungen der realen Komplexität der Stoffwechsel-Kommunikation darstellen, die als Darstellung letztlich an der labyrinthartigen "Hyperdimensionalität" derselben scheitern. Diese "Hyperdimensionalität" und der notwendige Rekurs auf die Analogie zu nicht-euklidischen Modellen, um die Dimensionalität der Stoffwechselprozesse überhaupt zu erfassen, wird nicht zuletzt an der Herausbildung der primären Leibeshöhle, des Zöloms, im Tierreich - im wesentlichen Unterschied zu der Pflanze - sichtbar, die sich in der Gastrulation, jenem allen Tierarten gemeinsamen ontogenetischen Schritt ereignet. Wie hier ein gekrümmter Raum - das Zölom - letztlich zustande kommt, welche "Instruktionen" die einzelnen Zellen erfahren, um sich zu einem gekrümmten Raum zusammenzuschließen, ist bis jetzt nicht annähernd möglich gewesen zu erklären. Die mechanistischen Modelle ("french flag theoreme")[81] haben sich als ganz unzulänglich erwiesen. Diese Problematik der Entstehung der primären Leibeshöhle als Voraussetzung für die Entwicklung der inneren Organe verweist in der Tat möglicherweise auf die Einstein-Minkowskische Konzeption des gekrümmten Raumes im Sinne von Riemann, die Krümmung des euklidischen Raumes zu einem Hohlraum im Verlauf der Gastrulation. Ein allerdings rein spekulativer Gedanke, den weiterzuverfolgen die "Wissenschaft" verbietet. Ein zukünftiger, geometrisch versierter Embryologe wird vielleicht diese Zusammenhänge präzise darlegen, im Ansatz sind diese Hypothesen durch die "Katastrophentheorie" R. Thoms schon belegt worden.

Abschließend sei über die Kommunikation der inneren Organe mit denen von Atmung und Kreislauf gesagt, daß diese sich viel- oder hyperdimensional in verschiedenen, antinomisch aber auch synergistisch zueinander sich verhaltenden Ebenen, Wegen und Richtungen ereignet. Damit bietet sie das Bild eines "Labyrinthes", in diesem der Organismus mit sich selbst aber auch gleichzeitig mit der Außenwelt kommuniziert.

Innerhalb jenes Labyrinthes lassen sich jedoch Schwerpunkte der "Ebenen", Wege und Richtungen feststellen: wenn die Schwerpunkte eine für den Organismus spezifische Bedeutung innehaben. Schwerpunkt im Sinne besonders augenfälliger Verdichtungen und Zusammenballungen morphologischer und funktioneller Merkmale ist die Leber und die morphologisch funktionell mit ihr verschränkten Anhangsorgane. Als prinzipielle Wegrichtung von Außen nach Innen und wieder nach Außen hebt sich der Magen-Darm-Trakt im Sinne auch des archaischen Erbes überhaupt der ersten evolutiven Fähigkeit der Nahrungsaufnahme, ihres Abbaus und ihrer Ausscheidung ab. Für die Erhaltung der Lebensfunktion sind primär Atmung, Herz und Kreislauf von zentralster Bedeutung, evolutiv geworden, auch in ihrer Vermittlung zwischen dem animalischen und vegetabilischen Pol. Die Niere erscheint wiederum Innen und Außen "wahrnehmend", selektierend-bewachend, damit den gesamten Organismus im Fließgleichgewicht miterhaltend. Endlich bietet sich der Bewegungsorganismus - Muskulatur, Knochen, Gelenke - als wesentlich repräsentante Daseinsweise der Eigenbewegung/ Wahrnehmung/Motorik/Sprache gegenüber der Umwelt dar. Jeder totale oder partielle Ausfall der Morphologie eines dieser Organsysteme bedroht gleichsam den Organismus mit Tod, wenn auch in verschiedener Weise und in verschiedenen Zeitabläufen. Eine chronische Leberzirrhose kann sich über Jahrzehnte hinziehen, ebenfalls ein analoger Nierenschaden: der Organismus verfügt noch über Kompensationsmöglichkeiten nicht weniger als bei progredientem Ausfall des Bewegungssystems. Ein (akuter) Ausfall jedoch von Lunge/Herz/Kreislauf ist irreversivel, es sei, ihm wird noch durch operative oder andere "Intensivmaßnahmen" beigekommen. Es heben sich also in dem "Labyrinth" des kommunikativen In-Einanders der inneren Organe abgestufte Schwerpunkte nach der Richtung der Vitalität und der Überlebens-Möglichkeiten ab, die jedoch eine hierarchische Abstufung (s.o.) nicht zulassen. Beide Gesichtspunkte: Bedrohung der Vitalfunktion und Kompensationsmöglichkeiten sollen für die später folgende Pathophysiologie von Bedeutung sein.

4. Die mesenchymale Vermittlung: Der Bewegungsorganismus

Analog zum Lungen-Kreislauf-Organismus sind auch Knochen, Gelenke und Muskulatur vom Mesenchym bzw. mesodermalen Vorstufen abzuleiten, doch fehlt der entodermale Bezug, den die Lunge gegenüber diesen auszeichnet. Die ontogenetisch-phylogenetische und auch zum Teil biochemische Problematik des Bewegungsorganismus sei kurz erinnert:[82]

"Die Gewebe des Skeletsystems, Knorpel- und Knochengewebe, differenzieren sich aus Mesenchym. Dabei spielt es keine Rolle, ob dieses skeletogene Gewebe mesodermaler oder ektodermaler Herkunft ist. Während am Rumpf und in den Extremitäten im wesentlichen Mesenchym mesodermaler Herkunft als Material für Knorpel- und Knochendifferenzierung dient, wird im Kopfbereich in bedeutendem Ausmaß ektodermales Mesenchym zur Bildung von Knorpel, Knochen und Zahnbein herangezogen.
Die Faktoren, welche die Bildung der Skeletsubstanzen determinieren, sind nicht vollständig bekannt. Sicher ist einmal, daß phylogenetische Einflüsse von großer Bedeutung sind. Haifische und Rochen sind nicht in der Lage, in ihrem Endoskelet Knochengewebe aufzubauen. Stammesgeschichtlich ist das Knochengewebe zweifellos älter als Knorpelgewebe. Die palaeontologischen Funde der letzten Jahrzehnte haben uns gezeigt, daß die ältesten Wirbeltiere (Agnathi) ausgedehnte Knochenpanzer (Exoskelet) besaßen. Dieses knöcherne Außenskelet wurde auch bei ältesten

Elasmobranchiern nachgewiesen. Es entstand zweifellos im Bindegewebe. Im Inneren des Körpers bildete sich frühzeitig ein knöchernes Endoskelet aus. Dieses entstand bei niederen Wirbeltieren wahrscheinlich auf der Grundlage eines primitiven Schleimknorpelgewebes. Im allgemeinen beobachtet man in der Phylogenese zunächst eine Tendenz zur Rückbildung des Knochengewebes. Echtes Knorpelgewebe tritt erst sekundär bei Rückbildung eines primären knöchernen Innenskeletes auf. Die fossilen Agnathen (Cephalaspiden) besaßen ein von perichondralen Knochenlamellen überkleidetes Schleimknorpelskelet. Ihre Abkömmlinge, die rezenten Cyclostomen, bilden überhaupt kein Knochengewebe. Eine ganz analoge Reduktion des Knochengewebes finden wir in der Stammesreihe, die von fossilen Elasmobranchiern zu den rezenten Haien und Rochen führt. Auch bei stammesgeschichtlich jungen Knochenfischen und Amphibien tritt das Knorpelskelet gegenüber den Ossifikationen wieder stärker hervor. Für die Beurteilung der Entstehung der Hartsubstanzen ist also zunächst die taxonomisch-phylogenetische Stellung der Tierform wesentlich.
Andererseits ist bekannt, daß die Stützgewebe und die aus ihnen gebildeten Organe in erstaunlicher Weise mechanisch durchkonstruiert sind. Wir können uns auf Grund physikalisch-funktioneller Untersuchungen ein Bild davon machen, wie im Einzelfall die Struktur von Bändern, Knochen usw. bis ins einzelne funktionell angepaßt ist und können weiterhin zeigen, daß Abänderungen der Beanspruchung unmittelbar eine Änderung der Struktur zur Folge haben. Derartige Studien sind von großer praktischer Bedeutung, denn pathologische Änderungen der Form (Knochenbrüche, Defekte usw.) oder der Funktion ergeben ganz gesetzmäßige Strukturumbildungen. Kennen wir die Gesetze, die diesen Transformationen zugrunde liegen, so sind wir in der Lage, Regenerations- und Heilungsprozesse weitgehend zu beherrschen und zu beeinflussen. Die Faktoren, welche die Regeneration und den Umbau des fertigen Knochens bestimmen, dürften zum größten Teil auch in der Ontogenese wirksam sein."

Im reifen Knochengewebe begegnen zwei fundamental antinomische Strukturen: einerseits der Feinbau osteofizierter Mineralien des Stützgewebes zu komplizierten Bögen, Pfeilern, Trabekeln usf., andererseits der permanente Um- und Abbau derselben durch die Osteoblasten/-klasten, die dem Knochen ein lakunen-schwammartiges Gepräge geben, das morphologisch an den Feinbau der Leber erinnert. Es stoßen also im "Stützapparat" zwei äußerst heterogene Strukturelemente aufeinander, extrem unterschiedlich und damit kaum mit einer anderen Gestaltbildung im Organismus vergleichbar. Dies faßt Haas zusammen:[83]

"Das Knochengewebe besteht aus Zellen, einer Grundsubstanz - dem Osteoid - und den Knochenmineralien. Die Osteoblasten haben die Aufgabe, Knochenmatrix zu bilden, sie sezernieren die alkalische Phosphatase, deren Aktivität im Blut deshalb einen Hinweis auf die Osteoblastentätigkeit gibt. Allerdings ist das Ferment nicht spezifisch für diese Zellen. Die Osteozyten mit ihren Fortsätzen haben das Aussehen einer Kastanienschale, sie bilden proteolytische Fermente und sind imstande, außerordentlich rasch die Oberfläche ihrer Lakunen zu verändern. Für Regulationsvorgänge steht ihnen eine riesige Oberfläche zur Verfügung. Es darf heute als erwiesen gelten, daß die Osteoklasten, meist polynucleäre Riesenzellen, den Knochen abbauen. Die Fraßspur, die sie hinterlassen, bezeichnet man als Howship-Lakunen. Eindrücklich ist das Verhältnis der Aktivität der Osteoklasten zu der der Osteoblasten: Ein Osteoklast leistet pro Zeiteinheit gleich viel wie 100 bis 150 Osteoblasten. Die Knochenmatrix oder das Osteoid setzt sich aus einer gallertartigen, sulfathaltigen Grundsubstanz, den Mucopolysacchariden und den darin eingewobenen Kollagenfasern zusammen. Diese enthalten die für sie spezifische Aminosäure Hydroxyprolin und bilden das Gerüst, in das die Kristalle eingebaut sind. Bevor die Verkalkung des neugebildeten Osteoids einsetzt, macht dieses Reifungsprozesse durch, so daß die Mineralisation nicht rein physikochemisch vor sich geht."

Schon die Knochen weisen damit auf zwei und entsprechend mehrere, ganz unterschiedliche Funktionskreise hin:
a) Auf die Außen- und Umwelt durch die Ermöglichung der Bewegung, Grundlage - wenn auch evolutiv nicht die früheste - der Verbindung dann zu Motorik und Sensorik.
b) Wesentliche Bedeutung für den Stoffwechsel, der Mineralien, dadurch Beziehung zu Stoffwechsel, Niere und Wasserhaushalt und der Nebenschilddrüse.
c) Ort der Hämatopoese.

Für die Muskultur (die quergestreifte) gilt analog - ohne auf die spezifischen Stoffwechselprobleme der Kontraktion der Muskelfasern einzugehen -, daß auch hier einerseits Bewegung ermöglicht wird, andererseits der Muskel im engsten Zusammenhang über den Kohlenhydrat- und Eiweißstoffwechsel mit der Leber und dem gesamten vegetabilischen Pol steht. Dies wird ersichtlich in der Bedeutung des

Muskels für die Glykogenspeicherung und Glukoneogenese, die Muskulatur auch als Stoffwechselorgan angesehen werden muß, ohne daß dies seiner Ontogenese entnommen werden könnte. Ferner sei erinnert, daß der Muskel auch zur anaeroben Glykolyse befähigt ist. Die ungewöhnliche Belastbarkeit der Muskulatur im Vergleich zu anderen Organen, insbesondere in ihrer Möglichkeit, Blut bei der Arbeit aufzunehmen, sei ebenfalls in das Gedächtnis gerufen.

Abschließend - ohne die spezifische Morphologie und Histologie von Knorpel und Gelenken zu berücksichtigen - sei abermals auf das im Körper "alles mit allem verbindende Bindegewebe" verwiesen, eine weitere fundamentale Ermöglichung überhaupt von Gestalt, Grundlage damit auch der den Organismus auszeichnenden Vernetzung.

Die wesentlichen Merkmale des Bindegewebes erinnernd und reduzierend, ergeben folgende, wiederum heterogen-antinomische Strukturen (morphologisch-histologisch), wie auch Funktionen derselben. Diese wären:

a) Antinomie der Eigenbeweglichkeit der Fibroblasten, Makrophagen u.a. Zellen - vgl. "Funktionseinheit" derselben bei unterschiedlichster histologischer Feinstruktur - gegen die relative Konsistenz und Dauerhaftigkeit des Bindegewebes überhaupt. D.h.: hohe Eigenbeweglichkeit (Labilität) der Einzelzellen bei hohem Grad an Stabilität des ausgebildeten Bindegewebes.

b) Funktionelle Antinomien: Unabhängigkeit der Funktionen überhaupt: ob die Zelle im Bindegewebe ortsständig oder aus der Blutbahn eingewandet werden. Die Hervorbringung von ganz unterschiedlichen Substanzen wie z.B. Mukopolysaccharide und Strophokollagen (hochspezifisches Eiweiß). Phagozytose gegen Fibrillen/Kollagenbildung. Spezifische Abwehreigenschaften gegen Fremdkörper: Phagozytose, Pinozytose gegen Speicherung von Immunglobuline. Spezialisierung im Knorpel/Knochen- oder Gelenk/Perichondriumgewebe. Entwicklung von einerseits undifferenziertem, unspezifischem Gewebe, andererseits hochspezifischem.

Die Unterscheidung von animalischem, vegetabilischem und vermittelndem Pol (Mesenchym) aufnehmend, bietet sich die Analogie und Zuordnung des Bindegewebes zu dem vegetativen Pol durch seine hohe Reproduktionsfähigkeit, Regeneration, Entdifferenzierung und Funktionswandel der einzelnen Zellen wie auch ihrer eigenen spezifischen Stoffwechselfunktionen an. Die Muskulatur dagegen ist durch ihre besondere Innervation als willkürlich bewegliche dem animalischen Pol zuzuordnen, als Muskulatur des Verdauungstraktes usf. - spezifischer des Herzens -, dem dem vegetabilischen Pol. Dem Knochenbau kommt eine morphologische wie funktionale Vermittlerfunktion zwischen beiden Gestaltbildungen zu: extreme Stabilität und Festigkeit bei gleichzeitig hoher Regenerationsfähigkeit und allgemeiner Plastizität.

Die Vermittlerfunktion jedoch des Stütz- und Bewegungsorganismus, seine spezifische kommunikative Bedeutung, wird aus folgendem sichtbar, wie auch der maßgebliche Unterschied zu den bisher aufgeführten Organsystemen:

1. Die Vermittlerfunktion zwischen dem animalischen und vegetabilischen Pol ist geprägt durch a) die Einheit von Stoffwechsel und willkürliche Bewegung im Skelettmuskel. b) Die Bewegbarkeit der Knochen vermittels der Gelenke und Muskulatur, ferner die spezifische Stütz- und Bewegungsfunktion des Knochens bei ebenfalls gleichzeitiger spezifischer Stoffwechselbeziehung. c) Die Vermittlerfunktion des Bindegewebes als Ermöglichung von Gestalt überhaupt - durch seinen Umweltbezug -, seine Eigenbeweglichkeit und die Stoffwechseltätigkeit der einzelnen Zellen. Die direkte Vermittlung auch von motorischen Synapsen zum Muskel hin, ihre Einbettung im Bindegewebe, das durch nervöse Verbindung überhaupt eine Beziehung ermöglicht, sei erinnert.

2. Die spezifisch kommunikative Bedeutung des "Bewegungsorganismus" liegt in der Ermöglichung der Eigenbewegung -

siehe animalischer Pol -, wie auch in der Durchführung derselben. Dies heißt, das Verhältnis Muskulatur/Gelenke/ Knochen betreffend, daß vermittels der Bewegung Raum für den sich bewegenden Organismus geschaffen wird, entsteht, wie umgekehrt - z.B. durch Flucht - auch Raum genommen, eingeschränkt werden kann, bzw. aufgegeben wird. Das ungewöhnliche Phänomen der dreidimensionalen Konstituierung des euklidischen Raumes als der geometrischen Voraussetzung des gelebten Raumes, die Funktionseinheit von Knochen-Gelenk-Muskulatur, die bereits ontogenetisch angelegt ist - ohne daß der Keimling jemals eine Berührung mit dem euklidischen Raum oder der Umwelt gehabt hätte -, sei bedacht. Dazu zählt ferner die Mechanik von Knochen-Gelenk-Muskulatur im Sinne der Belastbarkeit durch Zug/Stoß, Kraft/Gegenkraft, Heben/Senken, das Gleichgewicht zwischen den Gegensätzen von Ruhe und Bewegung, sie verweisen auf eine morphologisch-strukturale Einheit des Kompakt-Festen, des Starren, Dauerhaften, die eben die drei räumlich-"starren" Dimensionen als Gegenpol zu der Dynamik der Veränderung, wie sie der vegetabilische Pol und die Stoffwechselprozesse vermitteln, darstellen. Die Muskeln sind als Antagonisten von Anfang an angelegt - antinomisch -, als Beuger und Strecker, als "Anreger" und "Hemmer". In schon wiederholt begegnetem Gegensatz von Dynamik und Statik bewegen sich Muskeln, Gelenke und Knochen und antizipieren die eigenen Bewegungsmöglichkeiten als Bewegen des Zu-Bewegenden. Das Zu-Bewegende ist die Statik der Knochenstruktur, damit auch die Gestalt des Leibes als statisch-ruhender bei extremer Veränderbarkeit derselben in der Bewegung, Erhaltung der Form, trotz permanenter Dynamik, die durch das Bewegt-Werden die Dimensionalität des Raumes "aufreißt" oder "aufweist". Raum-Werdung und Raum-Schrumpfung oder Raum-Entstehung und Raum-Vergehen im kommunikativen Bezug zu der Außenwelt stellen sich in Statik und Dynamik dar. Dabei verweist das Skelett im Schädel auf Abkapselung und Abschluß, in den Extremitäten auf Raumgestaltung, die Vermittlung zwischen beiden erfolgt durch die Wirbelsäule und die Rippen, die Metamorphose der Wirbelknochen bis zu der des Schädels bietet sich als Paradigma einer räumlichen Vermittlung zwischen Extremitäten - Bewegung - und Raumgestaltung an, im Gegensatz auch zum ruhenden Pol des Schädels und der Struktur der Schädelkalotte. Die hochdifferenzierten Greif- und Tastbewegungen der Hände, das Laufen, Gehen, Schreiten, Hüpfen, Springen der Füße und unteren Extremitäten als spezifisch mit der aufrechten Haltung zusammenhängende Funktionen, ihre Beziehung zu der Entfaltung des Cortex hier, damit zu der menschlichen Zivilisation überhaupt - homo faber - seien nur erinnert.

Die Untersuchungen Buytendijks seien in diesem Zusammenhang erwähnt, die die spezifisch sinnbezogenen-kommunikativen Möglichkeiten der Bewegungen des "Bewegungsorganismus" zum Gegenstand ihrer Forschung haben, der Bewegungsorganismus jedoch stets auch ein wahrnehmender ist. Buytendijk schreibt über die aufrechte Haltung und das Stehen grundsätzlich folgendes:[84]

"Bei der aufrechten Haltung des Menschen handelt es sich, mechanisch gesehen, um das labile Gleichgewicht eines langen und schmalen Gegenstandes, der sich aus Teilen - verbunden durch sehr bewegliche Gelenke - zusammensetzt und der auf einer kleinen Stützfläche ruht. Ein Skelet oder eine Leiche kann man nicht aufrichten. Zur Aufrechterhaltung seines Gleichgewichts verfügt der Mensch über eine ununterbrochene Aktivität, die eine bestimmte Spannungsverteilung zwischen den Streckern und Beugern gewährleistet. Im Umkreis jedes einzelnen Gelenkes ist eine von den andernorts herrschenden Spannungen abhängige Spannungsverteilung erforderlich. Die Zusammenarbeit der Muskeln hängt außerdem von der Weise des Stehens ab und kann nur für eine begrenzte Anzahl von Fällen in das gleiche Schema gebracht werden.
Bei allem Wechsel der Tonusverteilung und der Spannungsgröße wiederholt sich eine Grundtatsache doch immer wieder. Dies ist die automatische Spannungszunahme in einem Muskel, wenn er eine plötzliche Dehnung erfährt, sei es durch eine größere Komponente der Schwerkraft, sei es durch die Spannungszunahme in einem Antagonisten. Diese Grundtatsache, der sog. Dehnungs- oder Eigenreflex des Muskels, ist funktionell sinnvoll und aus dem Wesen des Stehens

als der Erhaltung einer eingenommenen Lage logisch abzuleiten. Dieses Aufrechterhalten bedeutet ja Ausgleich von Störungen. Beim Stehen funktionieren die Muskeln als elastische Bänder, mit denen auch ein in Gelenken beweglicher toter Körper in einer bestimmten Gleichgewichtsstellung gehalten werden kann. Tritt jedoch eine Veränderung der Schwerkraftwirkung ein, oder wirkt eine andere äußere Kraft auf den Körper, so wird eine Stellungsänderung eintreten müssen, bis die Spannung in den dabei ausgedehnten elastischen Bändern sich so sehr vermehrt hat, daß sich erneut ein Gleichgewicht aller Kräfte und somit ein Ruhestand einstellt. Tote elastische Bänder können also zwar eine einzige Haltung gewährleisten, diese aber nicht behaupten. Ein toter Körper ist jeglicher Störung ausgeliefert und reagiert darauf mit einer veränderten Position."

Über das Verhältnis von Gleichgewicht zu Ungleichgewicht im Stand - paradigmatisch für das Problem des Fließgleichgewichtes im vegetabilischen Pol - führt Buytendijk aus:[85]

"Befinden wir uns in einem labilen Gleichgewicht, dann sind unsere Muskeln mehr gespannt, als es zum Stehen an sich notwendig wäre und dies um so mehr, je weniger gesichert das Gleichgewicht ist, je mehr wir uns als gefährdet empfinden. In einem solchen Fall genügt es bereits, mit einem Finger eine Wand zu berühren, sich auf ein dünnes Stöckchen zu stützen oder eine Schnur festzuhalten, um das Gefühl der Stabilität wiederzugewinnen und dadurch die Muskeln zu entspannen. Wer schon einmal in einer Dachrinne, auf einer hohen Treppe, auf Glatteis oder auf einem Berggrat gestanden hat, weiß das aus Erfahrung. Es ist nicht nur das Gefühl einer größeren Sicherheit, das uns unsere Muskeln entspannen läßt, sondern wir können das tun, weil wir tatsächlich gesichert sind. Geringe Kräfte können die Schwankungen des Körpers ausgleichen. Dazu genügt schon eine schwache Stütze außerhalb der Fußfläche. Namentlich beim Aufstützen mit gestreckten Armen haben die ausgleichenden Kräfte günstige Angriffspunkte."

Die Diskontinuität der Bewegungsrhythmik bei der von Buytendijk geltend gemachten Kontinuität der Bewegungsgestalt wird als antinomisch-dialektische Beziehung sichtbar, ohne daß dies hier wiedergegeben sei.

Buytendijk, der die Theorie eines "Gehzentrums" nach dem Modell von Sherringtons Reflex-Hypothesen widerlegt (op.cit., S. 120), analysiert dann den Gehvorgang und das Schreiten eingehend (op.cit. S. 125-129), indem er hier die antinomisch-synergistische Verbindung von Kontinuität und Diskontinuität darstellt, die paradigmatisch für die Thematik von Gesundheit und Krankheit sich noch in dieser Untersuchung erweisen wird.

Mit diesen und anderen Darlegungen Buytendijks wird das jeweilige dynamische Übersteigen der im Organismus durch Muskulatur/Gelenke/Knochen vorgegebenen räumlichen Dimensionalität deutlich. Der euklidische Raum wird durch den kommunikativen Akt - alle von Buytendijk geschilderten Prozesse sind auf die Umwelt, den Anderen bezogen - zu dem gelebten-erlebten Raum umgewandelt, metamorphosiert. Dies ist wiederum in Analogie zu den Stoffwechselprozessen zu sehen, bei denen ebenfalls die weitgehende Zerlegung selbst in anorganische Elemente oder in die Elektrolyte und Mineralien in den lebendigen Prozeß integriert werden. Hier entsteht im Entwurf in den Raum hinein, entsteht die kommunikativ bezogene Gestalt der Lebewesen als eine permanent dreidimensional die Dreidimensionalität übersteigende, dort wird Dimensionalität der chemischen Bindungen zugunsten einer fundamentalen Einbindung in den Lebensprozeß aufgehoben. Die Rhythmik der Bewegung des Gehens, Schreitens, Laufens, aber auch zahlreicher anderer Tätigkeiten wie die des Grabens, Schreibens, Malens usf. ist nicht von der spezifischen Rhythmik der Muskelkontraktion zu trennen, sich allerdings der quergestreifte Skelettmuskel hier von den langgestreiften prinzipiell unterscheidet. Die Rhythmik des ersteren ist durch rasch aufeinander folgende fibrilläre Zuckungen, durch Anspannung und Erschlaffung im engsten Zusammenhang mit der Energiefreisetzung durch ATP gekennzeichnet, d.h. durch eine hohe Frequenz der Aufeinanderfolge von kleinen/kleinsten Kontraktionen der fibrillären Elemente. Bei dem langgestreiften Muskel dagegen handelt es sich um "myogene Rhythmen", d.h. Tonusschwankungen, die durch "spontane Aktivitätsänderungen der Schrittmacherzellen" bedingt sind (Schmidt, Physiologie, S. 51 ff.). Die spezifische Rhythmik der

Muskulatur ist wiederum unterschieden von der Rhythmik der Atemmuskulatur, ohne daß dies hier - auf Buytendijk Bezug nehmend - wiederholt sei (Literatur S. 121).

(Für die mechanistisch-atomistische "Erklärung" der muskulären Bewegungsabläufe möge der Leser sich in einem entsprechenden Aufsatz von Ruegg in Schmidts Lehrbuch der Physiologie, op.cit., orientieren. Der kardinale Unterschied zwischen einer organismischen und einer mechanistischen Interpretation der Bewegungsabläufe liegt darin, daß die erstere eine Integration der Bewegungen erweisen kann, die letztere jedoch bei einer "Summation" stehen bleibt, damit jedoch a) den Bewegungsablauf als Ganzen verfehlt, b) nie in der Lage ist, verständlich zu machen, wie eine Emotion oder ein Willensimpuls auf die Muskulatur wirken kann.)

Der kommunikative Bezug des Bewegungsorganismus liegt - so darf zusammengefaßt werden - in seiner Möglichkeit, eben über Kommunikation Raum zu entwerfen, zu stiften und wieder aufzuheben. Das wird durch seine vermittelnde Stellung zwischen dem animalischen Pol (Eigenbewegung, Sprache) und dem vegetabilischen Pol ermöglicht, letzterer insbesondere durch den Stoffwechselbezug von Muskulatur, Knochen und Bindegewebe in die Bewegung integriert ist. Die Vermittlerfunktion des "alles mit allem" morphologisch verbindenden Bindegewebes, das die Grundlage der Gestalt, der Morphe bildet, ist damit auch verdeutlicht worden.

Zu der Beziehung endlich zwischen der Kommunikation des Bewegungsorganismus und der Art und Weise der Kommunikation der anderen "Organsysteme", kann festgestellt werden, daß in der Vermittlung eines wie auch immer vorstellbaren, erlebnisfähigen "Innen" zum Außen der Umwelt über die Bewegung im Sinne von Raumentstehung oder Vergehen die Diskontinuität Innen/Außen - Außen/Innen aufbricht, die das Erleben des "Sich-Bewegens" hier als Einheit des Erlebens sich vollziehen läßt, dort die Vielfalt äußerer Bezüge, das Auseinander des Außen in der Reflexion dann dualistisch als unversöhnliche Gegensätze erscheinen läßt. Diese Diskontinuität ("Dualismus"), das Wesensmerkmal des animalischen Pols in seinem kommunikativen Bezug, wird auch nicht durch die zahlreichen biochemisch-funktionalen Bezüge des Bewegungsorganismus zum Stoffwechsel, zu Atmung und Kreislauf, zu "Arbeit", Leistung, damit auch zu dem gesamten adrenergischen System aufgehoben, sondern im Gegenteil, die Problematik wird nur vertieft.

Allerdings sind es gerade die letzteren Funktionen, die die Vermittlertätigkeit des Bewegungsorganismus zwischen beiden Polen bestimmt und die sich hier anbietet, über die in den Raum der Bewegung sich entwerfende Gestalt (animalischer Pol), über den sich gestaltenden Leib (vegetabilischer Pol), eine Einheit von physiologischen Prozessen und Erleben zu postulieren, wie sie sich analog in der Sprache kundgibt. Es wird jedoch nicht das Problem der Transzendenz des Bewußtseins und der Intentionalität des Erlebens gelöst (s.u.). Die Funktionseinheit der sich bewegenden Gestalt greift zwar bis in das Reticuloendothel, bis in die Auf- und Abbauprozesse der Knochen, bis zur Aktivierung von Neben- und von Schilddrüse im wechselnden Bedarf der Muskulatur, Aktivierung der NNR-Hormone usf.. Aber es bleibt, bei aller Eindrücklichkeit der Zuordnung: nur eine Zuordnung. Diese Zuordnung allerdings entfällt zunehmend im Blick auf Atmung/Herz/Kreislauf zu den Organen des vegetabilischen Poles "abwärts", bei denen sich die Willkürbewegung des in die Umwelt eingreifenden Organismus nur noch indirekt als Stoffwechselerhöhung oder Absinken abzeichnet.

Atmung/Herz und Kreislauf sind als "Organsystem" selbst eng in die Bewegungsgestalt, in das Raum-Geben und Raum-Nehmen - vgl. das Geben und Nehmen der Atmung - einbezogen. Hier durch die direkte Korrelation zwischen Bewegung, dort durch Verbindung derselben zu Atmung/Herz und Kreislauftätigkeit, Absinken derselben in der Ruhe - das nur ausbleibt, wenn bereits eine pathologische Dekompensation sich abzeichnet. Mit dem Bewegungsorganismus wird also die Grenzerfahrung zum animalischen Pol hin, die Diskontinuität von Leib und Erleben aufgerissen, der "monistische" vegetabilische Pol wird "dualistisch". Die Beziehung zur Atmung und den Antinomien derselben über Geben und Nehmen ist dagegen im Bewegungsvollzug selbst sichtbar: Das Sich-in-den-Raum-Begeben stiftet "Umwelt", denn mit Raum für die Sich-Bewegenden ist ein "Geben", gleichzeitig nimmt es anderen Raum fort, jede Eigenbewegung ist für den anderen, ob er ruht oder sich bewegt, auch eine Einschränkung seiner Bewegungsmöglichkeiten. Das Sich-aus-dem-Raum-Zurückziehen, das Ein-Nehmen von Raum in die Eigenbewegung, ist dagegen dem Anderen gegenüber wiederum ein Raum-frei-Geben: der Prozeß ist analog zu der Atmung ein antinomisch gegliederter. In bezug auf die Atmung wird jetzt der Doppelsinn von Geben und Nehmen besonders profiliert (s.o.), die ein Nehmen - in der Inspiration - ist, damit gleichzeitig ein Geben an den Organismus. Dabei gibt sie im "Außen" durch ihr Nehmen (Einnahme von Luft unspezifisch) analog zur Bewegung Raum frei. In der Exspiration dagegen, im "Aus-Geben" an die Umwelt, schränkt sie diese ein, "nimmt" sie. Was aber in der Atmung in dieser antinomischen Verschränkung sich abzeichnet, wird in der Bewegungsart zu spezifisch erlebtem Geben oder Nehmen, zu "intentionaler" Kommunikation, die mit Eindringen, Vorwärtsgehen, Erschließen hier, dort mit Zurückweichen, Sich-Abschließen, Sich-Umdrehen, Fliehen oder einfachem Stillstand stets sinnbezogen ist. Diese Erlebnisbereiche sind jedoch der Atmung nur indirekt zugänglich. In ihrem Umfeld sind nur noch die unspezifischen Emotionen wie die der Freude, die die "Brust erweitert", oder die Angst, die wiederum die Brust verengt, das Erstaunen, die Überraschung, der Schreck, die die Atmung verstärken oder "erstarrt" in der Bewegung mitschwingen lassen. Demnach: sowohl in der Atmung als auch und vor allem in der Bewegung greift der Organismus über sich hinaus in die Umwelt hinein, stiftet er Raum oder zerstört diesen, wohingegen er in den kommunikativen Prozessen des vegetabilischen Pols - nach Abschluß der Außenbeziehung durch den Verdauungstrakt, die noch von der Bewegung abhängig ist -, im "Labyrinth des Zöloms" ganz dem Bezug von Innen zu Innen (im physiologischen Sinne) hingegeben ist.

Werden - der obigen Darstellung folgend - die Wege der kommunikativen Prozesse noch einmal zusammengefaßt, so läßt sich die Kommunikation über den Bewegungsorganismus als die von Außen nach Innen und von Innen nach Außen ergänzen, dieses Innen jedoch das "psychische" Erleben beinhaltet, an dem der erwähnte Dualismus aufbricht. Es ergibt sich in der Aufeinanderfolge die Synopsis:
1. Außen/Innen/Außen: Verdauungstrakt. Das Innen entspricht dem "Labyrinth" des vegetativen Pols.
2. Außen/Innen/Innen/Außen: Lunge, Herz, Kreislauf.
3. Innen/Innen: vegetativer Pol, "Labyrinth", Leber und Anhangsorgane.
4. Selektion: Innen/Außen/Innen: Niere.
5. Außen/Innen/Innen/Außen: Bewegungsorganismus, Eigenbewegung. (Innen: Erleben)

Würden diese verschiedenen Richtungen der Kommunikation auf einer Spirale eingetragen, die Spirale in das Unendliche verläuft, so wäre der eine im Unendlichen "liegende" Pol das Innen des erlebenden Subjektes. Zwischen diesen Polen liegen die Lebensprozesse, die hier auf die "Materie" verweisen, dort auf das "Innen". Mit jeder Drehung (Windung) der Spirale erfolgt eine qualitative Veränderung - "unendlich" (der Spirale entsprechend) graduiert, von den quantenphysikalischen Vorgängen zu denen der chemischen Valenzen, von diesen zu den Makromolekülen, dann den Enzymen als fundmentale Lebenseinheiten usf.. Jeder Windung entspricht ein qualitativ neuartiger kommunikativer Vorgang: vom Elektronenaustausch bis zu dem der "Enzym-Sprache", dem der Organe in ihrer Polarisierung - bis zu dem von Subjekt, Eigenbewegung und Außenwelt. Dabei ist grundsätzlich stets ein "Innen" im Austausch mit einem "anderen Innen" oder einem Außen, "Innen und Außen" entsprechen der Spirale und dem von dieser umschlossenen, aber entscheidenden "Hohlraum". Dieser als das "Negativ" der Spirale - ihre "Leere" darstellend - ist nicht ein trigonometrisches Nebenprodukt, sondern das "Fundament", über das sich die Spiralbewegung entwickelt. Als Hohlraum würde er das "Innen" in seinen wechselnden qualitativen Sprüngen verkörpern.

In dem Bild der Spirale werden Annäherungen der Intentionalität des Eigenerlebens an die Lebensprozesse sichtbar, die aber erst im "Unendlichen" zueinander verschmelzen. Die Spirale wird zum Bild der Vermittlung zwischen den einzelnen kommunikativen Prozessen und deren unauflöslichen, wenn auch mit verschiedenen Akzenten belegten Zusammenhängen. Das Zusammenfallen von materiell-physico-chemischen Lebensprozessen und kommunikativen Geschehnissen der Intentionalität ereignet sich dieser Spirale entsprechend im Unendlichen, das ebenso nach Innen verweist wie in das Unendliche des Außen hinaus.

Wege, Ebenen und Richtungen sind letztlich in der Spirale aufgehoben, auf deren einer Windung/Ende (unten) sich die graduelle Annäherung an die materiellen Gesetzmäßigkeiten der molekularen, atomaren Partikel anbahnt, auf dem anderen "Ende" (oben) die Annäherung an das Eigenerleben, die Bewußtseinsprozesse der Intentionalität. Annäherung bleibt jedoch Annäherung: die Überschneidung ist nur im Hinblick auf das "Unendliche" möglich, es begegnen nur Zwischenbereiche. Zweifellos erscheint diese Anordnung nicht zufällig in der DNS, dem sog. "Informationsträger", in Form der Helix-Spirale. Aus dem "Unendlichen" der quantenphysikalischen Mikrostruktur zum "Unendlichen" des Erlebnispoles vermittelt die Spirale im ständigen Umschlag ihrer Windungen zwischen Innen und Außen.

Zu den Wesensunterschieden jedoch von vegetativem Pol und Bewegungsorganismus wieder zurückkehrend, so sei letzterer - ungeachtet der Aufhebung der einzelnen Merkmale im Hinblick auf das Ganze der "Spirale" - präzisiert: der Bewegungsvorgang und die mit ihm verbundenen, ihn ermöglichenden organismischen Faktoren von Skelett, Gelenken und Muskulatur, von Motorik und Sensorik des ZNS ereignen sich einerseits im euklidischen Raum. Der Bewegungsvorgang konstituiert diesen, der Drei-Dimensionalität von Skelett, Gelenken und Muskulatur entsprechend. Der euklidische Raum wird jedoch andererseits als erlebter und gelebter Raum immer wieder überstiegen (s.o.) und die Bewegung konkretisiert sich im Konflikt zwischen euklidischer Begrenzung - durch eben die Anatomie des Leibes - und der Möglichkeit der "Selbstdarstellung" des sich bewegenden Subjektes, die im Erleben diese Grenzen sowohl erfährt wie sie wiederum überschreitet (transzendiert). Demgegenüber erscheint der Raum des vegetativen Pols, das "Labyrinth", in der Gleichzeitigkeit der sich überkreuzenden Wege, Ebenen und Richtungen durch die euklidische Geometrie - im Bild und im Vergleich bleibend - nicht mehr faßbar. Sie wird im vegetativen Bereich permanent überschritten: Riemannsche oder hyperbolische und andere geometrische Dimensionen müßten zur mathematischen Erfassung des Cöloms und des Verhältnisses seiner inneren Organe zueinander dienen, sollten jene Prozesse im geometrischen Sinne "adäquat" begriffen werden. D.h. daß der Organismus, das Lebewesen sich in seinem vegetativen Bereich eine Vieldimensionalität der Prozesse erhalten hat, andererseits jedoch im animalischen Bereich die Dreidimensionalität des euklidischen Raumes durch das Erleben übersteigt: In beiden Fällen jedoch die Begrenzung des euklidischen Raumes, der die Grundlage der menschlich-technischen Welt und insbesondere der wissenschaftlichen Methodik darstellt, der dem Apriori des Raumes von I. Kant zugrunde liegt, überschritten wird. In beiden Fällen wird das jeweilige "Ende der Spirale", das sich im Unendlichen verliert, sichtbar.

Zu dem Konzept der die Pole zueinander vermittelnden Spirale läßt sich das Bild noch wie folgt erweitern: Wird die Spirale umgestülpt - wie eine mechanische Feder -, liegen die Pole jetzt an entgegengesetzten Enden, wird damit Differenz wie auch die Ungleichheit des Umschlags des einen Pols in den anderen veranschaulicht. Dies ereignet sich wahrscheinlich, solange die noch relativ undifferenzierten Zellen Induktionsprozessen zugänglich sind - und ganze Areale Funktions- und Gestaltwandel erfahren können.

IV. Grundzüge einer organismischen (Patho-) Physiologie (A)

1. Definition der Funktion, das Verhältnis Funktion/Organ

Die Darstellung des Organismus als kommunikativer Prozeß impliziert den funktionalen Charakter desselben, aus diesem Konzept bereits das Primat der Funktion vor der Morphologie hervorgeht, dieses insbesondere für die hier vorgetragene Krankheitslehre entscheidend sein soll. Das Primat der Funktion wird in dem folgenden Abschnitt weiter erhärtet werden, nachdem die Bedeutung der Funktion im Enzymstoffwechsel oder im ZNS und in der Keimesentwicklung schon deutlich geworden ist. Der Biologe nicht weniger als der Mediziner begegnen in der Erforschung des lebenden Organismus Funktionsabläufen, d.h. "kommunikativen Prozessen". Das Herz hat "diese und jene" Funktion, die Leber nicht weniger als die Niere usf.. In der Zelle üben die Membran, die Mitochondrien, Lysosomen usf. spezifische Funktionen aus. Mit der Funktion wird im üblichen Sinne die Tätigkeit eines oder mehrerer Organe beschrieben, was diese im Gesamt des Organismus "tun", wie sie mit den anderen "zusammenwirken", um eine z.B. noch zusätzliche Funktion zu übernehmen, etwa die Interaktion zwischen Pankreas und Galle während der Verdauung. G. v. Bergmann definiert die Funktion im Sinne von Arbeit und Betriebsleistung, die Funktionsstörung als "Betriebsstörung" (v. Bergmann, G., Funktionelle Pathologie, S. 241 ff. und S. 39).

Von Bertalanffys "Allgemeine Systemtheorie" darf in ihrem Bezug auf das "offene System" der Organismen als "funktionell" bezeichnet werden. Er definiert:[86]

"Jeder lebende Organismus ist ein offenes System, das durch eine kontinuierliche Einnahme und Ausfuhr von Substanz charakterisiert ist. In diesem ständigen Austausch, Aufbrechen und Wiederherstellen seiner Bestandteile, erhält sich der Organismus selbst konstant, einen Zustand, den ich als "steady state" (Ruhezustand) bezeichnete."

Diesen Ausführungen folgend, entspräche der Begriff der Funktion dem Wirken eines Organs oder dem Zusammenwirken mehrerer Organe in einem offenen System - um den Begriff der "Tätigkeit" zu vermeiden, der der menschlichen Arbeitswelt entlehnt ist. Im Zusammenhang des Begriffs der Kommunikation sei die Funktion - eines Enzyms, Hormons, Neurons, Organs, Organsystems - als spezifisch thematisierte, auf etwas bezogene Kommunikation definiert.

Wie aber stellt sich das Verhältnis zwischen dem Organ als einem morphologisch umschriebenen und seiner "Funktion" dar? Die Funktion der Niere ist - wie im Prinzip die der anderen Makroorgane des Körpers überhaupt - keineswegs nur "eine", sondern u.a.:

1) Selektion harnpflichtiger Substanzen
2) Ausscheidung derselben
3) Rück-Resorption nicht harnpflichtiger Substanzen
4) Angiotensin-Renin-Zyklus
5) "Kontrolle" des Wasserhaushaltes
6) Mit-Kontrolle des Blutdrucks
7) Mitwirkung bei der Dissimilation von Eiweißen

Die Ausführungen ließen sich analog bei allen übrigen Organen des Körpers wiederholen, die Funktion ist zwar einerseits an die Morphologie des Organs gebunden, greift aber über diese "interaktionell" in die anderer Organbezirke mit ein, die der Niere z.B. in den Wasserhaushalt, in den Kreislauf, in die katabolen Prozesse der Dissimilation, in die Regulierung des Blutdrucks usf.. Es ergibt sich also eine erste Antinomie: die Funktion eines Organs übersteigt dessen histo-morphologische Grenzen, indem die Funktion a) auf das Zusammenwirken mit anderen Organen angewiesen und ausgerichtet ist; b) die anderen Organe auf das primäre Organ zurückwirken, es wiederum beeinflussen; c) das Zusammenwirken als interaktionelles Prinzip von den jeweiligen Organen in bezug auf andere im gesamten Funktionszusammenhang als "Funktion" antizipiert oder miteinbezogen sein muß; d) die Funktion des einen Organs in bezug auf das "Ganze des Organismus" einerseits durch die Histomorphologie bedingt ist, andererseits aber durch das Überschreiten oder Übersteigen derselben durch die Funktion selbst. Das Organ ist "Erzeugungsort" z.B. bestimmter Substanzen (Hormone), aber gleichzeitig "Reaktionszentrum", das seine histo-morphologische Grenze überschreitet. (Es sei an die relative Unabhängigkeit der Funktion im ZNS von der Morphologie - motorische Areale des Cortex, sensible ebenfalls - bei Läsionen erinnert, die Funktion von anderen Arealen übernommen werden kann. Siehe auch den "Funktionswandel", Kap. I.)

2. Vielheit und Einheit der Funktion

Der antinomische Charakter der Funktion und ihr Verhältnis zu Organen wird bereits an einfachsten Zellstrukturen z.B. am Epithel sichtbar. Seine histologische Differenzierung, sein Vorkommen und seine Funktionen gibt die weitere Tabelle wieder (s. Tabelle 15, Anhang).[87]

Die "vielfältige Pluripotenz" sowohl des morphologischen Vorkommens wie auch die Einheit der Funktion und ihr Problem wiederum stellt Willmer wie folgt dar:[88]

"Cilien-Zellen erscheinen oft in solchen Kulturen (in vitro, d. Übersetzer) zwischen Mucosa-Zellen und es ist noch nicht geklärt, ob dies ein variierender Verhaltenstypus ist oder ob immer zwei Zelltypen im Epithel vorhanden sind, d.h. potentielle Cilien und potentielle Mucosa-Zellen."

Die Antinomie dieser "einfachsten" Zellart ist eine solche, daß der Histo-Morphologe bereits einen latenten Dualismus unter ihnen annehmen muß. Die zum Epithel ganz heterogen sich verhaltenden Funktionen der Mechanozyten beschreibt Willmer wie folgt:[89]

"Die vier Arten von Verhalten (Knochenbildung, Knorpelbildung, Bindegewebsbildung und Synovia-Membran-Bildung) sind auch vier der am einfachsten zu zeigenden Potentialitäten (potentialities) einer Klasse von Mechanozyten, wie sie in Gewebskulturen zu sehen sind und wie wir weitersehen werden, haben andere Mechanozyten andere Potentialitäten. Die besondere Art der Differenzierung die erfolgt, scheint zumindest teilweise durch der Zelle äußere Bedingungen determiniert zu sein."

Wird bedacht, daß Epithel- oder Mesenchymzellen in fast allen Organen und deren spezifischen Funktionen als wesentliche histologische Anteile vertreten sind, stellt sich das weitere Problem: Wie wird die Funktion der Zellen in die der Organe "integriert"? Die Zellen - so lautet jetzt die Antinomie - bewahren ihre eigenen, entwicklungsgeschichtlich bedingte und gewordene Funktion, werden aber gleichzeitig "interaktionell" in die Funktion des übergeordneten Organs einbezogen. Von dieser Funktion geht die der Zellen wieder über das eigentliche Organ hinaus, wie unter 1. dargelegt wurde.

3. <u>Reversibilität der Morphologie und der Funktion</u>

Die elementaren Zellen der Lebewesen - der "animalischen" -, ihr Auftreten und ihre Entwicklung aus undifferenzierten Keimzellen, stellt Willmer wie folgt dar:[90]

"Es erscheint jetzt wahrscheinlich, daß die Differenzierung der Zellen von der Resultante dreier integrierender Systeme abhängt. Eine funktionierende Zelle hat ein besonderes strukturales (d.h. Kern und Zytoplasma) Muster, das die molekulare Organisation der Zelloberfläche mit einbezieht, Mitochondrien, endoplasmatische Retikulozyten und der Golgi-Komplex, Kernmembran u.a. Strukturen. Die genaue Form, die dieses Muster jeden Augenblick annimmt, hängt sowohl von den Molekülen ab, die es zusammensetzen, wie von den Bedingungen der Umgebung... Die drei integrierenden Systeme sind daher folgende: 1. die molekulare Organisation der Zellstrukturen; 2. die genetische Konstruktion; 3. die Umwelt der Zelle."

Der Differenzierung steht z.B. bei den Epithelzellen die Re- und Dedifferenzierung entgegen:[91]

"So weit wurde das Wachstum der Epithelzellen nur in seiner "unorganisierten" Form betrachtet, als Lagen oder Membranen und es wurde betont, daß viele Typen von Epithelzellen in dieser Weise wachsen können und daß sie alle sehr ähnlich aussehen, obwohl sie im Zeitraffer gewisse Unterschiede des Verhaltens zeigen. Nichtsdestoweniger: die Zellen behalten etwas von ihren individuellen Merkmalen, denn sie können zu einer Dedifferenzierung veranlaßt werden, wenn die entsprechenden Bedingungen gestellt sind. Die offenkundige "Dedifferenzierung" auf die einfache Membran zurück ist deshalb, zumindesten für eine bestimmte Zahl, wieder nur eine oberflächliche und morphologische Dedifferenzierung." (Es folgt eine Aufzählung spezifischer Gewebe - Schilddrüse, Eingeweidetrakt usf. -, die nach der Dedifferenzierung wieder zu Zellen mit den ihnen eigentümlichen, individuellen Merkmalen werden.)

4. <u>Pränatale und postnatale Organfunktion</u>

In den genannten Grundformen der Zellen (zu denen noch die Angioplasten hinzukommen, die dem Mechanozyten-Mesenchym entstammen (Willmer, S. 528 ff.), stellt sich organismisches Geschehen elementar vereinfacht dar. Die zukünftige Funktion muß bereits antizipiert sein. Es sei an die Omnipotenz, Pluripotenz und prospektive Potenz der Keime erinnert, wie sie oben bereits erwähnt wurden!) Die Funktion entsteht im permanenten interaktionellen Austausch zwischen den sich entwickelnden Zellen des Keimlings, deren Funktion sich jedoch nicht in der Interaktion erschöpfen darf, sondern über Interaktion hinaus die antizipierende Funktion z.B. des Organs "Niere" gestalten.

Dies muß - d.h. notwendigerweise - zu einer grundlegenden Unterscheidung zwischen der Funktion des Organs a) in der Entwicklung und der Funktion des Organs, b) bei Abschluß der Entwicklung - nach der Geburt oder nach dem Entschlüpfen aus dem Ei des Lebewesens - führen.

Was jedoch sind die Funktionen von a) und b)? Die erstere wäre für die Keimesentwicklung als ein antinomisches

Geschehen zu beschreiben, bei dem das in der Entwicklung ständig sich ereignende "Funktionieren" etwa des inter- und intrazellulären Stoffaustausches gleichzeitig zukünftige Funktion des Zellverbandes vorwegnimmt, die sich auf das Organ hin ausrichtet. Im zweiten Fall wäre die Funktion das Integral der sich ent- und redifferenzierenden Prozesse. Dieses würde dann bei c) nicht nur die Notwendigkeit begründen, zwischen der Organfunktion des sich entwickelnden Keimlings ("Differential") und des ausgewachsenen Lebewesens ("Integral") zu unterscheiden, sondern der antinomische Charakter der sich wandelnden Funktion - in der Zeit -, die ein und dieselbe aber doch eine verschiedene des Keimlings und des ausgewachsenen Tieres ist, wird deutlich. Dies würde mathematisch eine "Kombination" von Integral und Differential in der Zeit verlangen.

5. Das Verhältnis der molekularbiologischen "Ebene" zu der Organfunktion

Die genannten "Funktionen" der Funktion, ihr Verhältnis zur Histomorphologie, sind nicht auf molekularbiologische Vorgänge zu reduzieren. Die molekularbiologischen Prozesse haben ihre eigene "Funktionsproblematik", die analog zu der Komplexität der Molekularstrukturen ebenfalls immer komplexer wird. Diesen Sachverhalt resümiert eine Autorität wie Szent-Györgyi:[92]

"Während der Begriff des Moleküls große Dienste in der Abklärung der Struktur und Funktion extrahierbarer Substanzen geleistet hat, bricht er im Bereich biologischer Strukturen zusammen und seine gewaltsame Anwendung hält den Fortschritt auf."

In die Problematik der Elektronenbindung bei Molekülen eindringend, legt Szent-Györgyi das Vorhandensein von leeren Elektronenumlaufbahnen bei den Wasserstoffbrücken der Proteine dar:[93]

"In einem solchen System bewegt sich das Elektron frei, indem es gleichzeitig zu dem ganzen System und zu allen Molekülen gehört, die an diesem teilhaben. Wir wissen nicht, wie ausgedehnt dieses System innerhalb der Zellen ist. Möglicherweise dehnen sie sich mit der Struktur der Proteine über die ganze Zelle aus, indem sie ein einziges Elektronensystem daraus machen und damit den Zellbegriff vertiefen... Die zugrundeliegende Struktur bildet sozusagen einen quantenmechanischen Rahmen, in dem diese Elektronenwechsel stattfinden können. So gelangen wir zu einer Biochemie ohne Chemie, wenn wir unter Chemie die Wiederherstellung molekularer Strukturen verstehen."

Die Bedeutung etwa des Hämoglobins wird erst zu einer spezifischen im Gesamt a) der Erythrozyten, ihrer Entstehung, ihrer Beziehung zum Serum, Plasma, zu anderen Bestandteilen des Blutes, b) des Kreislaufs, c) des Stoffaustausches, d) des ganzen Organismus. Die molekularbiologischen Funktionen eines komplexen Eiweißmoleküls, in vitro geprüft, vermögen zwar die Eigenschaften derselben zu ermitteln, von spezifischer Bedeutung jedoch werden diese erst im organismischen Prozeß, in der Ausdifferenzierung der Funktion über die reine Organfunktion hinausgehend. Es erfolgt Integration der molekularbiologischen Eigenschaften in die Funktion der Organe, der Stoffwechselprozesse, die aber wiederum von den molekularbiologischen Vorgängen abhängig sind. Integration bei gleichzeitiger Differenzierung, übergeordnete Funktion etwa der Atmung (Integration) bei gleichzeitiger Abhängigkeit von der CO_2/O_2 Kapazität, zeichnet das Verhältnis der Moleküle zu den Lebensvorgängen aus: ebenfalls ein antinomischer Sachverhalt.

Der Begriff der Funktion sei am Beispiel der Atmung differenziert: Grundfunktion aller Organismen sind "Energiegewinnung" und "Energiefreisetzung". Beide unauflösbar im Rhythmus von Assimilation und Dissimilation miteinander verschränkt. Dieser Rhythmus ist nicht die Folge eines Elektronenaustausches von Oxydation zu Reduktion und wieder zu Oxydation bestimmter oxy-reduktiver (anorganischer!) Substanzen, die sich zufällig in der "Eiweißsuppe" fanden und den Energiestoffwechsel begründeten. Sondern die ohne Assimilation und Dissimilation (auch anaerob) nicht möglichen Lebensvorgänge determinieren sich als solche über Reduktions/Oxydationsprozesse. Leben bedingt - unauflösbar damit verbunden - Oxydation und Reduktion, es ist jedoch nicht "Oxydation und Reduktion", denn es hat die Oxy-Reduktionsprozesse im Gesamt der Lebensvorgänge integriert. Dies muß im fundamentalen Unterschied zu den Reduktions- und Oxydationsprozessen in vitro und in der anorganischen Umwelt im Auge behalten werden.

Entscheidend ist dabei: Die Lebensprozesse gehen - wie bereits erwähnt - nach jeweiliger Lebensdauer der Individuen, die wiederum die energetischen Prozesse mitdeterminiert, letztlich an der zunehmenden Diskrepanz zwischen Energiebedarf und Zufuhr zugrunde ("Mangel"). D.h. das Leben "verzehrt" sich schrittweise an der "Eigenverbrennung" - analog zum Bild der Kerzenflamme.

Die Atmung als Funktion hat evolutiv sehr unterschiedliche morphologische Wege genommen: von der Haut- oder Tracheenatmung der Wirbellosen bis zu der Lungenatmung der überwiegenden Anzahl der Landvertebraten. Dem Einfluß ferner z.B. der Atmung auf das Flugvermögen der Vögel (Luftsäcke), der Zusammenhang zwischen der Schwimmblase der Fische, ihrer Gehörfunktion und der Kiemenatmung sei erinnert, bis zur Entwicklung der Lungenatmung. Atmung weist evolutiv größte Mannigfaltigkeit und Wandlung der Funktion auf. Der Funktionswandel besteht nicht nur in der Unterschiedlichkeit morphologischer Bedingungen im Dienste des O_2-Austausches, sondern es ist vor allem die Luft, die hier (bei den Vögeln) das Flugvermögen mitbestimmt, dort - bei den Fischen - die Gehörfunktion morphologisch beeinflußt. Der Organismus "versteht" demzufolge den Luftaustausch nicht nur zur Oxydation/Reduktion "anzuwenden", sondern die Luft mit dem Flugvermögen und den Sinnesfunktionen in Verbindung zu setzen.

Die Elementarfunktion der Atmung als "Energiegewinnung" wird von Willmer zwei verschiedenen Einzellerarten zugerechnet: den sessilen und den beweglichen. Für die ersteren sei die Glykolyse wahrscheinlich, für die letzteren die Entwicklung der aeroben Atmung. Der enge Zusammenhang von gefilterter Nahrungsaufnahme, Entwicklung von Kiemen und gerichteten Schwimmbewegungen wird bei den Chordaten sichtbar, wobei Willmer die Hypothese zu stützen sucht, daß die Vorfahren der Chordaten bei den Nematoden zu suchen sind (Willmer op.cit. S. 294 ff.).

Ohne auf die im einzelnen noch umstrittenen Probleme der Evolution der Atmungsorgane einzugehen, stellt sich die Thematik aus der Keimesentwicklung wie folgt dar. So schreibt Sorokin:[94]

"Lungen oder homologe Strukturen sind in allen größeren Klassen der Wirbeltiere vorhanden, von Fischen zu Säugetieren, die Atmungsorgane der Wirbellosen, wenn vorhanden, folgen einem anderen Plan und sind anderen Ursprungs. Bei den Vertebraten entstehen die Lungen aus einer ventralen, primitiv gedoppelten Ausstülpung des Pharynx, die zwischen dem 6. und 7. Bronchialbogen kurz nach Schließen der ventralen Teile des Vorderdarms entsteht. Einige Fischgruppen liefern exzeptionelle Beispiele der Experimentierung mit lungenähnlichen Strukturen, die von anderen gewöhnlich pharyngealen Divertikeln abgeleitet sind, aber als Regel ist die ventrale Ausstülpung auch anwesend. Der entstandene Sack wird vom Fisch zur Schwimmblase entwickelt... Einige Blasen der Lungenfische sind lungenähnlich und dienen funktionell dem Atmungsaustausch."

Die Bedeutung der Atmungsfunktion wird erst bei den Vertebraten voll ausgeprägt und sichtbar: die Funktion ist nicht vom Kreislauf - Herz - und den zentralnervösen-vegetativen, biochemisch-enzymatischen "Steuerungen" zu trennen: evolutiv bedeutet dies aus der vorliegenden Konzeption, daß das Prinzip der "Energiegewinnung" ursprünglich mit dem der Verdauung identisch war, wie z.B. in der Glykolyse bei anaerob lebenden Bakterien. Dann entsteht jedoch eine graduelle Trennung, verbunden mit dem Auftreten von Blutfarbstoffen, die schon bei Einzellern nachzuweisen sind. Die Funktion ist als Potenz angelegt, entfaltet sich in der Evolution zu ihrer "ganzen Möglichkeit" nach dem Bauprinzip der Verzweigung und intimsten biochemischen Vernetzung über den Kreislauf mit dem Stoffaustausch. Dabei erfolgt, der Funktion der Atmung entsprechend, ein wiederholter Wandel der morphologischen Anteile wie auch - in der Evolution - die Atmung nicht nur Funktion des Energieaustausches, sondern als Luftspeicherung oder Bewegung der Luft (Wellen) mit Flugfunktionen und Sinnesorganen verbunden wird.

6. Funktionskreise der Sexualität

Die Sexualität im Sinne der Reproduktion, soweit sie mit entwickelten, heterogenen Geschlechtsmerkmalen/Genitalien verbunden ist, hängt evolutiv-morphologisch als Funktionskreis mit der Niere, ihren Ausführungsgängen - dem Mesenchym -, den Nebennieren, den Keimzellen - Gonaden - und biochemisch engstens mit den Steroiden zusammen. Die Steroide sind jedoch erst nach abgeschlossener sexueller Reife nachweisbar. Die Entwicklung der Reproduktionsorgane sei erinnert. Willmer schreibt:[95]

"Sexualität besteht in verschiedenen Formen bei Bakterien, bei Einzellern ist sie mehr entwickelt. Zu einer gewissen Zeit, in den Frühstadien der Evolution, bei den Vertebraten, muß der grundlegende Fortpflanzungsprozeß mit ausgearbeiteter meiotischer Teilung stabilisiert und fest erstellt gewesen sein, obwohl die Einzelheiten ihrer aktuellen Zeitigung ("timing") und ihrer Mechanismen immer von Gruppe zu Gruppe merkwürdig labil und variabel geblieben sind. Aus diesem Grunde stellen die Fortpflanzungsorgane der Tiere häufig ein Hauptinteresse für die Bestimmung spezifischer Gattungsunterschiede dar. Im allgemeinen charakterisiert nichtsdestoweniger das Ei die sessile, Reserven speichernde, aber wesentlich amöboide Form, während aktive Beweglichkeit, die im allgemeinen durch sich bewegende Geiseln bewirkt ist, das Spermatozoon. In den frühen Stadien scheinen die Keimzellen - sowohl phylo- wie ontogenetisch -, die ursprünglich amöboid erscheinen, wie Naegleria, über die Potenz zu verfügen, in einem der möglichen Wege sich zu entwickeln. In verschiedenen Fällen ist die unmittelbare Einwirkung der Umwelt auf die Zelle sichtbar, die die Richtung der Differenzierung bestimmt."

Probleme innerhalb der Evolution fehlen nicht, wie sie sich in der weiteren morphologischen Entwicklung zeigen: Was z.B. waren die Tubuli als Fortpflanzungsstränge und die Tubuli seminiferi als Leisten? Willmer kommentiert dieses eine unter vielen morphologischen Problemen wie folgt:[96]

"Ohne dieses entwicklungsmorphologische Problem eindeutig beantworten zu können, ist es für die vorliegende Untersuchung u.a. von Bedeutung - für die Funktion Sexualität -, daß sich Hoden, Eierstöcke und Nebennierenrinde aus einer embryonalen Leiste entwickeln, ohne die extrem komplexen Vorgänge z.B. des Wanderns der Gonaden zu erwähnen, deren Entstehung aus dem sog. Keimepithel noch umstritten ist."

Die Sexualität als Reproduktionsorgan und Funktionskreis ist von folgenden Faktoren abhängig, wie Gallien zusammenfaßt:[97]

"1. Vom genetischen Substrat (das Genom konstelliert die Geschlechtsverteilung).
2. Von "intrinsink-epigenetischen Entwicklungsfaktoren (enzymatisches System, induktive Substanzen und Hormone).
3. "Extrinsink-epigenetische Faktoren der Entwicklung. (Umwelt, traumatische Inzidenzien, teratogene Agenzien usf.)."

Es sei ferner erinnert, daß die Gonaden, die die Keimzellen tragen, ebenfalls u.a. vermittelt durch Hormone die sexuellen Merkmale konstellieren. In der Differenzierung der Gonaden spielen der Kortex und die Medulla eine wichtige Rolle, der erstere sei von Einfluß auf das Entstehen des weiblichen Geschlechts, der zweite auf das maskuline. Die Gonaden sind zu Beginn der sexuellen Entwicklung "ambisexuell".

In diesem Zusammenhang sei erwähnt, wie wichtig die Entwicklung der sog. sekundären Geschlechtsmerkmale ist, die wiederum engstens mit hormonal-dienzephalen Prozessen verbunden ist, die im Tierreich bereits von erheblicher Bedeutung sind und auch mit einer entsprechenden Verhaltensveränderung einhergehen. Erinnert sei auch, daß die Übergänge von "Reproduktion" zur Eiablage, Befruchtung und Brutpflege bei den Arthropoden und Vertebraten fließend sind. Die Zusammenhänge zwischen der Oogonie und Spermatogonie, ihre hypophysären-hypothalamischen Bedingungen und "Steuerungen" in Verbindung mit dem optischen System sind bei weitem noch nicht überschaubar, sondern stellen ebenfalls ein funktionelles "Ganzes", einen Funktionskreis "Sexualität" dar. Dem Vorausgegangenen folgend würde der Funktionskreis "Sexualität" folgendes umfassen:

1. Antizipation der zukünftigen Generationen in den Gonaden.
2. Geschlechterdifferenzierung.
3. Periodisch und zeitlich abgestufte Verhaltens- und Veränderungen der gesamten hormonal-enzymatischen Prozesse des Organismus.
4. Die morphologisch ungewöhnlich mannigfaltigen Prozesse der Befruchtung und Eiablage, die in ihrer Mannigfaltigkeit fast der Anzahl lebender Arten entsprechen und extreme Unterschiede aufweisen: Laichen der männlichen Fische über abgelegte Eier/komplizierteste Befruchtungsvorgänge bei dem Bergsalamander und Eiablage des einzigen Eies.
5. Extreme Mannigfaltigkeit der Paarungsvorgänge - fast analog zu der Artenfülle -, der Brutpflege, des entsprechenden "Instinktverhaltens".

Antinomisch stoßen hier aufeinander: Einheit von Reproduktion überhaupt gegen kaum übersehbare Mannigfaltigkeit reproduktiven Verhaltens und reproduktiver Prozesse, höchste Integration in der Gonade, im Keim, höchste Differenzierung im sexuell sich verhaltenden paarungsreifen Lebewesen. Nicht auflösbare hormonell-enzymatisch-biochemische "Vermaschung" der mit der Reproduktion verbundenen Vorgänge gegen die Reproduktion überhaupt. Einheit und Differenz, eine der Grundstrukturen lebendiger Vorgänge, sind im Funktionskreis "Sexualität" unauflösbar und antinomisch miteinander verschränkt, um dann den Überstieg zu der "sozialen" Funktion der Sexualität zu finden. Oder: die "soziale" auf den Anderen - das andere Lebewesen - stets bezogene Funktion der Sexualität integriert die aufgeführten biologisch-hormonellen Prozesse zu dem Ganzen eines "sozialen Aktes".

7. Enzyme und Funktion

Die organismische Bedeutung der Enzyme wurde eingehend dargestellt (Kap. II). Hier sei nur erinnert, daß sich durch, vermittels und über die Enzyme die Grundfunktion des Lebens, der Funktionskreis "Aufbau/Abbau" darstellt, im Vergleich zu dem Funktionskreis der Reproduktion: Einheit/Differenz. Es sei ferner auf die antizipatorische, die Funktion vorwegnehmende Keimesentwicklung der Enzyme verwiesen, die schon vor oder kurz nach der Geburt "bereitgestellt" werden, ohne daß das neugeborene Lebewesen jemals mit der entsprechenden Nahrung in Berührung gekommen ist. Croisille und le Douarin[98] wiesen nach, daß 6 wichtige Enzyme bereits in der Leber eines 6 Tage alten Hühnerembryos vorhanden sind, die anderen progressiv während der Entwicklung und kurz nach der Geburt entstehen. Hierzu zählt auch das Problem der Entwicklung der Immunkörper: Es sei erinnert, daß die Antizipation derselben durch das Neugeborene, das ohne unmittelbare Kontakte mit Antigenen sich in der Fetalzeit heranbildet, die Antikörper in kürzester Zeit von 100000 bis 300000 pro Zelle zu entwickeln vermag (s. Rapoport, S. 819).

Die formale Analogie Enzym und Sprache, die hierarchische Vernetzung von Enyzmen und Hormonen, ihre Analogie ferner zu den Neuronen-"Schaltstellen" des ZNS, ihr Vorhandensein als spezifische und unspezifische, erhärten den rein funktionalen Charakter dieser Stoffe. Dieser wird insbesondere in der Interaktion Enzym/Substrat deutlich, das Enzym ist nur, d.h. "funktional" in bezug auf sein Substrat. Das Vorhandensein fast aller Enzyme in den meisten Zellen des Organismus verweist ferner auf den begrenzten Charakter des "Organs", es wird, als Morphologie, ständig durch den gesamten Zellgewebsverband und dessen "Enzymspeicher" "überholt".

8. Unabhängigkeit/Abhängigkeit der Funktion von dem morphologischen Substrat

a) Die Keimesentwicklung

Die Keimesentwicklung (s.o. Kap. I) stellt unabweisbar das Primat der Funktion vor der Morphologie dar. Gehirn, innere Organe oder Extremitäten werden aus pluripotenten Zellen entwickelt - ohne daß sie jemals (z.B. als Extremitäten) mit der Außenwelt in Verbindung standen. Die Funktion ist primär in der Keimesentwicklung unabhängig von dem von ihr entwickelten Organ. Die schon erwähnten Regenerationsmöglichkeiten aber auch die Metamorphosen als Funktionswandel seien erinnert.

b) Struktur und Funktion im ZNS

Die weitgehende, relativ von der Struktur (Morphologie) unabhängige Funktion hat sich bei Läsionen des Cortex, Übernahme spezifischer Funktionen durch andere Areale, erwiesen (s.o.). Dies gilt auch für die Zerstörung von größeren Anteilen der Leber - bis zu deren Regeneration andere, erhaltene Reste die Funktion der ausgefallenen ausübten.

Das Verhältnis Funktion/morphologisches Substrat ist antinomisch wechselseitig. Die Funktion ist ontogenetisch primär, dann von dem Organ abhängig, das sie qua Funktion im Zusammenwirken mit dem gesamten Organismus wieder übersteigt.

c) Die "Funktion" der Sinnesorgane

Den extrem komplexen Aufbau etwa des Auges oder des Gehörs erinnernd sei festgestellt, daß der Komplexität der Morphologie stets die Einheit der Sinnesfunktion übergeordnet ist: Das Sehen, das Hören, das Schmecken, das Tasten usf., dem Auge, dem Gehör, den Geschmackspapillen usf.. Es sei ferner an die relative Unabhängigkeit - Regenerations- und Restitutionsfähigkeit - der Wahrnehmungsfunktion bei Läsionen der Morphologie der Organe erinnert, die jedoch mit zunehmender Evolution erlischt.

d) Funktion und Information

Die Problematik und Widersprüchlichkeit des genetischen Informationsbegriffes wurde eingehend im Bd. I dargelegt. Wird der gängige Informationsbegriff seines mechanistisch-atomistischen, zur Sprache rein analogistischen Charakters entkleidet, aber an dem Sachverhalt "Vererbung" und Proteinsynthese festgehalten, an der Möglichkeit ferner, daß in jeder Zelle - in der befruchteten Eizelle eo ipso - der gesamte Organismus als "Information" "enthalten" sei, so kann diese "totale" Information nur im Sinne einer funktionalen Potenz angesehen werden. D.h. das Integral aller möglichen, milliardenfachen Funktionen und Funktionsabläufen - praktisch unendlich vielen - realisiert sich graduell über die Interaktion Enzym-DNS-RNS-tRNS-Aminosäuren-Peptide-Proteine. Der im nächsten Kapitel entwickelte Begriff des "Funktionsleibes", der sich vielfach jeweils "metamorphosiert" als ganzer Organismus in seinen "Teilen" darstellt, ist als reines "Integral sämtlicher organismischer Möglichkeiten von Funktion und Morphologie" bereits im Zellkern qua Information, reine Dynamis, Entwurf, "Potenz" anwesend. Diese Anwesenheit kann jedoch nur funktional-immateriell interpretiert werden, bzw. die Funktion, auf ihr "An-sich-Sein" im Sinne der Wirkung, des Übersteigens von Wirkung, des "Gegenwirkens" ist ebenfalls letztlich immateriell.

e) Die Antinomien des Verhältnisses Funktion/Morphologie

Dem bisher Gesagten folgend, darf zusammengefaßt werden:
a) Abhängigkeit der Funktion von der Morpho-Histologie.
b) Über die Morpho-Histologie hinauszielende Funktion, die in andere Funktionsbezirke mit eingreift, mit diesen in interaktionellen Bezug tritt.
c) Unabhängigkeit der Funktion von der Morphologie: Regenerationsphänomene, Funktionswandlungen bei Läsionen des ZNS.
d) Funktion wird zum Sinn: relative Abhängigkeit von der Morphologie der Sinnesorgane bei gleichzeitiger Überordnung einer einheitlichen Funktion.
e) "Paralogischer Charakter" der Funktion etwa hochmolekularer Enzyme: s.o. "Insulin".
f) Das Verhältnis der "Funktion" zum morphologischen Substrat, zum "jeweiligen" Sinn, ist nur antinomisch-deskriptiv (phänomenalistisch) zu erfassen. Mit dieser Feststellung ist die "funktionsfreundliche" Systemtheorie etwa von Bertalanffy überwunden, wenn auch der Begriff des "offenen Systems" auf die Überdeterminierung der Funktion im kausalen Sinne hinweist. Die "Systemtheorie" gewahrt nicht die oben aufgezeigten Paradoxien und gegenseitigen Abhängigkeiten/Unabhängigkeiten von Funktion/Sinn/morphologischem Substrat.

V. Der Organismus als Gestaltleib und Funktionsleib

1. <u>Die Zelle und der Zellverband</u>

Im Prinzip werden schon alle bisher geschilderten Daseinsweisen des Organismus bei den Einzellern angetroffen, wenn auch morphologisch nur angedeutet. Einem animalischen Pol der Eigenaktivität, Sensorik und Motorik - ohne Nervensystem - steht ein Verdauungspol gegenüber, vermittelt wird zwischen beiden durch eine hochkomplexe Feinstruktur der Zelle und die Zellmembran. Zu welchen ungewöhnlichen "Leistungen" ein einzelliger Organismus wie die Naegleria befähigt ist, beschreibt Willmer:[99]

"Naegleria is thus a very relevant organism in connexion with the present discussion, since it can exist in either of the two forms which are characteristic of the cells of the sponge blastula; either as a strongly polarized and flagellated cell which is not phagocytic, or as a much less polarized cell which is both amoeboid and phagocytic. Furthermore, in the amoeboid form at least, Naegleria can display the property of cohesion which is a necessary property of the cells of the sponge embryo and indeed of all epithelia. The flagellated form of Naegleria, however, seems to lack this power of cohesion and thus differs in an important manner from the flagellated cells of the sponge embryos. The nature of the cellular cohesion within the sponges and in Naegleria is still a matter for investigation, and the method of cohesion of the amoeboid cells may well be different in kind from that between the flagellated cells."

Der Organismus eines Metazoons oder gar der Vertebraten bewahrt sich die Eigenbeweglichkeit einer großen Anzahl von Zellarten. Morphologisch fixierte Zellen - Bindegewebe - können sich wieder in bewegliche zurückverwandeln, eine relativ ausgeprägte Undifferenziertheit zeichnet lebenslänglich das Epithel aus, das sich auch in den Zellen wieder zu transformieren vermag (Willmer, a.a.O.). Jedoch ist diese pluripotente Funktion der Einzelzelle im Zellverband eingeschränkt, wenn auch die Entstehung ganzer Zellverbände besonders in der Ontogenese als "interaktioneller" Prozeß zunehmend verstanden und entsprechend interpretiert wird (s. Ebert u. Sussex, a.a.O.).

Der Aufbau der Zelle, insbesondere der ungewöhnlich komplexe, nur annähernd erforschte der Membranstruktur sei erinnert, um die Frage aufzuwerfen, über welche Beziehungen die Zelle im Verband - im Unterschied zu dem Einzeller als eigenständigem Organismus - zu den anderen Zellen verfügt und welche Bedeutung dies im Hinblick auf die bisherigen Ausführungen hat. Ist die Zelle ein "Organismus" im "kleinen", eine "Monade", bei der eine analoge Strukturierung wie bei einem ausgereiften Organismus in vegetabilischen und animalischen Pol und deren Vermittlung zueinander beobachtet werden kann? Welche Bedeutung hat endlich die Zelle im Gesamt des Organismus? Die Struktur der Zelle und die Funktion der einzelnen vorgefundenen Substrukturen - von der Zellmembran ausgehend - beschreibt Sengbusch wie folgt:[100]

"Über die Membran nimmt eine Zelle Kontakt mit ihrer Umwelt auf, es werden spezifische Signale empfangen, verarbeitet, ins Zellinnere weitergeleitet oder verworfen. Der Zustand der Zelle wird angezeigt, Erregungen werden weitergegeben und an der Membran gegebenenfalls verstärkt. Kontakte mit anderen Zellen werden geschlossen oder verhindert.
Membranen unterteilen die Zelle in eine Anzahl von Kompartimenten, von denen jedes für sich spezifische Funktionen innerhalb der Zelle wahrnimmt. Aufgrund ihres Vorkommens, ihrer Struktur und vor allem ihrer Funktion können wir Membranen einer Reihe verschiedener Gruppen zuordnen:
1. Plasmalemma (Plasmamembran), äußere Zellmembran),
2. Kernmembran (Kernhülle),
3. Membranen der Myelinscheide,
4. Virusmembranen,
5. Bakterielle Membranen,
6. Endoplasmatisches Retikulum,
7. Golgi-Apparat,
8. Erregbare Membranen,
9. Mitochondrienmembranen,
10. Chloroplastenmembranen."

Die Zellmembran anbetreffend kann aus dem Gesagten bereits gefolgert werden, daß diese sowohl animalische (sensorische aber auch motorische "Signale") Funktionen wie vegetabilische, dem Stoffwechsel angehörende ausübt, sie mit anderen Zellen interaktionell "kommuniziert". D.h. es begegnet schon in der Zellmembran, in der Zelle, eine erste, ungewöhnlich komplexe Verdichtung der aufgewiesenen Grundcharakteristika des Organismus.

Wesentlich ist, daß das im Stoffwechsel so zentral bedeutende ATP durch die ATP-Synthese in den Mitochondrien entsteht (Sengbusch, op.cit., S. 279 und Rapoport, op.cit., S. 167). Ohne auf die Chloroplasten der Pflanzen einzugehen, sei jedoch bereits festgestellt, daß die Mitochondrien primär dem Stoffwechselprozeß innerhalb der Zelle zuzuordnen sind, dies trifft auch für die Ribosomen zu, die der Proteinsynthese dienen, wie Sengbusch ausführt, ohne dies hier in Einzelheiten wiederzugeben (Sengbusch, op.cit., S. 335 ff.).

Von der Membran und den Stoffwechselprozessen ausgehend, bietet sich die Mikrofilamentur der Zellen an, die - analog zum Bewegungsorganismus - das Zytoskelett und die Bewegungsformen der Zellen darstellen. Dem Kreislaufsystem analog begegnen ferner in dieser Feinststruktur die Mikrotubuli:[101]

"Neben den aktin- und myosinhaltigen Mikrofilamenten finden wir in allen eukaryotischen Zellen die tubulinhaltigen Mikrotubuli (MT). Sie sind an einer Vielfalt von Bewegungsabläufen beteiligt:
-Geißel- und Cilienbewegung.
-Bewegung der Chromosomen während der Mitose und der Meiose.
-Transport von Granula und Vesikeln in der Zelle.
-Bewegung von Melaningranula in Melanophoren oder Melanozyten.
-Transport von Substanzen entlang des Axons und der Dendriten eines Neurons.
-Kommunikation zwischen Zellinnerem und der Umgebung."

Wird jedoch die Frage gestellt, wie diese verschiedenen Organisationsformen hochkomplexester und feinststrukturiertester Art der Zelle zustandekommen, wird auf den bekannten deus ex machina, die in der DNS gelagerten Informationen "verwiesen" - ohne dies hier zu wiederholen (s. Sengbusch, a.a.O., S. 318 ff.).

Zu der Bedeutung des Zellkerns sei Rapoport zitiert:[102]

"Die Mitochondrien sind spezifische Organellen, d.h. spezialisierte und strukturierte Zellbestandteile, die der Zellatmung dienen. In ihnen ist die gesamte Fähigkeit der Zellen konzentriert, durch Atmungsenzyme mit Sauerstoff zu reagieren. Außerdem finden sich in den Mitochondrien das gesamte System für den Endabbau des Kohlenstoffskeletts aus den verschiedenen Substraten des Zellstoffwechsels, aber auch Enzyme für den Fettsäureabbau. Die Mitochondrien enthalten aber nicht nur die Enzyme des oxydativen Stoffwechsels; darüber hinaus ist in ihnen auch das Enzymsystem für die Übertragung der bei der Atmung entstehenden Energie auf ADP lokalisiert, also die Enzyme für den Vorgang der oxydativen Phosphorylierung, bei dem energiereiche Phosphatverbindungen, vor allem ATP, gebildet werden. Somit kann man die Mitochondrien mit Recht als die "Kraftwerke der Zelle" bezeichnen."

Die Funktion des Zellkerns ist eingehendst durch seine Beziehung nicht nur zur Vererbung - Chromosomenträger -, sondern zur Reproduktion überhaupt gekennzeichnet, wobei die Histone im besonderen zu den Strukturelementen des Chromatins und damit der Chromosomen zu zählen sind (Sengbusch, S. 369 ff.). Die Strukturelemente des Chromatins bestehen aus einer perlschnurartigen Kombination von Histonen und DNS in sich repetierenden Einheiten, wie ebenfalls Sengbusch a.a.O. (377) darlegt, ohne daß dies hier in Einzelheiten wiedergegeben sei. Offen und ungeklärt bleibt zum großen Teil noch die Funktion der Lysosomen und des Golgi-Apparates (Lit.: Rapoport, S. 170 ff.).

Welche Folgerungen dürfen aus dem Gesagten - das in Anbetracht der vorhandenen Materialfülle nur einen Bruchteil derselben wiedergeben kann, insbesondere wurde nicht auf die Einflüsse der Hormone auf die verschiedenen Stadien der Zelldifferenzierung eingegangen -, die obigen Probleme anbetreffend, gezogen werden? Die Zelle ist nur in bezug auf den Gesamtorganismus ein eigenständiger "Mikroorganismus", der gesamte Organismus wiederum ist nur ein Ganzes, weil er auf milliardenfache Differenzierung der Zellen bezogen ist. D.h. es begegnet hier wiederum die Antinomie von Differenz und Einheit, die insbesondere auch die Beziehung zwischen der Vielfalt der Zellen (quantitativ) im ZNS und der Einheit des Bewußtseins (qualitativ) auszeichnet. Der Organismus ist die "Einheit", die sich antinomisch aber auch synergistisch zu der "unendlichen Vielfalt" der Zellen, ihrer Unterteilungen wiederum in sub- und supramolekulare Strukturen, in Organellen, Filamente, Ribosomen, Gruppierungen von Proteinen usf. verhält. Die Zelle ist keine für sich eigenständige "Monade", sie ist kein Einzeller, sondern hat zweifellos im Verlauf der Entwicklung zu den Metazoen und Vielzellern "zugunsten des Ganzen" auf Eigenbewegung "verzichtet", obwohl sie rudimentär über alle Fähigkeiten auch noch der Einzeller verfügt - insbesondere im Reticuloendothel. Dies kann zu der ersten oben aufgeworfenen Frage gesagt werden.

Ferner wird in der Zelle die Antinomie zwischen animalischem und vegetativem Pol und der Vermittlung beider zueinander angetroffen, allerdings erweisen sich auf der mikromolekularen Ebene diese Polarisierungen als wesentlich komplexer.

Dem Zellkern dürfte die zentrale Funktion der Reproduktion als Träger des gesamten Teils der Gene, der DNS, der Chromosomen zukommen. Hier begegnet das "Wesen" der Reproduktionsfähigkeit überhaupt, ohne daß es der Molekularbiologie jedoch gelungen sei, das "Warum" überhaupt von Vermehrung kausal-mechanistisch zu klären. Es muß wieder auf die vorgegebene "Information" zurückgegriffen werden, die nicht nur die Information für den Bau und die Entwicklung des gesamten Organismus darstellt, sondern auch noch dem Kern Instruktionen gibt, wann, wie und warum er sich zu teilen hat. "Die Information gibt der Information ihre Information" (s. Band I). Den Mitochondrien und mit diesen dem Zytoplasma überhaupt dürfte die entscheidende Funktion des Stoffwechsels zugesprochen werden, d.h. auch sie sind, analog zum Kern, dem vegetabilischen Prozeß zuzuordnen. Für den animalischen Pol trifft das über das Cytoskelett und die Mikrofilamente, insbesondere aber das über die Membran Dargestellte zu. Dabei zeichnen sich die Übergänge zu der Vermittlungsfunktion etwa des

Kreislaufs im ausgereiften Organismus bereits fragmentarisch in den Mikrotubuli und Filamenten ab, wie auch zu der Motorik und Sensorik der Bewegungsorgane. Der Membran kann ferner in ihrer Kombination von komplexer Selektionsfähigkeit (Wahrnehmung!) ("Signalisierung"!) und gleichzeitiger Bedeutung für den Stoffwechsel eine Vermittlerfunktion zwischen beiden Polen zugesprochen werden, dem Bindegewebe (Mesenchym) vergleichbar. Es liegt demnach im Prinzip eine dem gesamten Organismus analoge Gliederung in Polarisierungen und Antinomien auch in der Zelle vor.

Es erscheint jedoch wichtig, noch einmal auf das "schon zu viel diskutierte" Verhältnis der Teile zum Ganzen zurückzukommen, das Ganze nach Ansicht der "Vitalisten", stets qualitativ "mehr" als seine Teile, ein Novum darstellt, das den Teilen prinzipiell übergeordnet ist; nach Ansicht der Mechanisten-Materialisten das Ganze jedoch nur die Summe seiner Teile wiedergibt, die Teile sich zufällig aus biochemischen Substanzen zueinander - zur Summe des Ganzen - addieren. "Das Ganze ist mehr als seine Teile" (Driesch), ist jedoch ein nicht weiter abzuweisender Grundsatz, den nur ein "mit Blindheit Geschlagener" ableugnen dürfte. (Das Verhältnis des Einzelnen zum Ganzen wurde paradigmatisch von Husserl in seiner "Logik" dargestellt.)[103] Denn das Ganze übersteigt in seinen kommunikativen Vielfältigkeiten bei weitem die Möglichkeiten etwa der Einzelteile - der Zelle des Organismus - und stellt darüber hinaus auch einen Sprung ("Fulguration" nach Lorenz! u.a.) des Organismus gegenüber seinen Teilen, z.B. Organen dar. Das scheint von elementarer Offenkundigkeit zu sein, so daß eine weitere Diskussion sich erübrigt. Eine Summation von Zellen führt nur zu Zellhaufen - wie sie im Reagenzglas miteinander verkittet werden können -, das findet sich in Tumoren und bösartigen Geschwulsten, denen jedoch ein auf die ganze Gestalt des Organismus gerichtetes "Prinzip" abhanden gekommen ist.

Wo beginnt der "Teil"? In den Mitochondrien oder Ribosomen, in den Enzymen? Als Teil kann nur ein "lebensfähiges Teil", d.h. die Zelle angesehen werden - solange diese stoffwechselt und sich reproduziert. Damit wird aber schon die Notwendigkeit sichtbar, das Verhältnis des Ganzen zu seinen Teilen als eines von selbständig zu unselbständig anzusehen, wie dies in der Logik vorbildhaft E. Husserl[104] darlegte. Die Zelle als Teil ist "selbständig", in bezug auf den Organismus unselbständig - und umgekehrt: beide verbindet ein antinomisch-dialektisches Verhältnis, das von der Diskussion Vitalisten/Mechanisten nicht wahrgenommen wurde. Das "Ganze" ist jedoch nicht nur "mehr" als seine Teile, sondern darüber hinaus eine ganz andere organismische Daseinsweise als die der Zelle. Eine Daseinsweise, die sich graduiert schon im Verhältnis von dem Organ zu seinen Zellen, von dem Organ zu den übrigen Organen und zu dem Gesamtorganismus metamorphosiert.

Die Zelle ist als letztmögliche Verdichtung, Verfugung, Zusammenballung der im ganzen Organismus zur Entfaltung kommenden Daseinsweisen etwa der Eigenbewegung, des ZNS/Gehirn, von Atmung, Kreislauf oder der Verdauung anzusehen. Sie stellt in dieser Verdichtung - die ihre Ultrastruktur belegt - bereits eine Verschlüsselung, eine Reduzierung, "Codierung" des entfalteten Organismus dar, so daß sich der Organismus als eine permanent sich selbst-verdichtende, vereinende-reduzierende, sich selbst wieder aufhebende Fluktuation im Verhältnis zu seiner gesamten Gestalt darstellt. Eine Fluktuation zwischen Verdichtung, Verschlüsselung, Reduzierung hier, dort sich aber über diese Verdichtung hinaus zur Gestalt entwickelnd, die in die Umwelt eingreift. Der Organismus also ist nicht nur als "Ganzes" ein "Mehr" als die Teile, sondern er ist in diesem Verhältnis etwas fundamental anderes, das Verhältnis "Ganzes"/Teil entspricht nicht seiner Realität. Es sei vorläufig zusammengefaßt:

a) Einheit des Organismus als ganze Gestalt gegenüber den "Teilen".
b) Permanente Spannung, Oszillation, Fluktuation zwischen den Teilen - Zellen - und der Gestalt, die aufeinander bezogen sind, gegensätzlich (antinomisch) wie auch synergistisch sich zueinander verhalten.
c) Ein Spannungsgefälle zwischen der gesamten Gestalt und ihren "Teilen" besteht. Die Zelle wirkt als "letzte Instanz" lebenserhaltend-synthetisch - Proteinsynthese - andererseits dissimilierend. Der Organismus verbraucht als "ganze Gestalt" in der Auseinandersetzung mit der Umwelt sich selbst und seine Teile, geht an dieser Auseinandersetzung zugrunde. Die "Gestalt" - zugespitzt formuliert - lebt auf Kosten der "Teile", die Teile verzehren mit sich die Gestalt. Die Zellen stellen ferner eine morphologisch-histologische Abbreviatur des entfalteten Organismus dar. Gestalt ist das Spannungsgefälle zwischen Milliarden seiner "Abbreviaturen" (Zellen, subzelluläre "Teile" usf.) und dem Organismus selbst. Das Verhältnis des "Ganzen" zu seinen Teilen ist nach diesen Ausführungen als komplexe Spannung anzusehen, die sowohl die "vitalistische" wie auch die "mechanistische" Konzeption, als zu kurz gegriffene, nicht mehr benötigt.

2. <u>Die Antinomien des Ganzen und seiner Teile</u>
(Morphologische und dynamische Vernetzung: das Gesetz der zu vollendenden geometrischen Figur)

Die heterogen-antinomische Beziehung zwischen dem Ganzen und seiner Teile liegt der Vernetzung des Organismus als Prinzip seiner Gestalt zugrunde. Dies sei wie folgt dargelegt: Die Vernetzung stellt sich als funktionell-dynamisch und eine morphologische dar. Die funktionell-dynamische Vernetzung war der Gegenstand der vorausgegangenen

Ausführungen II und III, die "Knotenpunkte" der Vernetzung sind als die "substantiellen Verdichtungen": Enzyme, Hormone und andere Grundsubstanzen des Stoffwechsels und ihrer Verbindungen anzusehen. Als weitere Verdichtung im Netz der funktionalen Zusammenhänge sind die Organe anzusehen, auf Grundlage der spezifischen - verdichteten - Zellen und Zellverbände. Sie sind verdichtete Funktionen. Die dritte Ebene der zellulären Vernetzung wurde soeben dargestellt. Das Prinzip der Vernetzung wird struktural in besonderer Weise durch das Bindegewebe - Mesenchym -, durch das Muskelgewebe und durch alle weiteren syncytialen Verflechtungen verwirklicht, aber auch durch das "syncytiale Geflecht" ZNS/Gehirn: Neurone, Achsenzylinder und Ganglien. Diese Verknotungen stellen die morphologische "Seite" der Vernetzung dar und der Organismus als Gestalt verkörpert das Prinzip einer ubiquitären Vernetzung. Alle drei Ebenen der Verdichtung implizieren Richtung, Unterbrechung der Richtung - etwa eines Stoffwechselvorganges an einer ATP- oder Pyruvat-"Schaltstelle" oder einer Erregungsleitung - und Fortsetzung der Richtung in "abgewandelter" Orientierung. Die Mitteilung an die jeweilige "Umschlagstelle" (Verknotung im Netz) oder die Antwort an diese wechselt ihre Ausrichtung durch Abweichung, um damit auf dieser elementaren Ebene der Kommunikation schon die Polarität: von Mitteilen, Aufnehmen der Mitteilung, Antwort im kommunikativen Prozeß darzustellen. In Ergänzung zu dem oben bereits Ausgeführten sei jedoch erinnert, daß nicht nur alle syncytialen Gewebe im Organismus Vernetzungen darstellen, nicht nur das ZNS/Gehirn mit seinen Synapsen, sondern z.B. auch die Ansätze der Muskeln an Knochen/Gelenken stellen Verbindungen dar, der Aufbau der Knochen selbst ist als osteale Vernetzung bis zum Übergang in das schwammige Element des sog. Knochenmarks als Vernetzung anzusehen. Das Kreislaufsystem stellt in hohem Maße das Prinzip der Vernetzung in Verbindung mit der Lunge dar, dem analogen Prinzip folgt der Aufbau der Niere in Nephrone und Tubuli hier, das Pankreas und die Verzweigungen und Verästelungen der exkretorischen aber auch inkretorischen Drüsengänge: das Prinzip der Vernetzung ist das Prinzip des Zellverbandes überhaupt. In der Vernetzung stehen sich die Einzelzellen, die zu einem Gewebe sich verbindenden morphologisch gegensätzlichen Histiozyten, Hämatozyten, Leukozyten usf., gegenüber, wobei die Erythrozyten in der Menge ihres Vorkommens und in ihrer kugelig-abgeplatteten Einzelgestalt Vernetzung als rein quantitativen oder funktionellen Zusammenhang ebenfalls verkörpern.

Die Bedeutung der Vernetzung als Grundprinzip des funktionellen und morphologischen Zusammenhanges für den Organismus liegt zusammengefaßt in folgendem:

a) Es ist ganz schlicht die Form eines Zusammenhaltes: wie das Netz oder ein Flechtwerk, ein Korb überhaupt, Heterogenes zusammenbinden und zusammenhalten. Dieser ganz äußerliche Aspekt wird jedoch durch

b) wesentlich ergänzt, durch die Besonderheit eben der Vernetzung selbst. Im gängigen Netz- oder Korbgeflecht dienen die Knoten der Zusammenhaltung bisher benutzter Fäden oder Flechtwerkes, um damit die Fortführung derselben in anderer Richtung zu gewährleisten, vor allem aber die Formung durchzuführen. (Die jeweiligen Knoten oder Verdichtungen entsprechen in der organismisch-mathematischen Topologie René Thoms, seiner "Katastrophentheorie", den Tälern oder Durchgangspunkten, die die Formung ermöglichen.) Vernetzung ermöglicht demnach - ganz prinzipiell - Formgebung überhaupt.

c) In dieser Formgebung schlägt sich die jeweilige Richtung der Form als dynamisches Prinzip (s.o.: Ganzes/ Teil) nieder, um sich entsprechend im "Knoten" zu strukturieren, den jeweiligen Organen und Geweben, in der Morphologie. Das Prinzip ist durchweg in der Ontogenese der Prä- und Vertebraten - nicht der Arthropoden - zu beobachten, bei denen aus der Wanderrichtung undifferenzierter Zellen sich stets die morphologischen Strukturen herausbilden. Induktion beruht auf der Ermöglichung einer solchen Verdichtung oder Strukturierung aus undifferenziertem Gewebe. Die postulierten hypothetischen Gradienten-Strömungen in der Ontogenese implizieren als ihr End-Ergebnis stets Verdichtung, Verknotung von Zellaggregaten, Haufen, endlich spezifische Gewebe und Organe.

d) Vernetzung bietet Strukturierung über dem "Knoten", Stillstand der Bewegungsrichtung - aber vor allem darüber hinausgehend neue Richtung, neue Bewegung, als ob dem Knoten auch eine Regeneration und Anstoß zur Neubildung zukäme, die Zellverdichtungen im Prozeß der Regeneration eine "amphibienähnliche" Entdifferenzierung und erneute Differenzierung verwirklichen.

e) Das Netz schließt sich wieder zusammen: Warum eine Formentwicklung nicht permanent weiterschreitet, zur "offenen Form" und entsprechenden Mißbildungen, sondern stets über die Vernetzung zu sich "selbst" wieder zurückkehrt, den Bildungsprozeß abschließt (s.o. "gekrümmter Raum") dürfte, dem bisherigen Wissensstand folgend, kaum zu beantworten möglich sein. Es wird hier vielmehr das kommunikativ-strukturierende Prinzip der Spirale sichtbar, der Rückkehr zu sich selbst über den kommunikativen Prozeß, wenn auch erst im "Unendlichen". Vernetzung impliziert aus dieser Sicht Rückkehr zu der Ausgangsbewegung der Vernetzung. Das heteronom-antinomische Verhältnis vom Ganzen des Organismus zu seinen Teilen wird im Prinzip der Vernetzung in der Polarität Verdichtung/Verknotung/Umschlag/Umschlagstelle gegen Richtung/Leitung/Fortwirken eines Impulses deutlich. Die Verdichtung - die Synapse z.B. - umschließt Aufnahme des Wirkenden und seine erneute Umwandlung durch die in der Verknotung/Schaltstelle erfolgenden Veränderungen der Substanzen - z.B. der Transmitterstoffe -, ihre Weitergabe in umgewandelter oder leistungsveränderter Richtung. Das Ganze entspräche der Richtung einer Form oder Funktionsbildung: letztere u.a. das Endziel eines enzymatischen Prozesses wäre, morphologisch z.B. der Epiphysenschluß in der Entwicklung der Gelenke als Abschluß einer Form beeindruckt. Das Ganze wird als Anstoß zur Formerhaltung - Induktion in der Ontogenese - oder zum Funktionsablauf sichtbar, das immer sein eigentliches Ende schon im Beginn impliziert und antizipiert, im Ende wie im Anfang schon das Gegenteil - die Rückkehr, der Neubeginn - mitwirkt. Die Richtung, als Neubeginn und Rückkehr zu sich selbst, dynamisch die geschlossene Form gewährleistet. Das Bild des Syncytiums ist für den gesamten Organismus von ausschlaggebender Bedeutung, er zerfällt zum einzelnen, mit dem Ganzen des Netzes nicht mehr oder nur bedingt zusammenhängenden, Teil in der Krankheit.

Nicht ein vitalistisches "Etwas" strukturiert diese Entwicklung, sondern die dem Ganzen der Form unbestreitlich zugrundeliegende Geometrie "aller Dimensionen" (s.o., Labyrinth) bestimmt den Ablauf, die Formung des Ganzen. Die Entstehung der geometrischen Figur folgt den ihr vorbestimmten geometrischen Gesetzen, sie sind der Figur immanent wie ihr auch gleichzeitig übergeordnet - als Gesetz. (Das hat René Thom von anderen Voraussetzungen kommend erwiesen, Lit. s.o..) Dieses Prinzip wird hier für die Form/Gestaltentwicklung in Anspruch genommen: die organische Form, die organische Gestalt der "unendlichen" Artenfülle unterliegt den gleichen geometrisch-topologischen, vieldimensionalen Bedingungen, die die extreme Komplexität ihrer äußeren und inneren Struktur - Form ("Labyrinth"!) - verlangen. Das begonnene Dreieck - der Entwicklungsbeginn einer Form - kann sich immer nur als Dreieck zum Abschluß bringen, wenn auch in verschiedenen Dimensionen des Raumes. Dem jeweiligen Teil im Organismus - der letztlich nur funktional zu bestimmen ist, da Teil immer im Verhältnis zu dem nächsten übergeordneten "Ganzen" sich definiert - entspricht die unumgänglich notwendige Verknotung, an der die Formwerdungsimpulse unterbrochen werden, sich neu "formieren", entwerfen, um von dort aus in der Ontogenese syncytial und interaktionell die Gestalt zu bilden. Teil und Ganzes stehen also über das oben Gesagte hinausgehend in unauflöslicher Verschränkung - vorgegebener, apriorischer -, die - abschließend zu den obigen Darlegungen - sich gegenseitig bedingen: keine Form im Lebensprozeß ohne "Teil", kein Teil ohne "Form" ("Ganzes"). Ihr Bezug wird durch das Netz wiedergegeben, das in dieser Weise auch die obigen Ausführungen der interfunktionellen, interkommunikativen Zusammenhänge dynamisch darstellt: es gibt die geometrisch bestimmten Formimpulse über die jeweiligen "Schaltstellen" weiter, um damit die Form, den immanenten geometrischen Bedingungen entsprechend, abzuschließen.

3. Gestaltleib und Funktionsleib

Funktion und Gestalt stellten sich im Verlauf der bisherigen Ausführung als einander bedingende, aber auch antinomisch zueinander vernetzte, wiederum relativ selbständige Prinzipien der organismischen Gestaltwerdung dar. Es wurde vor allem auch dargelegt, wie die Funktion - einer Zelle, eines Organs - die Morphologie desselben übersteigt, die Funktion stets in ihren qualitativen Eigenschaften die Organe "transzendiert". Das Vorhandensein von Funktionskreisen - insbesondere auch im ZNS/Gehirn - sei erinnert, die zu Überschneidungen, Verstärkungen oder gegenseitigen Abschwächungen der Interferenzen führen. Nicht zuletzt wurde die Wirksamkeit biochemisch-histologischer Funktionen dargelegt, die Funktionen eines Enzyms mit seinen molekularen Abkünften wie auch mit seiner biochemischen Struktur einerseits zusammenhängen, andererseits - im Verein wiederum mit anderen Enzymen - diese Funktionen interaktionell sich permanent verändern, wandeln, verstärken, abschwächen, hemmen/stimulieren. Bei aller Gemeinsamkeit der Abkunft der Enzyme und Hormone einerseits aus biochemischen oder molekular-biologischen Verbindungen, werden diese selbst in ihrer Funktion wiederum überstiegen - erinnert man (s.o.) etwa die vielfältig-antagonistische Wirkung z.B. des Insulins (Peripherie, Gluconeogenese, Muskulatur usf.) oder des Thyroxins oder die Wirkungen der relativ unspezifischen Enzyme wie der Transferasen, Phosphorylasen usf.. Die biochemisch-histologische Vernetzung der Funktionen ferner noch einmal bedenkend, von denen aufgrund dieser Verknüpfung auch zweifellos gesagt werden kann, daß "alles mit allem" zusammen- oder jede einzelne Funktion von einer anderen abhängt (und so in das "Unendliche" fort...), stellt der Organismus ein letztlich unübersichtlich "vermaschtes", nicht begrifflich nachzuvollziehendes, nicht errechenbares, jedoch gleichzeitig funktionierendes, rein dynamisches "Netz" dar. Die "Knoten" in diesem dynamischen Netz entsprechen den "Schaltstellen" des ZNS, sie sind die Schlüsselsubstanzen auf der Stoffwechselebene, wie das ATP, $NADH_2$, das Pyruvat, das AcetylCOA, das Dopa u.a., auf der Enzymebene die Transferasen, Lipasen, Phosphorylasen usf., auf der Hormonebene z.B. das Hypophysenvorderlappenhormon (s.o., a.a.O.). Dieses Netz, dieses Ganze der Funktionen, sei jetzt als der "Funktionsleib" dem "Gestaltleib" gegenübergestellt, wobei insbesondere ontogenetisch der Funktionsleib als graduell sich determinierender und differenzierender im Vordergrund steht. Es wäre mathematisch ein Integral unendlich vieler Funktionen.

Es wurde oben ausgeführt, wie das Gehirn als funktionaler Zusammenhang letztlich nur als Integral aller Funktionen in seiner Einheit/Differenziertheit verstanden werden kann: Der Funktionsleib ist als dynamische-gleichzeitige Präsenz aller Funktionen des Organismus ein weiteres

Integral, das die Integration Keimzelle-Kern-Organismus-ZNS (s.o.) umschließt.

Die Integrierung der Funktion impliziert den Funktionswandel, nicht nur eine Eigenschaft des ZNS/Gehirns, sondern überhaupt aller organischen Funktionsabläufe, bis zum Funktionszerfall, der, sich (s.u.) morphologisch abzeichnend, u.U. morphologisch noch aufgehalten werden kann. (Beispiel: Das Ulcus pepticum als multifaktoriell-funktioneller Prozeß verschiedenster, zweifellos auch enzymatischer Bedingungen kann, trotz funktioneller Desintegration der Verdauungstätigkeit, des zunehmend toxisch-destruktiv wirkenden HCl und des Pepsins, noch morphologisch aufgehalten werden: je nach "Konstruktion" der Magenwand, Resistenz der Mukosa, der Muscularis usf..)

Der Funktionsleib ist darüber hinaus nicht abgrenzbar: er entzieht sich jeder Begrenzung wie etwa auch der geometrischen Figurierung: er ist "reine" Dynamik, d.h. Geometrie im Prozeß des Sich-Entwerfens und Sich-Verwerfens (s. René Thom, "Katastrophen").

Das Integral aller denkbar möglichen und für den Organismus relevanten Funktionen, die reine Dynamik derselben, ist auch das Integral aller Kommunikation im Sinne des Austausches, das stets jedoch im Durchgang durch die Verdichtungen, Verknotungen morphologischer oder biochemischer Relevanz innerhalb des Ganzen des organismischen "Netzes" sich erst darstellt.

Zusammengefaßt (s. auch oben "Information") erscheint Funktion und Funktionsleib fünffach: 1. als reine "Potenz", immaterielle "Information" in jedem Kern, 2. als ebenfalls reine Potenz in den Gonaden, 3. als präsente, aktualisierte Funktion im sichtbaren Organismus, 4. als Integral der aktualisierten Funktionen und ihrer Repräsentanz im ZNS und Gehirn, 5. als Integral wiederum aller Funktionen, potentiell oder aktualisiert, jedoch gleichzeitig und total: Funktionsleib. Dessen dynamische Vernetzung auf der humoralen Ebene (Stoffwechsel, Enzyme, Hormone) wird verdichtet zu "Knoten" im Netz, zu Organen: das Organ ist die verdichtete Funktion. Das wird eindeutig durch die Ontogenese, die Prävalenz und Dominanz der funktionellen Abläufe gekennzeichnet.

Demgegenüber zeichnet sich der Gestaltleib durch die konkrete Begrenzung der Gestalt selbst und durch die vermittels der sich bewegend-erlebenden Gestalt zu machende Grenzerfahrung allem räumlichen Nebeneinander gegenüber aus. Gestalt ist Grenze und Grenzerfahrung. Sie ist ferner Struktur - auf dem kommunikativen Hintergrund entstanden und vergehend - wie es oben dargelegt wurde. Für die Gestalten treffen in spezieller Weise die Wesenseigenschaften des vegetabilischen Pols zu: die Reproduktion, Regeneration, Metamorphose, Entwicklung, Wachstum, Differenzierung. Sie wurde in diesem Zusammenhang schon als das gleichzeitig in der Veränderung der Kommunikation sich erhaltende definiert: sie ist Grenze, Selbstbehauptung gegenüber den prozessual-kommunikativen Veränderungen des Funktionsleibes. Der Gestaltleib ist ferner sichtbar, wohingegen die Funktion zwar begrenzt nachweisbar, auch u.U. meßbar, im Nachweis auch sichtbar zu machen, aber prinzipiell "unsichtbar" ist: Wirkung. Die Gestalt - gemäß der nicht überholten Grundgesetze der Gestaltpsychologie und Gestaltwerdung - hebt sich stets von einem Hintergrund ab, sie ist letztlich die ideal anvisierte, geometrische Figur, die die faktisch konkrete Gestalt wie einen Hohlraum umgibt. Das "Ideal" wäre der Hintergrund als "Negativ" oder Hohl-Raum. Der geometrische Entwurf realisiert sich über den Funktionsleib zur faktischen Gestaltstruktur.

Gestalt bestimmt sich durch Vernetzung, durch den Antagonismus und Synergismus der Spannung des Teiles zum Ganzen. Die Gestalt ist sichtbare Vernetzung, sichtbarer Antagonismus, sichtbare Spannung zwischen eben diesen Teilen und ihrem eigenen Ganzen, ihrem geometrischen Entwurf.

Sie erhält sich in dieser Spannung, wie sie die Bedingung - als Entwurf auf das Ganze hin im Sinne der geometrischen Figur - der Spannung selbst ist. In dieser Spannung sind die Übergänge zwischen Gestalt - Morphé - und Funktion fließend: Die Gestalt der Leber ist nicht die Summe aus Parenchymzellen, Blutkapillaren, Gallenabflußsystem und Reticuloendothel, sondern die Gestalt ist die "Resultante" aus dem Entwurf der Geometrie der Figur hier, der einzelnen Zellsysteme dort. Diese Spannung erhält die Leber - wie jedes andere Organ - in ihrer Gestalt als sich verändernde. Bestünde diese Spannung nicht, verfiele die Gestalt - wie im Leberzerfall durch die Leberzirrhose. Wird z.B. die Leber durch Funktionswandel und Funktionsverfall zunehmend mit Bindegewebe durchsetzt, so wird sie zu einem "Haufen", einer "Summe von Zellen", die nicht mehr im Entwurf der geometrischen Figur integriert sind. Die die Gestalt erhaltende Spannung zwischen Ganzem und Einzelnen zerfällt - analog zu der faktisch sich vollziehenden, bindegewebigen Gestaltveränderung. Dies ist ein für die Pathophysiologie eminent wichtiger Vorgang.

Grenze in diesem spezifischen Sinne ist jetzt nicht nur räumlich-kompakte Abgrenzung gegenüber anderem Räumlich-Kompakten, sondern Grenze als Gestalt ist ebenfalls sich erhaltende Abgrenzung, die sich in der Spannung und in der "Auseinandersetzung" mit den Teilen wahrt, so ist sie auch Dynamik. Jede makroskopische Betrachtung eines Organismus vom Außen zum Innen der inneren Organe fortschreitend, dann in die mikroskopischen und submikroskopischen Bereiche eindringend, ist eine methodische Entstaltung, entsprechend methodisch dem, was sich in der Krankheit ereignet. Da in der anatomisch-histologischen Betrachtungsweise der Blick auf das Ganze zunehmend entschwindet, um nur noch Zellverbände, Zellen und endlich submolekulare Strukturen elektronenmikroskopisch in das Blickfeld treten zu lassen, entschwindet das Ganze als Bedingung des Zusammenhanges, als Spannung und Grenze zu den einzelnen Teilen.

Ohne damit die Notwendigkeit solcher Untersuchungen in Zweifel zu stellen - dies wäre absurd -, darf der Untersucher nicht den "Blick auf das Ganze" verlieren, da er sonst - und das ist allgemein in den neuesten Lehrbüchern in dieser Weise vollzogen - das Einzelne für das Ganze hält.

Zu der Gestalt des ganzen Organismus - die der Prävertebraten und Vertebraten - zurückkehrend, die Polarisierung in vegetabilischen und animalischen Pol, ihre Vermittlung erinnernd, ergibt sich, den Funktions- und Gestaltleib betreffend, folgende Zuordnung:
Dem vegetabilischen Pol kommt primär die Gestaltwerdung zu, dem animalischen Eigenbewegung (Umweltbezug) und Integration aller Funktionen zur Einheit des Erlebens. Damit ist in dieser vorgegebenen Polarisierung auch schon der Gestaltleib dem vegetabilischen Pol zuzuordnen, der Funktionsleib dagegen dem ZNS/Gehirn, letzterer im wesentlichen die Verschränkung von Vielfalt und Einheit der Funktionen morphologisch-histologisch-biochemisch darstellt, damit sich entsprechend strukturell-histologisch vom vegetabilen Pol unterscheidet. Zwischen Funktionsleib und Gestaltleib - das ZNS/Gehirn jetzt als "animalischer Pol" in das Ganze des Funktionsleibes integriert ist - würde die besagte Vermittlung zwischen beiden Polen durch Atmung/Kreislauf und vor allem durch den Bewegungsorganismus erfolgen. Die Vermittlung des Funktionsleibes würde hier am animalischen Pol (ZNS/Gehirn) zum Erleben in das "Innen" führen, dort durch die Bedeutung und Abhängigkeit wiederum des animalischen Pols vom und für den Stoffwechsel in den Gestaltleib und vegetabilischen Pol reichen. Diese Zuordnung ist jedoch nur eine Akzentverlagerung, die wie jede Zuordnung auch vereinfachend und damit verfälschend ist. Denn der vegetabilische Pol als Stoffwechselpol, die Funktionskreise der Kohlenhydrate, Eiweiße, Lipide, der Enzyme und Hormone sind ebenfalls "Funktionsleib" im Gestaltleib selbst, der wiederum über das adrener-

gische System, die NNR-Hormone, das ACTH und andere Transmittersubstanzen eine Funktionseinheit bildet, der vegetabilische und animalische Pol nicht mehr polarisiert erscheinen, sondern synergistisch.

Die Bedeutung dieser Funktionseinheit ZNS-Hormone-Stoffwechsel und ihrer vermittelnden Zwischenstufen liegt in ihrer Nähe zum Erleben und zu den bewußten Vorgängen, hier wird der "Umschlag" von der "reinen" Dynamik der Funktionen zum Erleben des "Innen" sichtbar, auf das jedoch erst im nächsten Abschnitt zurückgegriffen wird.

4. Die vier Grundstrukturen des Daseins und ihre organismischen Zuordnungen

In den vorausgegangenen Untersuchungen des Verfassers wurde der Entwurf des Menschen in Strukturen und Modi - beide durch inner- und intersubjektive Kommunikation entstehend und vergehend - dargelegt. Dies sei, die Strukturen betreffend, kurz erinnert:

1. Struktur des Raumerlebens, die die Beziehung zum jeweiligen Lebensraum - Personen- und Dingbezug - impliziert, ferner das Verhältnis zu Orientierung, von der motorischen Koordination bis zu Orientierung an Normen, Vorbildern und sog. Tugenden - und das Verhältnis zur Ordnung umschließt.

2. Struktur der Zeit: Die Beziehung zu Geschichtlichkeit, zur Zukunft und zur Verantwortung (Vergangenheit = Geschichte, Zukunftsperspektive, Verantwortung = Gegenwart).

3. Struktur der Leistung: Selbstdarstellung über Leistung in Arbeit und Beruf.

4. Struktur des Leibes: Verhältnis zum Leib, zur Emotionalität, "Trieben", Befindlichkeiten, Sinnlichkeit (Sexualität).

In der gesamten belebten Natur - einschließlich der Pflanzenwelt - begegnet die Differenz zwischen vegetabilischem und animalischem Pol und den aus diesem Prinzip sich entwickelnden, von dem Entwurf her schon im Ei polar angelegten Regionen von Entoderm (vegetabilischer Pol) und Ektoderm (animalischer Pol). Repräsentiert der vegetabilische Pol Stoffwechsel und die oben wiederholt ausgeführten anderen Prozesse der Gestaltwerdung, den Gestaltleib, ist der Funktionsleib primär auf den animalischen Pol hin zentriert, auf Eigenbewegung, Motorik/Sensorik und Sprache, so vermittelt er damit auch Ermöglichung von Orientierung im Umraum des Lebewesens. Damit zeigt sich in dieser vorgegebenen Polarisierung ein erster, dann noch zu differenzierender Gegensatz, der in den obigen Ausführungen, die Strukturen betreffend, sich zwischen dem Erleben des Leibes und der Emotionalität hier, dort der Beziehung zum Lebensraum, zur Umwelt, zur Orientierung, zu Normen und Ordnung sich darstellt. Ein weiterer Gegensatz zwischen Emotionalität (Leib) und Leistung kann in den "Strukturen" zum Ausdruck kommen, auf die Zeit als zwischen den Gegensätzen vermittelnd wird ebenfalls verwiesen. Diese Analogie ist jedoch mehr als eine solche. Es wird hier vielmehr eine Wesensbeziehung sichtbar, eine über das Ähnlichkeitsprinzip hinausgehende Gemeinsamkeit der Strukturen. Der vegetabilische Pol, das vielfach dimensionale "Labyrinth" der Stoffwechselorgane und ihrer verschiedenen Beziehungen zum "Innen" und "Außen" ist primär emotional stumm und lebt in absoluter Bewußtseinsferne. Nur in der Sexualität als einer Vermittlung zwischen dem vegetabilischen und animalischen Pol wird Erleben erfahrbar, ferner in der Vermittlung durch Lunge/Kreislauf und endlich im Bewegungsorganismus. Die Leber, die Niere, der Verdauungstrakt - bis auf Ein- und Ausgang desselben - sind ebenfalls emotional "stumm", was auch für zahlreiche andere Organe, wie z.B. das retikuloendotheliale System, das der Blutbildung usf., gilt.

Diese und die anderen Organe des vegetabilischen Pols sind ganz primär "Gestaltleib" und stehen morphologisch wie funktional im schon ausgeführten Gegensatz zum animalischen Pol. Ein morphologischer Strukturgegensatz wird sichtbar.

Der gelebte und erlebende Leib jedoch im Sinne der anthropologischen Konzeption und der Daseinsanalyse ist auch der Leib der Emotionalität, der Gestimmtheiten, der "Triebe" usf.. Er impliziert stets schon die vermittelnden Gestaltungen und Funktionskreise der Sexualität, der Atmung, des Bewegungsorganismus, er umfaßt stets den animalischen Pol und visiert als "Leib" in erster Linie das Verhältnis des Subjektes zu diesem, das Erleben des Leibes an, dann erst die Vermittlungsstufen von Sexualität, Atmung/Kreislauf und Bewegungsorganismus. Leib aber im hier vorgetragenen Sinne ist primär vegetabilische Reproduktion und Gestaltung, Entwicklung, Metamorphose oder Regeneration, bewußtseinsfern ohne Emotionalität oder Gestimmtheiten: Stoffwechsel und Wachstumsleib, Gestaltleib und auch Funktionsleib. Gemeinsam jedoch mit dem anthropologisch-daseinsanalytischen Begriff des Leibes ist überhaupt das "Leibhafte" der "kompakten" Körperlichkeit, der Gestaltungsprozesse. Das Leben durch den Leib ("Leiben" nach M. Boss und G. Condrau) im Sinne der vegetativ sich abspielenden Veränderungen, ereignet sich in Wachstum und Fortpflanzung, in Entwicklung und Differenzierung. Der vegetabile Pol entspricht aus dieser Konzeption dem Leib, in dem der Mensch "wohnt", der er ist, ohne es zu wissen, der ihn "trägt" (Zutt: "Tragender Leib"), der sein Werden und sein Vergehen mitbestimmt. Das dürfte der gemeinsame Wesenszug des "anthropologischen" Leibbegriffes und des hier dargelegten vegetabilischen Poles sein. Dem vegetabilischen Pol würde darüber hinaus in den Zellverbänden das Epithel und seine hohe Regenerationsfähigkeit entsprechen, das Reticuloendothel dagegen dem vermittelnden Organismus, zu dem sowohl ontogenetisch wie histologisch auch Lunge (Atmung) und Kreislauf zu zählen sind, wie auch der Bewegungsorganismus. Das Nervengewebe und die Glia repräsentieren dagegen den animalischen Pol. Die spezifischen Zellverbände erlauben eine weitere Unterteilung und Zuordnung in die genannten Bezirke, in denen sich wiederum die Gegensätze der oben erwähnten Strukturen noch weiterhin differenzieren lassen. Dies wäre dann bis in die biochemischen Grundsubstanzen der Kohlenhydrate, Eiweiße und der Lipide fortzusetzen - deren Zuordnung zu Polen und Vermittlungen schon oben dargelegt wurde.

Der animalische Pol, über den sich Eigenbewegung und Eigenerleben darstellen, in dem Gestaltleib und Funktionsleib "integriert" sind, ist die Ermöglichung des Umschlags von der Einheit des Erlebens zur unübersehbaren Vielfalt der Funktionen des ZNS/Gehirns und deren Auswirkungen wiederum auf die Funktionen des Gestaltleibes. Die mit dem ZNS und dem Gehirn verbundene Ortung des Lebewesens in seiner Umwelt, die Ermöglichung von zielgerichteten Bewegungen und Wahrnehmen hier, dort die senso-motorische, den ganzen Organismus erfassende Integration zu einer sinnvollen Bewegungs- oder Ruhegestalt, verbunden auch mit den entsprechenden Stoffwechselvorgängen, lassen diese Organe als funktional-gestalthafte Repräsentanz des Organismus selbst und seines jeweiligen Verhältnisses der Umwelt gegenüber erscheinen.

Darüber hinaus geben sie vor allem das Verhalten eben des Lebewesens zu seiner Umwelt wieder. Funktionale Repräsentanz von Organismus und Umweltbezug impliziert allerengste Vernetzung und Verdichtung des funktionalen Zusammenwirkens auf dem engsten Raum des ZNS/Gehirns. Der gesamte Organismus erscheint dort in seiner Ganzheit als funktionale Daseinsweise, als zeitlich reines In-, Auf-, Mit- und Gegen-einander-Wirken, als räumliches Auf-, Mit- und Gegen-einander-Bezogensein. Diese spezifische Existenzform des Organismus ist die "unendliche" ineinander verfugte Architektur des Gehirns: der Raum.

Der Organismus stellt im vegetabilischen Pol den Leib als sich verändernden, als permanenten Stoffwechsel und als Reproduktion dar. Im Gehirn und ZNS dagegen wird Räumliches zur Dauer von Bewußtseinsfunktionen "transponiert":[105] Gedächtnis, Identitätserfahrung, Umweltbezug usf.. Das Gehirn/ZNS ist der Pol der Integration der innerorganismischen Prozesse, der Ortung im Umraum der Lebewesen, der Vermittler von Eigenerleben und Bewegen/ Wahrnehmen und Sprache. Er steht damit struktural, histologisch und funktional wie auch ontogenetisch im Gegensatz zum vegetabilischen Pol.

Für die Beziehung des Erlebens, der Emotionalität, zum Atmungs- und Kreislauforganismus, ist die Bedeutung der Rhythmik dieser Organsysteme - wie oben ausgeführt wurde - zentral. Die Rhythmik vermittelt die Daseinsform des Zeitlichen auf der Ebene des Organismischen. Rhythmik ist Zeitentstehung und Zeitentgehen aus einem Fokus (Verdichtung), Knoten (vgl. den Sinusknoten im Herzen!), innerhalb derer die Rhythmik "spontan" entsteht und mit der Sinusschwingung wieder vergeht, um sich erneut im Sinne einer zyklischen Bewegung zu bilden. Das zeigt sich eindeutig in der Rhythmik der Atmung, die das Außen (die aufgenommene Luft) nach Innen und das Innen (das CO_2) wieder nach Außen strömen läßt, dabei den gesamten Körper miteinbezieht. Im Atmungs/Herz/Kreislauf-Organismus ist der Mensch in die Zeiterfahrung des Rhythmischen eingebettet. Das ist ein wichtiges Merkmal dem vegetabilischen und animalischen Pol gegenüber: die Unterbrechung der Kontinuität der rhythmischen Zeitentwicklung im Ein- und Ausatmen oder in der Herzfrequenzregulation führt im allgemeinen sofort zum Tode. Auf die enge Veschränkung der Atmung mit der Emotionalität wurde bereits oben verwiesen, wie auch auf die der Sprache, vermittels der letzteren wird die Atmosphäre - die Luft -, die in der Evolution "eroberte", erweitere Umwelt, als Ermöglichung eben emotional-noetischer Kommunikation sichtbar, diese Umwelt nicht nur die der Motorik/Sensorik und der Eigenbewegung ist. Der Zusammenhang mit der Sprache darf für die Atmung spezifisch angesehen werden. Sprache schwingt in das Herz/Kreislaufsystem mit hinein, erscheint in diesem gegenüber der Atmung abgeschwächter und abgedämpfter.

Der ferner auch gewebsspezifische Vermittlungscharakter von Atmung und Kreislauforganismus durch die Verschränkung von Epithel, entodermalen Anteilen (Bronchien) und Mesenchym - Gefäßwände - ist ferner zu vermerken.

Der Bewegungsorganismus endlich ist primär der Auseinandersetzung mit der Umwelt, Bewältigung derselben, Selbstdarstellung des Lebewesens innerhalb dieser engstens zugeordnet. Er stellt die organismische Seite der Ermöglichung von Leistung dar, ihren Umweltbezug, ihre Repräsentanz und Verschränkung derselben mit dem ZNS.

Dem Entwurf des Menschen in jenen vier Grundstrukturen korrespondieren im Organismus der vegetative Pol antagonistisch/synergistisch als Leib und "Gestalter" mit dem animalischen Pol (in Beziehung zu Orientierung und Ordnung), der Atmungs/Kreislauforganismus mit dem Verhältnis zur Zeitlichkeit, der Bewegungsorganismus mit der Leistung. Jeder dieser "Teilorganismen" verhält sich zum anderen sowohl ergänzend/synergistisch wie antagonistisch. Synergistisch z.B. in der Auseinandersetzung mit der Umwelt verhalten sich alle "Teilorganismen" zueinander, antagonistisch jedoch sind sie in morphologischer Struktur und Funktion. Atmung/Herz und Kreislauf sind struktural und funktional - wie bereits erwähnt - grundsätzlich anders entwickelt als das Gehirn/ZNS - stehen jedoch aufgrund ihrer teilweisen entodermalen Abkunft in morphologisch enger Verbindung zum vegetativen Pol. Ebenso antagonistisch zueinander stehen der mesenchymale Bewegungsorganismus in morphologisch funktionaler Beziehung zum Gehirn/ZNS wie auch zum vegetativen Pol, synergistisch wiederum in Bewegung und Umweltauseinandersetzung. Die "Synergeia", das "Zusammenwirken" aller "Teilorganismen" im Gesamt des Organismus bei antagonistisch/antinomischer Funktion, wird wieder durch das Verhältnis des Teiles zum Ganzen bestimmt (s.o.). Der Antagonismus wird jedoch in der Diskoordination der Krankheit sichtbar, wenn die Teilorganismen, z.B. Atmung/Kreislauf, sich verselbständigen und aus der Vernetzung "herausfallen", d.h. in der Funktionsstörung oder in der morphologischen Veränderung das "Ganze" in die selbständig-unselbständigen Teile zerfällt.

Der kommunikative Bezug der Daseinsweisen des Menschen - der Strukturen - über die Teilorganismen wird durch das Bild der Spirale (s.o.) verdeutlicht: um die Gemeinsamkeit von Kommunikation und Integration derselben in ihrer sowohl autonomen als auch abhängigen Strukturierung zu einem "ganzen" Organismus zu veranschaulichen. Jede Wende der Spirale würde ein Teilorganismus bedeuten, dessen - werden die Zellen und Mikroeinheiten berücksichtigt - Teile wiederum infinitesimal differenziert sind, dennoch ein Ganzes bilden. In diesem Zusammenhang dürfte insbesondere den Hormonen die Rolle der Grenzbildung zwischen "Funktionsleib" und "Gestaltleib" zukommen, sie vermitteln - eben dem Knoten im Netz vergleichbar - sowohl spezifisch zwischen vegetativem und animalem Pol, wie auch zwischen Lunge/Kreislauf und Bewegungsorganen, und nicht zuletzt zwischen der Sexualität und dem Ganzen des Organismus. Sie stellen den Organismus als komplex-biochemische Repräsentanz auf einer Zwischenstufe von Funktion und Gestaltleib dar, von animalischem, vegetabilischem und mesenchymalem Pol.

Nach dem bisher Gesagten läßt sich zusammenfassen:

1. Der Organismus ist ein Ganzes, da er stets ganz auf seine Teile bezogen ist, die Teile nur Teile sind in ihrem Bezug auf das Ganze. Der gegenseitige Bezug beinhaltet Spannung zwischen dem Ganzen und seinen Teilen, diese

Spannung, dieser gegenseitige Bezug ist der Funktionsleib, das Integral aller gleichzeitig im Organismus sich ereignenden Funktionen.

2. Das "Ganze" des Organismus ist, das Dargelegte erinnernd, gepolt und als Ganzes gleichzeitig "Teilorganismus". Die Polarisierung des Organismus wird in den unterschiedlichen Stoffwechselprozessen (Kohlenhydrate, Eiweiße, Lipide) sichtbar, wie in der Struktur der Zellen, der Zellverbände. Der Organismus ist in den enzymatischen/hormonellen Prozessen nicht weniger transformiert anwesend wie in der räumlichen Architektur des ZNS/Gehirns.

3. Das "Ganze" des Organismus ist der ausgewachsen-gereifte eines Lebewesens, begrenzt durch die verschiedenen Etappen seines Entstehens und Vergehens.

4. Er ist jedoch ebenso "ganzer" Organismus in den Keimzellen (Reproduktion) "Information", in der "Spannung" (Antagonismus) zwischen Zellkern und Zytoplasma/Membran.

5. Er ist ferner "ganzer" Organismus als vegetabilischer Pol, polar-funktionell und strukturell zum ZNS und Gehirn, das ebenfalls den gesamten Organismus als Funktion im Sinne der Integrierung "beinhaltet" und repräsentiert.

6. Der Organismus ist "Ganzer" in der Atmungs-/Kreislaufgestalt wie auch in dem Bewegungsorganismus.

7. Der "ganze" Organismus ist endlich die gleichzeitige Metamorphose dieser verschiedenen Repräsentanzen und Funktionen, die als sich wandelnde Permanenz und Struktur erreicht haben: vom Aufbau der Zelle und ihren Polaritäten bis zum vegetabilisch/animalischen, mesenchymalen Pol, vom Atmungs-/Kreislauforganismus zum Bewegungsorganismus.

8. Der Organismus ist der Vollzug der "Vergegenwärtigung" verschiedener Existenzformen in den Metamorphosen ein- und desselben Organismus: jedoch dieser ein und derselbe Organismus ist als solcher überhaupt nicht festzustellen, da er nur in der Permanenz verschiedener Repräsentanten,

die zueinander in einem metamorphosierten Verhältnis stehen, greifbar wird.

9. Diese Metamorphosen der Daseinsweisen des Organismus etwa im "Labyrinth" des vegetativen Pols im Verhältnis zu Struktur und Funktion des ZNS und Gehirns, implizieren Vermittlungen, deren histologisches Substrat durch das Mesenchym gewährleistet wird und das sich insbesondere im Atmungs-/Kreislauf- und Bewegungsorganismus wie auch im Bindegewebe überhaupt als sichtbares "Netz" der organismischen Vernetzung niederschlägt.

10. Der Organismus ist kommunikativer Prozeß wie permanente Strukturierung desselben: "Veränderung in der Dauer, Dauer der Veränderung". Der kommunikative Prozeß vollzieht sich in den verschiedenen "Ebenen": von der Stoffwechselebene und ihrer Polarisierung zu der der Enzyme und Hormone, beider Bedeutung wiederum als "Sprache" und leitthematischer Hierarchisierung. Die Hormone stellen ferner Verdichtungen dynamischer Prozesse in funktional-hierarchischer Gliederung dar, wie auch im Verhältnis zu den Zellen, Zellverbänden und inneren Organen, in denen sich die kommunikativen Prozesse erneut "verdichten" und "verknoten".

11. Der Organismus wird aus diesem Grund als "Netz" oder "Vernetzung" von Teilen und Ganzem angesehen, der dynamische Charakter derselben entspricht dem "Funktionsleib", die Gestalt entsteht durch Verknotung, Richtungsänderung, erneute Verknotung in den jeweiligen "Verdichtungen des Organismus": von Stoffwechselprodukten bis zu den Organen. Der strukturale Aspekt der Vernetzung wird als "Gestaltleib" bezeichnet, der funktionale Aspekt als "Funktionsleib".

12. Nicht zuletzt bieten Polarität und funktional-strukturale Gegensätze eine interpretative Aufschlüsselung der vier primären Existenzweisen des Menschen und ihrer organismischen Ausgestaltung: Der vegetabilischen, animali-

schen, der vermittelnden von Atmung/Kreislauf, des Bewegungsorganismus und der Sexualität. Der Leib wäre dem vegetabilischen Pol zuzuordnen, der Raum (Orientierung, Ordnung, Lebensraum) dem ZNS/Gehirn, die Zeit dem Teilorganismus Atmung/Kreislauf, der Bewegungsorganismus der Leistung. Diese Zuordnungen werden jedoch durch den "Funktionsleib" des Organismus, die Verschränkung von Teil und Ganzem, stets in der Einheit und in der Differenz wieder relativiert, aufgehoben und neu zueinander konstituiert: sie sind dynamisch.

VI. Grundzüge einer organismischen Pathophysiologie (B)

1. Das Primat der Funktionsstörung

Das Primat der Funktion vor der Morphologie wurde in Kapitel IV dargelegt. Für die Klinik ist es das Verdienst G. v. Bergmanns gewesen (s.o.), in einer nach wie vor - nach 50 Jahren - noch grundsätzlich nicht überholten "Funktionellen Pathologie" den Vorrang der Funktionsstörung vor der pathologisch-anatomischen Veränderung der Gestalt bei zahlreichen Krankheitsbildern aufgezeigt zu haben. In seiner Nachfolge wirkte dann vor allem Th. v. Uexküll.[106] G. v. Bergmann hat das Primat der Funktion an zahlreichen Krankheitsbildern etwa des Magen-Darm-Kanals (spastische Obstipation - Colitis mucosa - Colitis ulcerosa), des Kreislaufs (labile/fixierte Hypertonie), der Atmung (Asthma-Emphysem) u.a.m. erwiesen.

Das Primat der Funktionsstörung besagt jedoch nicht, daß grundsätzlich aus einer Funktionsstörung - etwa des Kreislaufs oder des Verdauungstrakts - sich eine (häufig irreversible) anatomische Veränderung ergeben muß. In einem allgemeinen Überblick hat der Verf.[107] schon 1951 aufgezeigt, aufgrund einer statistischen Katamnese in den USA, daß nur ein begrenzter Prozentsatz von 1000 Patienten, die an "neurozirkulatorischer Dystonie" litten, einen irreversiblen Kreislaufschaden entwickelten. Auch sind im einzelnen die Übergänge von der Funktionsstörung zu der zunehmend irreversiblen pathologisch-anatomischen durchaus noch strittig und nicht ausreichend geklärt. Die Funktionsstörung besagt, daß die vielfältigen Wirkungen eines Organs in bezug auf dasselbe wie auch auf die anderen Organe und den gesamten Organismus sich zunehmend verselbständigen und die Synergie zugunsten der Antinomie zurücktritt. D.h. die "Dysfunktion" impliziert den Verfall des Fließgleichgewichts auf biochemischer, enzymatisch-hormoneller Organ-"Ebene", Verfall des antagonistischen-synergistischen Gegeneinander- und Zueinander-Wirkens in bezug auf den organismischen Verband. Eine Leberfunktionsstörung - bereits meistens sehr komplexer Natur - kann sich durch Stoffwechsel-"Entgleisungen" auf der Ebene der Enzyme anfangs darstellen, ferner im Kohlenhydrat- oder Eiweißstoffwechsel, in einer Veränderung der Zusammensetzung der Gallensäuren, bis zu einer Entwicklung auch von sog. "Gallensteinen". Letztere weisen bereits auf einen zunehmend irreversiblen, pathologisch-anatomisch greifbaren Befund, die Lebererkrankung kann sich ferner z.B. lediglich durch Störungen im Bilirubin- oder NH_2-Stoffwechsel bemerkbar machen. Die klinische Untersuchung der Leberfunktionen zielt eben auf Ermittlung der "Funktionsstörungen", ohne daß dabei bereits eine morphologisch-quantitative Veränderung nachweisbar sein müßte. Das funktional-morphologische Zusammenwirken der verschiedensten Faktoren und Bedingungen in der Genese, allein z.B. des Aszites, einer schwerwiegenden, meist irreversiblen organischen Veränderung, wird aus folgender tabellarischer Darstellung sichtbar, wobei Siegenthaler den Leberparenchymschaden als eine morphologisch schwer zu diagnostizierende Veränderung für dieses Bild u.a. postuliert (s. Tabelle 16, Anhang).[108]

Analoge Zusammenhänge ließen sich bei dem sog. peptischen Ulcus, bei sekundärer Anämie, bei den Systemkrankheiten des ZNS aufweisen, deren Voraussetzung in den schon sehr rasch irreversiblen morphologischen Veränderungen des Nervensystems als Funktionsstörungen sichtbar werden, diese Funktionsstörungen wahrscheinlich im Stoffwechsel der Nervenzellen zu suchen sind. Selbst der sog. offene Ductus Botalli als Charakteristikum einer angeborenen, anatomisch-pathologischen Veränderung muß "logischerweise" auf einen "Informationsdefekt", d.h. letztlich eine Funktionsstörung im undifferenzierten Endothel-Mesenchym zurückgehen. Die Infektionskrankheiten sind im Zusammenhang der hochkomplexen, primär funktionellen, immunbiologischen Abwehrvorgänge zu sehen, ihr eventuelles Versagen ist für eine Erkrankung ausschlaggebend, nicht der "Bazillus" oder "Virus". (Kliniker sprachen noch von "Autoaggression", Siegenthaler, S. 450 ff., dies ist inzwischen wieder überholt, s. auch Bd. III.)

Primärmorphologische Veränderungen dürfte es nur bei Traumen geben. Die bösartigen Tumoren dagegen gehen - nach der derzeitigen Hypothese - primär auf Funktionsstörungen im "Informationscode", in der mangelnden immunbiologischen Abwehr u.a.m. zurück, bei pathogenem, viralem "Informationstransport", d.h. auf Funktionsdefizite (Lit. s. Siegenthaler, bösartige Tumoren).

Ist die Funktionsstörung - wie bei den die molekulare Struktur der Zellen miteinbeziehenden, derzeitigen Hypothesen - eine Folge nur molekular-biochemischer Veränderungen? Veränderungen etwa in der Hybridisierung eines Molekülverbandes, Ausfall einer "codierenden Sequenz", "Lese"- oder "Übersetzungs"-Fehler? Ist das zeitliche Vorausgehen von Stoffwechselprozessen vor der morphologischen Strukturierung als "Funktion" ebenfalls nur auf enzymatische Substratvorgänge zu reduzieren? Das Aufwerfen dieser und ähnlicher Fragen übersieht die oben dargelegte Vernetzung des Ganzen und seiner Teile: nur weil das "Ganze" der Zelle oder ihrer mikromolekularen Strukturen oder das "Ganze" des Organismus nicht mehr - aus was für Gründen auch immer - sich beziehungsgerecht auf das Teil - das Molekül, die DNS-Sequenz, das Enzym - beziehen können, verselbständigt sich das Teil, so daß insbesondere bei bösartigen Tumoren der defizitäre Bezug derselben auf das Ganze der immunbiologischen Abwehrvorgänge gesehen werden muß. Die "Funktionen" der einzelnen Enzyme des Stoffwechsels, die möglicherweise "gestört" eine allgemeine Leberfunktionsstörung hervorrufen, ist Funktionsstörung in bezug auf die anderen Enzyme, in bezug auf die Hormone und weitere Stoffwechselprozesse, ferner auf die mit der Leber kooperierenden Organe und endlich in bezug auf die Leber selbst. Das primär - durch ein Trauma -

anatomisch-morphologisch gestörte Organ löst eine Fülle von Funktionsstörungen aus, die es als "Ganzes" nicht mehr adäquat mit den "Teilen" korrespondieren läßt - wie umgekehrt Funktionsstörungen stets den Bezug zwischen Ganzem und Teil darstellen. Die Frage, wo "räumlich"-kausal die Störung beginnt, ist irrelevant und letztlich nicht zu beantworten: "Information", "Konstitution" sind Anmutungen für Reales aber letztlich Unbekanntes. Die biochemisch-molekularen Prozesse sind "Teile" der Funktion wie das Organ. Von Bedeutung für den Organismus und von Interesse für den Forscher ist jedoch einzig das Vorhandensein - unter Umständen keineswegs immer aufzuweisen - einer Funktionsstörung.

Die Funktion wird in ihrer zunehmenden, früher oder später den ganzen Organismus mit einbeziehenden Tendenz immer komplexer: sie ist in ihrer Komplexität dann nicht mehr überschaubar. Ihr Primat gegenüber der pathologisch-anatomischen Veränderung liegt nicht zuletzt auch in dem Primat des ontogenetisch vor jeder Strukturierung sich ereignenden Funktionszusammenhanges des "Ganzen" in der Embryogenese.

Aus dem soeben Dargestellten darf gefolgert werden, daß Krankheit generell zunächst als - nicht immer "greifbare" - Dysfunktion erscheint. Dysfunktion stellt sich auf der Ebene des vegetativen Poles als Stoffwechselstörung dar, der "Pol" nicht mehr in der Lage ist, das "Fließgleichgewicht" des Stoffwechselprozesses, seine fundamentale Bedingung, aufrecht zu erhalten. Aus den zahlreichen sich anbietenden Beispielen des Kohlenhydrat-, Eiweiß- und Lipidstoffwechsels und seiner Störungen sei nur der "Stoffwechselblock" im Abbau der Aminosäuren erinnert, mit seiner Folge des Wegfalls des die Auf- und Abbauvorgänge mitbedingenden Fließgleichgewichtes:[109]

"Der Abbau einer Aminosäure kann auf verschiedenen Stufen durch völligen oder teilweisen Ausfall einer Enzymaktivität blockiert sein. Es kommt zu einer Metabolitenansammlung vor dem Block, zu einer Anreicherung von Produkten, die auf Stoffwechselnebenwegen entstehen, und zu einer Verminderung hinter dem Block (Abb.).

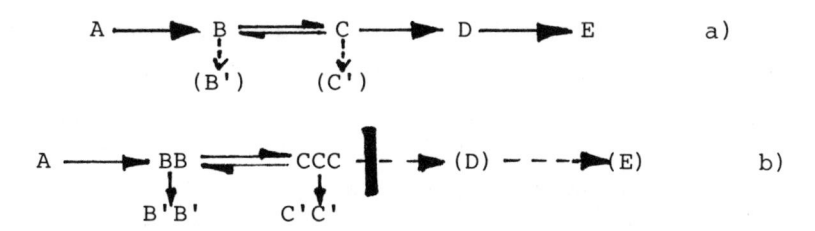

$$A \longrightarrow B \rightleftharpoons C \longrightarrow D \longrightarrow E \qquad a)$$
$$ \downarrow \downarrow$$
$$ (B') (C')$$

$$A \longrightarrow BB \rightleftharpoons CCC \;|\!\!\!- \longrightarrow (D) \dashrightarrow (E) \qquad b)$$
$$ \downarrow \downarrow$$
$$ B'B' C'C'$$

(Abb. Folgen eines metabolischen Blocks im Aminosäureabbau. a) Physiologischer Abbau mit Hauptstoffwechselweg A bis E. Metabolische Nebenwege führen zu geringer Produktion der Metaboliten B' und C'. b) Blockierung des Abbaus zwischen C und D. Die Stoffwechselprodukte vor dem Block werden angereichert, soweit reversible Schritte zu ihnen führen (C und B). Der vermehrte Abbau auf Nebenwegen führt zu einer Anhäufung der Metaboliten B' und C'. Die Stoffwechselprodukte hinter dem Block (D und E) sind vermindert.)

Leitsymptom der Metabolitenanhäufung vor dem Enzymblock ist ihre vermehrte Ausscheidung im Urin. Der Enzymblock kann entweder alle Zellen des Organismus erfassen und dann auch in Leukozyten oder Erythrozyten nachweisbar sein oder nur in gewissen Organen vorkommen.

Folgeerscheinungen von Transportstörungen und metabolischem Block im Aminosäureabbau

Aminosäurestoffwechselstörungen können durch folgende Mechanismen pathophysiologische Folgeerscheinungen auslösen:
- Lokale Ablagerung von konzentrierten Aminosäuren bzw. Metaboliten, z.B. Ochronose bei Alkaptonurie, Cystinsteine bei Cystinurie. Eine geringe Löslichkeit in Wasser begünstigt die Ablagerung.
- Toxische Wirkung von Stoffwechselmetaboliten: Hemmung von Enzymen, z.B. bei Phenylketonurie.
- Funktionsstörungen des Zentralnervensystems (bei primären Aminosäurestoffwechselstörungen besonders häufig hereditärer Schwachsinn), welche mit der Anreicherung von Aminosäuren und Aminosäuremetaboliten im Blut, Liquor und Gehirn in Zusammenhang stehen. Der genaue Mechanismus der zerebralen Schädigung ist ungeklärt. Das Ausbleiben der zentralnervösen Folgeerscheinungen durch die selektive Reduktion der im Blut pathologisch angereicherten Aminosäure in der Nahrung bei vielen hereditären Aminosäurestoffwechselstörungen beweist die Bedeutung der metabolischen Störung.
- Proteinmangelerscheinungen beim Verbrauch einer essentiellen Aminosäure, z.B. Tryptophanmangel bei Karzinoidsyndrom."

Den Kohlenhydratstoffwechsel anbetreffend sei nicht nur an den Diabetes mellitus erinnert - primär eine Funktionsstörung in der Erzeugung des Insulins, sekundär morphologisch mit den Veränderungen der Langehans'schen Inseln verbunden -, sondern an die Glykogenose, ferner an die Galaktose im Fettstoffwechsel, an die Erkrankungen dann des Abbaus der freien Fettsäuren, die bei ganz heterogenen Störungen auftreten können, wie etwa im Gefolge des Diabetes (Insulinmangel), bei Schilddrüsenüberfunktion, bei Phäochromozytom und bei Übergewichtigkeit. Diese Zusammenhänge sind von besonderer Wichtigkeit, da sie die Funktion der FFS im Organismus von ganz verschiedenen Organsystemen abhängig erscheinen lassen, die "Organsysteme" von der Hyperlipazidämie wiederum in ihrer Funktion beeinträchtigt werden, der Begriff der Funktion damit äußerst weitgespannt ist.

Die Dysfunktion - so darf nach diesen Beispielen gefolgert werden - zeichnet sich primär auf der biochemisch-molekularbiologischen Ebene durch Versagen der Aufrechterhaltung des Fließgleichgewichtes im Stoffwechsel aus. Das bedingt zunehmende Irreversibilität der Prozesse, toxische Substanzen werden nicht mehr abgebaut und ausgeschieden: aus dem "offenen System" des Fließgleichgewichtes wird zunehmend ein geschlossenes mechanisch-kausales System der Dysfunktion.

2. Zehn die Krankheit bestimmende Grundphänomene

a) Verlust der Polarität

Aus der Dysfunktion erwächst die zunehmende Schwierigkeit des Organismus - des Zellverbandes, der Organe - sich polar jeweils zum übergeordneten Ganzen, seiner Polarität entsprechend zu erhalten. Polarität impliziert und ermöglicht, im Ganzen des Organismus von Organsystemen und Teilorganismen gegensätzliche Funktionen einzunehmen: Muskulatur gegen endokrine Drüsen, endokrine Drüsen gegen Ganglienzellen usf. (morphologisch/strukturale Antagonismen, s.o.). Die nicht mehr ab- oder aufbaufähigen Substrate im Stoffwechsel verlieren ihre Polarität zu den Enzymen, die sie nicht mehr aufgreifen. Das geschädigte Nieren- oder Leberparenchym verliert seine "Lebensfunktion erhaltende" Polarität zum Bindegewebe, es verändert sich in funktionsunfähiges Bindegewebe. Die Tumorzellen und die durch Tumortoxine geschädigten Zellen bringen ihre "archaischen" Fähigkeiten zur anaeroben Glykolyse zum Vorschein, die Warburg - nicht unbestritten - in einer primären Atmungsbeeinträchtigung sah, die jedoch das polare Verhalten der Zelle zu O_2, diesen als toxischen Fremdkörper zu binden und zu integrieren, bereits weitgehend aufgehoben hat.

Apolares, nicht mehr Polaritäten vermittelndes Verhalten wird in allen anatomisch-morphologisch geschädigten Organen und Organsystemen sichtbar. Die emphysematös veränderte Lunge vermag die Polarität von Ex- und Inspiration mit all ihren Folgen für den O_2/CO_2-Stoffwechsel nur noch mangelhaft durchführen. Das myocardgeschädigte Herz zeigt Störungen in der Polarisation des Rhythmus, im Erregungsablauf, der motorisch beeinträchtigte Arm bewegt sich - je nach Sitz und Ausmaß der Schädigung - nicht mehr adäquat zu der Polarität des Raumes. D.h. das nicht mehr die Polaritäten einhaltende Organsystem kann sich nicht mehr polar verhalten.

b) Verlust der antinomischen Verschränkungen

Es seien - in Wiederholung zu Band I, Kap. V/VI - jetzt die von Woltereck und in Ergänzung vom Verfasser aufgezeigten Antinomien des Lebendigen erinnert und im einzelnen der jeweilige Verlust der antinomischen Struktur an "der" Krankheit dargelegt.

In der Krankheit - Dysfunktion - werden vor allem die antagonistisch zueinander stehenden Funktionen - man denke nur an Beuger und Strecker im Muskel - zunehmend kausal determiniert. Die ihnen zukommende "Finalität" - s.o. - ist nur noch begrenzt aufzuweisen. Das beruht morphologisch auf Entstrukturierung, bindegewebiger Verödung, die Gewebe verlieren ihre antagonistische Struktur: spezifische Nervenzellen sind bei Funktionsabbau zunehmend nicht mehr von der Glia zu unterscheiden. Beim Diabetes mellitus wird durch den Insulinmangel der Antagonismus dieses Hormons zum NNR-Hormon nicht mehr aufrechterhalten, mit allen sich daraus ergebenden Folgen insbesondere für den Kohlenhydratstoffwechsel. Bei Ausfall der Parathyreoidea kann sich der CA-Stoffwechsel nicht antagonistisch zum K-Stoffwechsel verhalten: Ausfall von Transferasen, polar antagonistischem Stoffwechsel der Kohlenhydrate oder Eiweiße, schränkt den K/CA-Stoffwechsel entsprechend ein. Man bedenke ferner die Vielfalt der mit dem Morbus Addison oder Morbus Cushing verbundenen Symptomatik (Tabelle s.u.), die Vielfalt ebenfalls der mit der NNR zusammenhängenden Funktionskreise, der mit diesen verbundenen "sinnvollen Lebenserhaltung", tritt hinter der Kausalität von Einzelreaktionen zurück, die das Krankheitsbild bestimmen. So z.B. beim Morbus Addison die "kausal" bedingte Erniedrigung des Plasma-Cortisons, der erniedrigte Aldosteron-Metabolismus, die Hypotonie und Hypoglykämie, die - wie noch andere "Symptome - relativ-kausal mit dem Ausfall der Steroide in Verbindung gebracht werden können. Besonders deutlich wird u.a. das Unvermögen des geschädigten Organs/Organismus/Organsystems bei zunehmender Dekompensation der Herztätigkeit: daß das Herz nicht mehr in der Lage ist, durch adäquates Minuten- und Schlagvolumen seine Polarität zur Schwerkraft zu erhalten, der Wasser- und Elektrolythaushalt zunehmend in der Peripherie des

Körpers "versinkt": den Gesetzen eben der Schwerkraft und nicht mehr der Herzaktivität gehorchend. Es sei ferner an das oben dargestellte Schema "Aszites" erinnert, das kausal-mechanische Bedingungen des Aszites in Zusammenhängen aufzeigt, die vor der Entstehung desselben "final" auf geregelte Ab- und Aufbautätigkeit der Leber gerichtet waren. Der erkrankte Organismus unterliegt jetzt - im Aszites - eben zunehmend kausal-mechanischen Gesetzmäßigkeiten, die vorher im Ganzen des Prozesses und in ihrer Beziehung zu den Einzelvorgängen akausal integriert waren.

Zu den weiteren Antinomien sei erinnert, daß alle Funktionsausfälle Störungen im Fließgleichgewicht (s.o. a)) darstellen, die Gebilde dadurch zunehmend stabil und geschlossen werden. Mit dem Verlust der Labilität des Fließgleichgewichtes verliert der Organismus seinen Wesenszug als den eines "offenen Systems".

In der Erkrankung verliert sich ferner die Mannigfaltigkeit zugunsten der Einheit: z.B. in jeder bindegewebigen Veränderung oder Verödung wird aus der Mannigfaltigkeit vorausbestandenen Gewebes die Einförmigkeit der bindegewebigen Struktur. Kompensationsmöglichkeiten etwa im Kreislauf durch vermehrten Ausgleich der Anforderungen vermittels erhöhten Minuten- und Schlagvolumens des Herzens, Regulation der Endstrombahn usf., werden reduziert: anstatt vorausgegangener Kompensationsmöglichkeiten etwa bei einem Mitralvitium wird die Kompensation zunehmend "eingleisiger", ein zum Gestaltverfall und zum Tode führender Prozeß (Nr. 4 der Antinomien in Band I/Kap. V/VI). In der Erkrankung überwiegt ferner im zunehmenden Verlust der Mannigfaltigkeit des Organismus - zugunsten der Einförmigkeit - auch der Verlust der Diskontinuität organismischer Prozesse zugunsten der Kontinuität. Die Antinomie Kontinuität/Diskontinuität, die sich im gesunden Organismus im Wechselspiel erhält, wird zunehmend zugunsten der mechanisch-kausalen Kontinuität aufgegeben. Periodisch und diskontinuierlich verlaufende Exkretion oder Inkretion innerer Drüsen wird z.B. bei der Hyperthyreose graduell kontinuierlicher, die Substanz - z.B. Thyroxin - ist kontinuierlich im Blutspiegel erhöht. Ausfall sensorischer oder motorischer Nerven lassen z.B. den Gang (Funktionswandel) nicht mehr diskontinuierlich-rhythmisch erscheinen, sondern kontinuierlich usf..

c) Verlust der Indeterminierung und Regenerierung

Die Indeterminierung der organismischen Prozesse geht ferner zunehmend zugunsten der Determinierung und Kontinuität (s.o.) zugrunde. In der Erkrankung überwiegt in diesem Zusammenhang der repetitive Charakter des Lebensprozesses im Vergleich zum regenerativen, sich erneuernden. Die regenerativen Fähigkeiten des Organismus lassen bei chronischen Insuffizienzen etwa der Niere oder der Leber nach oder es entstehen verzögerte Wundheilungen im Verlaufe gravierender Leukämien, die auch mit spezifischen Eiweißmangelschäden zusammenhängen können. Das funktional komplexe Zusammenspiel von Herz/Atmung/Arteriolen/Kapillaren/Venolen/Venen/kleiner Kreislauf/Lunge, die mit diesem verbundenen NNR- und HVL-Ausschüttungen, die Muskulatur, der Stoffwechsel, werden zunehmend eingeschränkt, wiederholen sich in dieser Einschränkung, ohne "neue Reserven" oder neue Auswege der zunehmenden Dekompensation zu erzeugen: es kommt zur Dekompensation des Herzens bei Vitien. Die analoge Stereotypie wird bei dem Verlust der Kompensation etwa von erhöhtem Eiweißverbrauch durch die zunehmend insuffiziente Niere sichtbar, die Resorption der Eiweiße erliegt graduell, die Ausscheidung derselben erhöht sich zunehmend stereotyp-repetitiv. Das führt dann zu dem ebenfalls fast jede Erkrankung auszeichnenden "Circulus vitiosus" einer Antispirale, da der erhöhte Proteinverlust sich auf den Elektrolyt- und Wasserhaushalt auswirkt, dieser wiederum den Kreislauf beeinflußt usf.: repetitives

Geschehen anstatt finaler Orientierung sich abzeichnet. Das Krankheitsgeschehen wird stereotyp-zyklisch (Circulus vitiosus), "kybernetisch". Die einseitigen Kompensationen werden zur Grundlage endgültiger Dekompensationen. Die kybernetische Betrachtungsweise wird hier relevant, sie zeichnet den Circulus vitiosus zahlreicher pathologischer Prozesse aus: Wurde in Band I/Kap. IV die Bedeutung der kybernetischen Betrachtungsweise für das Verständnis organismischer Prozesse - insbesondere in bezug auf deren nicht mehr übersehbare "Vermaschung" - in Frage gestellt, kann jetzt festgestellt werden, daß es zwar "Kybernetik" im lebendigen Geschehen nur approximativ-analog gibt, jedoch die Krankheit sich kybernetisch "zum Tode" bewegt, wird der Circulus vitiosus als kybernetischer nicht unterbrochen. Die Rückkoppelung bei dem dekompensierten Herzen, der insuffizienten Niere oder Leber, der in der zunehmenden Sekretion zum Ersticken führenden Lunge im Asthmaanfall usf., sind typisch kybernetische Prozesse, die Rückkoppelung zu "automatisch" verstärkter Dekompensation führt. Die kybernetisch-mechanische Rückkoppelung macht die zunehmende Dekompensation einer Funktionsstörung auf kausaler Ebene erklärbar - sie leistet, für die Krankheit, was sie für den gesunden Organismus nur extrem begrenzt vermag.[110]

d) Dekonzentrierung

In der Krankheit erfolgt ferner eine zunehmende Dekonzentrierung der Funktion. Dies wird insbesondere an Ausfällen im ZNS deutlich: der Funktionswandel impliziert Konzentrationsabbau und Nachlassen ebenfalls der Integration, er stellt die ursprüngliche Funktion "dekonzentriert" wieder her. Ferner sei an die Dekonzentration der Erythropoese bei Knochenmarksschädigungen oder Leukämien erinnert. der kranke Organismus büßt an Spontaneität zugunsten der Reaktivität ein: der Kranke selbst verhält sich überwiegend passiv, die Befindlichkeit ist gestört, der chronisch oder akut Erkrankte reagiert primär auf seine Umgebung, er antwortet eher, als daß er sich primär mitteilt. Das gilt für den Organismus nicht weniger: die bindegewebige chronisch veränderte Niere oder Leber - analog zu anderen, bindegewebig verödenden Organen - ist nur noch bedingt zur eigenen, spontanen Heranbildung von Stoffen - Enzymen - in der Lage. Sie werden graduell zu auf die Umgebung nur noch reagierenden, sie aber nicht mehr aktiv beeinflussenden Faktoren.

e) Normierung

Darüber hinaus wird das Krankheitsgeschehen zunehmend über Chronifizierung normiert, es entwickelt sich ein sog. "typischer" klinischer Verlauf etwa eines Ulcus pepticum, einer Polyarthritis, Meningitis oder anderer Infektionskrankheiten im Vergleich zu anderen "Möglichkeiten der Erkrankung". Dies erfolgt gegenüber der relativen Freiheit des Verhaltens, die den gesunden Organismus im Vergleich zu einem an einer Infektionskrankheit Leidenden auszeichnet.

Der kranke Organismus ist zunehmend den exogenen Einflüssen ausgesetzt, er vermag diese nicht mehr umzuformen oder nur noch bedingt, er lebt überwiegend in Anpassung: z.B. in der Abwehrphase des sog. AAS-Syndroms in der Stress-Problematik.

So überwiegen in der Krankheit Dysfunktionen und "Disharmonien", die sonst notwendige "Disharmonie" als integrierender Anteil des Ganzen dekompensiert, die latente "Disharmonie" wird manifest.

f) Entdifferenzierung und Gestaltverfall

Der erkrankte Organismus und das erkrankte Organ zeichnen sich durch zunehmenden Ersatz spezifischer Gewebe durch unspezifische aus. Mit dieser Tatsache ist die pathologische Anatomie in großen Anteilen ihrer Untersuchungen befaßt. Ohne den Einzelheiten weiter nachzugehen, liegt die Grundtendenz vor, daß Entdifferenziertes - Bindegewebe - anstelle spezifisch Differenziertem tritt: auch der alternde Organismus folgt einer analogen Tendenz. Hand in Hand damit ist ein zunehmender Gestaltverfall - nur begrenzt reversibel - der einzelnen Organe wie auch der ganzen Gestalt zu beobachten.

g) Verselbständigung des Teiles gegenüber dem Ganzen

Die Dysfunktion, der Verfall der polaren, heterogenen, antinomischen Funktion oder Struktur, der Verlust des Fließgleichgewichtes, heben die grundlegende Spannung ganzer Organismus/Teilorganismus weitgehend auf. Das integrierende Ganze verliert sich zugunsten der Teile, wie bereits kurz erwähnt wurde. Die kranke Lunge und die chronisch emphysematöse Bronchitis, die Hyperthyreose, die Arthrose und ihre Veränderungen, die Leberzirrhose: alle diese und anderen Erkrankungen, soweit sie ein Organ oder mehrere derselben befallen, verändern das Organ in der Weise, daß es sich der Integration des Ganzen entzieht. Es wird "selbständig". Die verselbständigten[111] Organe vermögen sich nicht mehr zu regenerieren, grundlegende Merkmale des vegetativen Poles sind "mechanisiert", Neubildungen, Metamorphosen des Stoffwechsels verfallen zunehmend. Der Teil - das einzelne Organ - beginnt das Ganze zu dominieren: diese Verkehrung ist ein Grundcharakteristikum aller Erkrankungen.

h) Identität von Funktion und Morphologie

Im Zuge der Depolarisierung, des Entfallens der Antagonismen und Antinomien, kommt es graduell zu einer weitgehenden Identität von Morphologie und Funktion: die Funktion verliert ihr Vermögen, die Morphologie zu übersteigen, mit Funktionskreisen anderer Organe oder anderer Funktionen derselben zu interferieren, sie wird als Dysfunktion dann des verfallenden Organs zunehmend an dieses morphologisch gebunden. Einfachstes Beispiel sei folgendes: ein schlecht verheilter Knochenbruch schränkt die Bewegungsmöglichkeiten der Extremität ein, diese sind an die - mißgebildete - Knochenstruktur gebunden, sie können nicht mehr mit anderen Bewegungen koordiniert werden. Eine Seite der Gestalt (des Körpers) wird asymmetrisch belastet - mit allen Folgen - und nicht zuletzt werden die Wirbelsäule und die mit ihr morphologisch in Verbindung stehenden Organe in Mitleidenschaft gezogen.

i) Einseitige Strukturierung und Kompensationen

In der Krankheit kommt es zu einseitigem Überwiegen einer der Grundstrukturen (s.o.) des organismischen Entwurfes. Im Verlauf der Kompensation als Versuch, ein verlorengegangenes, lebensnotwendiges Fließgleichgewicht wieder herzustellen, bemüht sich z.B. bei der Leberzirrhose - s. Abb. Aszites - die verstärkte Herztätigkeit, die zunehmende Stauung in der Pfortader durch Erhöhung der Arbeitsleistung zu kompensieren. Dies beschleunigt die Dekompensation einerseits (kybernetisch), andererseits wird der gesamte Organismus einseitig der "Thematik" "zunehmender Kreislaufbelastung" ausgesetzt.

Andere Funktionen treten im Verlauf der Kompensation zurück, d.h. werden zugunsten der Kompensation eingeschränkt. Die Struktur von Kreislauf/Atmung (Mesenchym) tritt im Verlaufe dieser Erkrankung zunehmend gegenüber dem vegetabilischen Pol, dem Entoderm (Leber) in den Vordergrund. Bei Ausfall von motorisch-sensorischen Arealen des Gehirns ist nicht nur der Funktionswandel derselben zu beobachten, sondern naturgemäß werden andere Funktionen des Organismus - die des vegetativen Poles - vordergründiger: für den Kranken beginnen z.B. Nahrungsaufnahme, die "vegetativen Funktionen" des Leibes, eine wichtigere Rolle einzunehmen als sie möglicherweise vor der Erkrankung hatten. Dazu zählt auch das gesteigerte Schlafbedürfnis von an Hirntumoren Erkrankten oder Patienten mit System-Erkrankungen: eine Kompensation des dekompensierten animalischen Poles durch das Vegetabilische.

k) Beeinträchtigter Umweltbezug

Der Umweltbezug ist generell bei fast allen Erkrankten beeinträchtigt: im Sinne des Rückgangs der spontanen Mitteilung an die Umwelt, überwiegt das passive Verhalten dieser gegenüber.

3. Der anthropologische Krankheitsbegriff
   (Erster Überblick)

Im Durchgang durch die aufgezeigten Phänomene der Krankheit im Sinne der "amplifikatorischen Phänomenologie"[112] des Verfassers, wird sich der komplexe Sachverhalt "Dysfunktion/Krankheit" dem Leser vermittelt haben. Wenn Sadegh-Zadek[113] in seinen instruktiven Ausführungen die Problematik des Krankheitsbegriffes überhaupt darlegt - aus wissenschaftstheoretischem, scientistischem Aspekt - und über 20 heterogene Definitionen der Krankheit durch maßgebliche Internisten und Pathologen anführt, dann übersieht er jedoch den phänomenologisch-anthropologischen Krankheitsbegriff, der in seiner Definition zwei Wurzeln aufweist:

1. Eine vorgegebene lebensweltliche "Erfahrung von Kranksein", die a) ein ubiquitäres Erleben einer gestörten Befindlichkeit, b) eines Gestaltverfalls, sichtbarer Veränderungen der Gestalt, c) Konfrontation mit dem Tod (Sterben) impliziert.

2. Die phänomenologische Erfassung von Krankheit in der hier wiedergegebenen Methode im Durchgang durch die Charakteristika (Phänomene) von Krankheit überhaupt reduziert diese phänomenologisch auf organismisch nicht weniger als "psychisch" erlebte und erfahrene Kommunikationseinschränkungen. Diese Konzeption ergibt sich aus der Erfahrung der Phänomene etwa des Verlustes der Polarisierung und der Antinomien, der Dysfunktion, der Mechanisierung, Entdifferenzierung usf. als "letzt-mögliche" Präzisierung und Definition von Krankheit - auf dem Hintergrund ihres Gegensatzes zur "Gesundheit". Kommunikationseinschränkungen durch z.B. Verlust der antinomischen Polarisierungen sind bereits Krankheit. Wie es zu dieser kommt, die Ätiologie einer Kommunikationseinschränkung aufzuhellen, liegt auf einer anderen Ebene der Bemühungen. Einschränkungen der Kommunikation über den animalischen Pol - z.B. Systemerkrankungen -, über den Bewegungs-, Atmungs-, Kreislauf-Organismus, über den vegetabilischen Pol, sind "Krankheit", da diese "Organismen" funktionell-morphologisch dekompensiert sind. D.h. "hinter" dem Krankheitsbegriff steht das Konzept der ausgeglichenen - Fließgleichgewicht/Maß - Kommunikation, Einseitigkeiten derselben, Einschränkungen sind bereits krankhaft. Es ist also eine ideale, nomothetische Norm, die hier - jedoch phänomenologisch an den "Fakten" organismischen Daseins erhärtet - im Hintergrund das Wesen von Gesundheit als Maßstab für Erkrankung reduktiv (phänomenologisch) anvisiert. Die Kommunikationseinschränkung, Dekompensation einer oder mehrerer Strukturen, Kompensationen durch die Residuale - ob reversibel oder

irreversibel - bestimmt das Wesen von Krankheit. Hier wird die psychosomatische wie somatopsychische Bedeutung dieser Konzeption sichtbar: einseitige Kommunikation im psychisch-intersubjektiven Bereich kann sich ebenso funktional, dann morphologisch auswirken - wie umgekehrt eine asthmoide Bronchitis zu gravierenden Kommunikationseinschränkungen im intersubjektiven Bereich führt. Eine Präzisierung erfährt der Krankheitsbegriff durch die Einführung der sog. "Modi" in das organismische Geschehen.

Wie der Verfasser vor allem in seiner Untersuchung "Mitteilung und Antwort" darlegte, sind die oben aufgewiesenen vier Grundstrukturen des Daseins, über die der Mensch sich entwirft (s.o.), durch die sog. "Modi" des Erkundens, Entdeckens, Erschließens, Sich-Auseinandersetzens, Sich-Bindens oder Lösens und durch das Bewältigen miteinander verbunden. Es handelt sich hier um lebensweltlich vorgegebene Kommunikationsweisen, die jeder Triebbestimmung, jeder Emotionalität, jedem noetischen oder volitiven Vorgang aprioristisch vorgehen (Lit. "Mitteilung und Antwort, op.cit. a.a.O.). Die Grundstrukturen oszillieren kommunikativ vermitels der Modi untereinander, gehen ineinander über, vergehen oder entstehen wieder. Die erwähnten Modi[114]

""schlagen" sich jeweils in den Grundstrukturen "nieder", materialisieren sich in diesen, wie sie diese aber auch wieder aufheben oder auflösen. Dies kann zum Beispiel an der Entwicklung des Kindes beobachtet werden, wenn es anfänglich als ein Erkundendes die Welt oder seinen Leib, sein "Selbst" peripher, undeutlich und undifferenziert wahrnimmt, im Erkunden aber Leistung vollbringt, Orientierung gewinnt, sich schrittweise damit konstituiert. Im Entdecken (ebenfalls auf das Verhältnis zum Leib, zur Leistung, zur Räumlich- und Zeitlichkeit bezogen, die sich damit strukturieren) beginnt sich die Gegensätzlichkeit der Welt darzustellen, wie zum Beispiel die Gegensätzlichkeit von Bekanntem und von Neuem. Im Sich-Erschließen richtet das Kind sein Augenmerk auf die Eigenschaften der Welt, auf die "Washeit" derselben, auf die Qualitäten der Dinge wie der Personen, die es umgeben. In der Auseinandersetzung dagegen tritt es zunehmend aktiv in die Welt ein, es beginnt Standpunkt zu beziehen, tritt damit in die eigentliche Eröffnung von Welt ein, antwortet möglicherweise mit Abwendung oder verstärkter Zuwendung. In der Auseinandersetzung wird der Konfliktbezug von Kommunikation gegenüber dem Leib, im Entwerfen und Verwerfen von Leistung oder Vorbildern und Normen, mit der Aufforderung, sich zum Beispiel in der Reflexion zu besinnen, besonders sichtbar. Zuwendung oder Abwendung als Folge von Auseinandersetzung implizieren Binden und Lösen, über die das Kind erste Entscheidungen "für" (binden) oder "gegen" (lösen) zu tätigen beginnt. So entscheidet sich das Kind in der Zuneigung für eine Person, es bindet sich mit der Entscheidung, sei es an einen Lehrer oder eine Aufgabe - gleichzeitig löst es sich von anderen Möglichkeiten. Auch in den noetischen Prozessen und den logischen Denkakten sind Binden und Lösen von wesentlicher Bedeutung. Im Bewältigen endlich nicht nur einer Aufgabe, die zum Abschluß gebracht wird, einer menschlichen Beziehung, eines emanzipativen Aktes, sondern in der Bewältigung der eigenen Existenz im umfassenden Sinne, fügen sich diese fundamentalen Kommunikationsmodi zu einem jeweils auf den Akt der Kommunikation bezogenen Ganzen."

Die organismisch-biologische Bedeutung der Modi sei an folgenden zwei Beispielen erläutert, wobei noch einmal in diesem Zusammenhang an die "phänomenologische Physiologie" von "Mitteilung und Antwort" erinnert sei. Die Aufnahme von Nahrungsstoffen ereignet sich vom ersten Erkunden der Speise durch Zunge und Geschmack im Mund bis zum graduellen Entdecken der Art der Nahrung. Dann erfolgt das Er- und Aufschließen derselben im Vollzug des Verdauungsprozesses, Auseinandersetzung mit und Abbau der Fremdstoffe, Binden der Elementarbestandteile im Aufbau, Lösen in der Ausscheidung, Bewältigung nach Integrierung der Nahrung in den Organismus. Es ist ein biologischer Grundvorgang, der phänomenologisch strukturidentisch mit dem obigen Beispiel aus der Ontogenese der Kinder ist. Das Beispiel einer immunbiologischen Reaktion stellt sich wie folgt dar: das Erkunden des eingedrungenen Antigens durch die jeweiligen Antikörper/Phagozyten, das Entdecken der spezifischen Abwehrmöglichkeit, das Erschließen der Antigene im Sinn des biochemisch-molekularen "Identifizierens", "Erkennens", die Auseinandersetzung mit dem Antigen, Binden des Antigen/Antikörper-Klons, Lösen auszuscheidender Substanzen, Bewältigen der Gefahr und Überwindung des Gegners, Integrierung einer weiteren immunbiologischen

Abwehrreaktion in den Organismus. Aus der Sicht dieser jetzt zu den Grundstrukturen und ihrer organismischen Bedeutung eingeführten Modi läßt sich der anthropologische Krankheitsbegriff als möglicherweise scheiternde Auseinandersetzung mit dem Organismus schädlicher, ihn "nichtender" innerer (Funktionsstörung z.B. innersekretorischer Drüsen) oder äußerer (Antigene, Allergene usf.) Substanzen oder imponderabilen Einflüssen (Klima, Strahlen) bestimmen. Ferner ergibt sich aus dieser Konzeption die Möglichkeit, pathophysiologische Prozesse in ihrem kommunikativen Stellenwert zu präzisieren: Die sog. Gastritis oder das sog. Magenulcus sind graduierte Auseinandersetzungen innerhalb des vegetabilen Poles mit möglicherweise - bei dem durchgebrochenen Ulcus - letalem Ausgang. Das Asthma bronchiale - wie alle spastisch erlebten Krankheitszustände, die auf Fehlinnervation, Fehldurchblutung und Fehlregulation beruhen, wie z.B .auch die Migräne, die Blutdruckkrise, die Gallengangsspasmen ohne organischen Befund - stellt ebenfalls eine organismische Auseinandersetzung mit Fremdstoffen (Allergenen) dar - die jedoch, wie oben ausgeführt wurde, bereits den Charakter der Verselbständigung hat, der Mechanisierung, Entdifferenzierung durch Verlust der antinomischen Struktur zugunsten einseitigerkausaler geweblicher Veränderungen. Einen Schritt weitergehend, etwa bei den Systemerkrankungen des ZNS, dem Diabetes mellitus, der primären Anämie, den malignen Tumoren usf., hat die Auseinandersetzung bereits im funktionalen Bereich der Stoffwechselprozesse, unter den Enzymen und ihrer "Sprache" sich ereignet. Das Nicht-Bewältigen ist manifest, der Organismus ist bereits vom Tode heimgesucht, der heute durch Substitutionstherapie beträchtlich hinausgeschoben werden kann. Im "Funktionsleib" wird primär erkundet - sich auseinandergesetzt - bewältigt, wie das paradigmatisch an der Verdauung oder an der immunbiologischen Abwehr sichtbar wurde, bzw. stellen hier funktionale und morphologische Konfiguration eine Einheit dar - die bei Versagen der Auseinandersetzung dann in die morphologische, meistens irreversible Organveränderung aus dem "Funktionsbereich" "fällt".

Ferner wird der innerorganismische Zusammenhang zwischen den "Teilorganismen" animalisch-vegetabilisch-mesenchymaler (Lunge und Kreislauforganismus) Pol durch die Kommunikationsmodi sichtbar: Sie sind im gesunden Organismus funktional stets auf Bewältigen der innersekretorischen und Umwelteinflüsse eingestellt, die sich gegenseitig durchdringen und zwischen Erkunden, Auseinandersetzen und Bewältigen permanent oszillieren. Erst in der Erkrankung eines Teilorganismus, seiner Dekompensation - etwa des Kreislaufes - bei mangelnder Kompensationsmöglichkeit des Gesamtorganismus, ereignet sich das "Bewältigen" nicht mehr, bekommt das Krankheitsgeschehen bei spastischen Zuständen und Anfallsleiden ("Krisen") den Charakter der sich verselbständigenden aber nicht mehr zu leistenden Auseinandersetzung (s. auch P. Hahn, a.a.O.).[115] Das wird insbesondere auch durch die Infektionskrankheiten verdeutlicht, der Antwort des Organismus auf Viren oder Bakterien in der Auseinandersetzung mit denselben z.B. - über Erkunden, Entdecken, Erschließen -, seinem eventuellen Versagen oder Bewältigen, die stets eine Antwort des ganzen Organismus, aber spezifisch auch der befallenen Teilorganismen ist: Lunge, Magendarmkanal, Stützgewebe usf.. Die Spannung zwischen dem Ganzen und den Teilen wird wieder deutlich - in der Bewältigung behauptet sich der ganze Organismus, im Scheitern wird der Teilorganismus, das befallene "Organ", zum Hauptschrittmacher der weiteren Erkrankung: das Teil überwiegt (s.o.).

Der anthropologische Krankheitsbegriff primär auf den Organismus bezogen, stellt sich jetzt wie folgt dar:

1. Krankheit ist eine Kommunikationsstörung im oben definierten Sinne organismischer Kommunikation.
2. Die Kommunikationsstörung wird verdeutlicht durch die Dekompensation erst eines Teils, dann des ganzen Organismus.

3. Im Teilorganismus wird die Beziehung zu den Grundstrukturen des menschlichen Daseins sichtbar.
4. Die Strukturen sind durch spezifische Modi miteinander verbunden: Krankheit ist innerorganismische Auseinandersetzung, im Stadium der Genesung ist sie bewältigt oder bei Scheitern kommt die lebendige Ganzheit zu Fall.

4. Krankheitsbild und Symptom
   (Die Fragwürdigkeit des pathologisch-anatomischen Krankheitsbegriffes)

Der kausale Bezug zwischen der beginnenden Funktionsstörung, der morphologisch einsetzenden Veränderung und dem Symptom als einem letzten "Anzeichen" von Erkrankung, dürfte nur in den Fällen graduell als relativ eindeutig zu beobachten sein, in denen alle an einem Symptom mitwirkenden, dieses determinierenden Faktoren bekannt sind. Aber schon das ist klinisch unmöglich, wird nur an den subzellulären oder mikrobiologischen Bereich gedacht und ihre kausal nicht überblickbare Komplexität. Es tritt sofort die Schwierigkeit auf, beginnende Veränderungen mit den Endstadien des Gestaltverfalls, der pathologischen Anatomie "kausal" in Verbindung zu setzen. Weicht z.B. die Ebene der mechanistisch interpretierten Hämodynamik des Kreislaufs, ihre Störungen bei Klappenfehlern, der "Pump- und Saugfunktionen" des Herzens der Ebene einer komplexeren Zellfunktion (ganz zu schweigen von den stets beteiligten Einflüssen des ZNS, der Hormone und anderer Stoffwechselfaktoren auf ein solches Krankheitsbild, wird nur der Aktin/Myosin-Stoffwechsel des Herzmuskels noch berücksichtigt), so ist es faktisch unmöglich, einen geschlossenen Kausalnexus zwischen scheinbar offenkundigen Störungen der Hämodynamik - der "Windkesselfunktion" - und den diesen grob anatomisch-pathologischen Ausfällen zugrunde

liegenden Funktionsstörungen herzustellen. Dies, obwohl
- wie oben dargelegt - zunehmende "Kausalisierung" und
Determinierung, zunehmende Mechanisierung des Lebensprozesses in einem solchen Krankheitsbild beobachtet werden
können, der Kausalnexus schrittweise im makroskopischen
Bild dominiert, das finalistische Moment der "Lebenserhaltung" in der Erkrankung zurücktritt.

Das Symptom "Aszites" auf der makroskopisch-morphologischen
Ebene als Resultat verschiedener Determinanten "kausal"
zu erklären, wird bei kritischer Beobachtung zunehmend
komplexer und weniger eindeutig "erklärbar", werden über
die Makro-Pathologie die molekularbiologischen, ZNS/Gehirn-
Zusammenhänge, hormonale und enzymatische Prozesse berücksichtigt. Die kausale Determinierung eines Symptoms ist
Folge der Erkrankung, die kausalen Bezüge drängen jetzt
die "finalen", die antinomischen Zusammenhänge zurück.
Darüber hinaus ist die kausale Erklärung Folge stets
der angewandten Methode, die ihr Gegenstück in den Letztstadien einer Erkrankung findet, wenn der Organismus
weitgehend aus seinen antinomischen Bezügen "herausgefallen" ist. Aber selbst dann noch bleibt die Beziehung
problematisch: die eindeutige Zuordnung von Symptomen
und Kausalität - z.B. der von Ödemen bei Kreislaufversagen - ist eben, wird in die biochemisch-molekularbiologischen Bedingungen eingetreten, aufgrund der zunehmenden
Komplexität immer fragwürdiger.

Jedoch soll das Problem der kausalen Zusammenhänge der
Symptome noch in anderem Zusammenhang erörtert werden.
In Erinnerung an die im ersten Band dargelegte, fundamentale Unterscheidung zwischen Ursache und Bedingung (Bd. I/
Kap. II u. III) sei folgendes erinnert:

Die sog. "kausale" Erklärung der Entstehung von Ödemen,
z.B. in den unteren Extremitäten bei Kreislaufversagen,
einer Hemiplegie bei Hirntumor oder einer Hirnblutung,
der Ausbruch einer Infektionserkrankung durch Streptokokken, sind keine kausalen Erklärungen, wie sie etwa in

der Newtonschen Physik, in der Mechanik begegnen und die das wissenschaftstheoretische "Ideal" der meisten Mediziner bilden.

Es werden nur die Bedingungen von Erkrankungen rekonstruiert, die notwendig sind, daß z.B. eine Infektionskrankheit entsteht - von der "Immunlage" bis zu der spezifischen Herz/Kreislauffunktion. Das "Ganze" des Organismus, das "Netz", läßt in seiner komplexen "Vermaschung" gar nicht erkennen, was hier Beginn - etwa der postulierte Eintritt eines Streptokokkus in den Organismus - und was Folge ist. Ein "vielmaschiges Netz" (s.o.) von Bedingungen gerät "in Schwingung". Dies kann ebenso "endogene", im Organismus begründete "Ursachen" (Bedingungen) aufweisen: ein Schwanken der Immunlage ermöglicht einen Infekt, wie umgekehrt die schlichte "Überwältigung" des Organismus durch Mikroorganismen im Gefolge einer Epidemie erfolgen kann. Wer will hier Ursache-Beginn und Folge unterscheiden? Um wieviel komplexer wird die Situation mit jeder neuen Entdeckung im Zellstoffwechsel, in der nervösen-humoralen Koordination usf., um nur mögliche Bedingungen von Krankheit aufzuzeigen.

Gibt es in Hinblick auf die bisherigen Darlegungen "typische" Krankheitsbilder, Verläufe, d.h. "Krankheitsgestalten" mit den ihnen determiniert zukommenden "Symptomen"? Krankheiten, die eben eine entsprechend spezifische klinische Behandlung verlangen, eine "Kausalgie" im Sinne der modernen Medizin, mit entsprechenden Prognosen? Dies wird jeder Mediziner im Prinzip bejahen: das Ulcus pepticum, der bösartige Tumor, der Herzinfarkt, die Infektionskrankheiten, die Hyperthyreose scheinen doch Funktions- und morphologische Störungen zu sein, die in charakteristischer, d.h. typischer, d.h. regelhafter Weise ablaufen (s.o.). In der manifesten Erkrankung ist ein auf den jeweils befallenen "Teilorganismus" und das entsprechende Gewebe typischer, d.h. "mechanisierter" Verlauf zu beobachten. Demgegenüber sei aber an die keineswegs regelhafte

Komplexität eben der Krankheitsbilder in ihren funktionalen Zusammenhängen erinnert, wie sie bei Siegenthaler (s.o.) nachzulesen sind. Die folgende Tabelle bemüht sich z.B. den Zusammenhang zwischen klinischer Symptomatik und pathophysiologischen Störungen - im kausalen Sinne - beim Morbus Addison miteinander zu koordinieren (s. Tabelle 17, Anhang).[116]

Schon ein kritischer Blick auf die klinische Symptomatik ganz rechts zeigt, daß keines der angeführten Symptome spezifisch mit den hormonellen Störungen in Verbindung stehen muß, sie sind alle unspezifisch und treten bei anderen Erkrankungen, bei denen keine Dysfunktion der Nebenniere nachweisbar ist, ebenfalls auf. Vom basalen Kochsalzmangel in der Nahrung oder zu starkem Wasserverlust durch Schwitzen bis zu einem beginnenden Infekt, können die aufgeführten Symptome hier in ihrer Gesamtheit, dort in einzelnen Fällen bei unterschiedlichen Erkrankungen auch "gruppenweise" auftreten: so die Symptomgruppe von oben nach unten 1-5 bei beginnendem diabetischen oder Leberkoma. Ganz abgesehen davon: wovon hängt die Häufigkeit und Regelmäßigkeit der Symptome ab - wenn nicht von der effektiven Insuffizienz der Nebennierenrinde?

Wird dieser Abfolge eine weitere Tabelle (s. Tabelle 18, Anhang)[117] gegenübergestellt, die das funktionell-morphologische Gegenbild zum Morbus Addison, den Morbus Cushing beinhaltet, so ist bei diesem die Problematik der Zuordnung der klinischen Symptome zu der pathophysiologischen Veränderung noch offenkundiger. Insbesondere die Beziehung und Zuordnung von Symptom und Pathophysiologie etwa des Diabetes mellitus, des Eiweiß- und Fettstoffwechsels und anderer Stoffwechselstörungen ist ganz problematisch. Warum verstärkter Fettansatz besonders im Nacken, wie lassen sich die Veränderungen im hämatopoetischen System "erklären", die ja ganz bestimmte Hormonabhängigkeiten aufweisen, deren Abhängigkeit wiederum von den NNR-Hormonen, von spezifischen Formen des Wachstums usf., nur am Rande "kausal" erklärbar ist? Der "Zusammenhang" des gesamten Komplexes NNR-Hormon-Organismus wird in dreifacher Weise aufgerissen und problematisch (s. auch o.):

a) Warum wirkt ein entsprechendes Hormon an diesem Ort spezifisch, dort nicht?

b) Wie ist es möglich, daß hier bestimmte funktionelle Wirkungen von einer Substanz ausgehen,

c) deren spezifische aber auch heterogene Wirkungen im Gesamt des Organismus so integriert werden, daß sie nicht permanent zu Dysfunktion und Verlust des Fließgleichgewichtes - Krankheit - führen? Diese noch - wie jeder Kenner der Hormonprobleme zugibt - weitgehend offenen Fragen lassen die in der letzten Tabelle erfolgte Zuordnung nicht als "erklärte Zusammenhänge" erscheinen, sondern bestenfalls als Versuch einer pathophysiologischen Zuordnung.

Was darf aus diesen weiteren Darlegungen als erstes gefolgert werden? Insbesondere aus der Tabelle 1? Daß die kausalen Zuordnungen von Pathophysiologie und Morphologie nicht eindeutig sind, das Symptom - wie sein Name besagt - hat hier überwiegend zufälligen Charakter.

Ein Blick etwa auf die Erkrankung des Gehirns - pathologische Ausfälle durch Störungen bestimmter "Areale" - bestätigt diesen Zusammenhang ganz eindeutig. Von einer klinisch-neurologisch manifesten Sprachstörung auf den exakten "Sitz" und die "Kausalität" derselben zu schließen ist praktisch unmöglich, es können nur grobe Unterscheidungen getroffen werden, welche Art Sprachstörung und welches Zentrum (Broca/Wernicke) betroffen sein könnte. Wieviel komplexer, ja praktisch aussichtslos ist es, aus dem klinischen Bild, d.h. dem Symptom, den "Sitz" der Störung zu ermitteln und zwischen beiden einen kausalen Bezug herzustellen, wenn nur an agnostische oder apraktische Störungen gedacht wird, die sich möglicherweise schon in einem integrierenden Funktionswandel abzeichnen. Oder: man be-

denke, wie ein einfaches Symptom der vermehrten Pepsinogen-
und HCl-Ausschüttung im Magen durch zahlreiche Dysfunktionen ausgelöst werden kann, vom "psychischen Erleben"
und verstärktem Sympathikotonus bis zum hypophysären
Tumor oder der Thyreotoxikose, von Ernährungsfehlern
bis zu Geschwürsbildungen infolge von Störungen im hämatopoetischen System usf.. D.h. die kausale Zuordnung zwischen
dem Symptom "Ulcus" und einem organismischen Zusammenhang,
der eine kontinuierliche Kausalkette impliziert, ist
nicht einmal bei den sich sonst leicht anbietenden Folgen
von Herzklappenfehlern durchzuführen, die das mechanische
Moment und den kausalen Zusammenhang bieten. Denn hier
findet sich ein Patient mit einem erheblichen Myokardscha-
den und Klappendefekten, der als Förster noch mit 80
Jahren schwerste Waldarbeit, ohne Dekompensation, verrich-
tet - der aber sofort dekompensierte, als ihm sein bis
dato unbekanntes Leiden eröffnet wird (Fallbericht Dr. Gerich). Wer erinnert nicht den von v. Weizsäcker vorgestell-
ten, schwer dekompensierten Herzkranken, dem ohne Beschwerden eine lebensgefährliche Flucht aus der Gefangenschaft
gelang, der aber bei Ankunft in der Heimat sofort zusammen-
brach?

Diese Realitäten sind dem Internisten bestens vertraut,
es wird deshalb - für die klinische Praxis meistens ausreichend - ad hoc aufgrund der Diagnose die Therapie
entschieden, ohne sich über weitere kausale Verzweigungen
Gedanken zu bilden. Die Tachykardie tritt infolge eines
Mitralvitiums ebenso auf wie bei einem Lungenemphysem,
einer Reizung des Sympathicus, beginnender Pfortaderstau-
ung, Myocardschädigungen und entsprechenden Störungen
in der Erregungsleitung, insbesondere im Sinusknoten,
bei einem Hirntumor ist sie ebenso möglich wie im Prodro-
malstadium eines Infektes: die Beispiele könnten noch
um vieles angereichert werden. Sie führen zu der zentralen
Frage: was ist das Symptom? Ist das Symptom die "letzte
Instanz" in einem Krankheitsprozeß, das Sichtbar-meßbar-

Werden einer Veränderung, die der "Norm" (ein höchst problematischer klinischer Begriff!) nicht entspricht, die Befindlichkeit - das subjektive Wohlbefinden u.U. - mit beeinträchtigt? Wo beginnt die Krankheit - wo das Symptom? Ferner: Sind z.B. die Veränderungen in der Synovia der Gelenke bei Polyarthritis Symptome - oder die Krankheit selber? Ist der erhöhte Blutdruck in der Hypertonie die Krankheit - oder nur ein Symptom? Ein Symptom von was? Wäre die Krankheit so etwa wie eine "Summe von Symptomen"?

Nachdem oben aufgezeigt wurde, daß eine kausale Verknüpfung zwischen Symptom und seiner möglichen Verursachung nur bedingt, praktisch nicht möglich ist, eine Krankheit als Veränderung des Zusammenwirkens organismischer und subjektiv befindlicher Komponenten sich durch Symptome manifestiert, liegt die erste Schlußfolgerung nahe, daß Krankheiten und Symptome identisch sind. Der erhöhte Blutdruck ist ein Symptom - aber auch eine Erkrankung. Der Hirntumor ist ein Symptom - aber auch eine Erkrankung. Die veränderte Synovia bei der Polyarthritis ist ein Symptom - aber auch eine Erkrankung. Die Tachykardie ist ein Symptom - aber auch eine Erkrankung.

Der Blick auf die Fülle möglicher Erkrankungen läßt jetzt folgende weitere Schlußfolgerungen zu: Differentialdiagnostisch zu trennende Symptome ("Krankheiten") stellen keine kausalen, in sich geschlossenen Verknüpfungen oder "Entitäten" dar, sondern sowohl spezifische als auch unspezifische Antworten des Organismus auf die das Funktionsgleichgewicht (Funktionsleib) störenden Faktoren: von Viren/Bakterien bis zu äußeren Traumen, von "Enzymgleisungen" bis zu Veränderungen in der Hormonproduktion u.a.m.. Die Symptome, von der Krankheit nicht zu trennen, können jedoch in unspezifische - Tachykardien, das gesamte AAS-Syndrom, Störungen der subjektiven Befindlichkeit wie Erschöpfung, Niedergeschlagenheit, Apathie usf. - und in spezifische getrennt werden: z.B. die Veränderungen der Synovia bei Polyarthritis oder die Koplik'schen Flecken bei Masern, die spezifischen Veränderungen im Darm bei Morbus Crohn im Unterschied zu der Colitis ulcerosa. Diese spezifischen Symptome können jedoch ebensoselten wie die unspezifischen "kausal" mit einem "Agens" (z.B. Virus/Bakterien) auch mit einer anderen spezifischen Einwirkung spezifisch verbunden werden, wie soeben ausgeführt wurde.

Aber, so dürfte der Einwand lauten: deutet die Nierenkolik nicht auf Nierensteine? Das Blut im Urin auf ein Papillom oder eine Harnleiterinfektion? Sind die Schwellungen der Gelenke eben bei der Polyarthritis nicht Folgen der Entzündung, die einem regelhaften Ablauf folgen, u.a. zu verstärkter Ansammlung von Gewebsflüssigkeit führen, Spannungen im subcutanen Gewebe, Rötung durch vermehrte Durchblutung usf.? Besteht hier, gerade bei dem Infekt oder bei beliebiger Geschwürsbildung, nicht ein ganz bestimmter "kausaler" Verlauf? Deutet das "Symptom" nicht auf "etwas" - hat es nicht Verweisungscharakter? Zu diesem Einwand ist folgendes zu sagen: eine kausal notwendige Verbindung zwischen Steinbildung und Koliken besteht nicht - wieviele "Steinträger" gibt es, die nie eine Kolik gehabt haben? Zweifellos sehr viele. Die Art und Weise der Nierenkolik im Zusammenhang eines Steinleidens ist darüber hinaus individuell so variabel, daß auch hier nur eine allgemeine Verbindung zwischen Nierenstein und Kolik festgestellt werden kann, die weitgehend unspezifischen Charakter hat. Aus der Nierenkolik wird auf einen Stein geschlossen, aus den Symptomen des Infarktes eben auf diesen: aber die Kausalität, die erstens allgemein-unspezifisch ist, zeichnet sich zweitens dadurch aus, daß sie nur einen "Minibereich" bestimmt: den zwischen Nierenstein und Kolik, jedoch nicht die Frage nach der Ätiologie der Erkrankung beantworten kann, noch warum gerade zu diesem Zeitpunkt der Infarkt möglich wurde. Werden diese Fragen - die notwendigerweise aus wissenschaftlichen Gründen zu stellen wären - aufgeworfen, ergibt sich die oben aufgewiesene ätiologische Komplexität, die eine kausale Zuordnung praktisch unmöglich macht. Die Zusammenhänge z.B. einer Infektionsabwehr sind darüber hinaus nicht mechanisch zu erklären, sondern haben den den Lebensprozessen eigentümlichen "finalen" Charakter an sich: sie stellen Abwehrvorgänge dar, bei denen in höchst sinnvoller wie auch spezifischer/unspezifischer Weise mit Infektionsträgern oder Allergenen eine organismische Auseinandersetzung stattfindet, in der die mechanischen Veränderungen (Rötung der Haut, Spannung und Schwellung) unter dem Gesichtspunkt des "Zweckes" einzuordnen sind.

Das AAS (Allgemeines Adaptationssyndrom nach Selye) oder die Abwehrvorgänge überhaupt des Körpers zeichnen sich dadurch aus, daß sie jeweils spezifisch/unspezifische Antworten des Organismus auf Umwelteinwirkungen sind, die jedoch - wie unten noch weiter ausgeführt wird - bereits als pathologische "mechanisch" nur in Grenzen zu erklären sind. Das AAS ist das "Ganze" der schon pathologischen organismischen Antwort. Das wird noch eingehender in der Stress-Problematik (AAS) zur Sprache kommen.

Die Differentialdiagnose ermöglicht lediglich die praktisch-pragmatische Unterscheidung verschiedener funktionell-morphologischer Veränderungen, ob überhaupt solche vorliegen und welcher Art sie sind. Ein "einheitliches Krankheitsbild", das nach der einen Seite etwa als "Typus" bezeichnet werden könnte, nach der anderen als ein in sich geschlossener Kausalnexus, wird durch die Differentialdiagnose nicht festgestellt. Festgestellt wird - wie betont - nur ein bestenfalls regelhafter Symptomzusammenhang - die "Krankheit" als höchst variable Antwort oder variables Verhalten eines dekompensierenden Organismus. Dieser Symptomzusammenhang kann sich in einer anatomisch-morphologischen Veränderung niederschlagen, die entweder irreversibel oder noch reversibel ist, die jedoch nur als das Endstadium den Gestaltverfall, die Dekompensation eines vorausgegangenen, wesentlich komplexeren

Zustandes zunehmender Dekompensation zwischen verschiedensten Funktionen, dann Organsystemen darstellt. Von dieser "letzten" anatomisch-morphologischen Veränderung eine "Krankheitsentität" im Sinne eines geschlossenen Kausalnexus zu behaupten, ist weder pathophysiologisch noch klinisch gerechtfertigt.

Auf die Eigenaktivität des Organismus im vegetabilischen, mesenchymalen oder animalischen Pol, auf den Bewegungsorganismus endlich bezogen, bedeutet dies: der Organismus und seine "Teilorganismen" antworten mit Symptomen in einer bestimmten regelhaften Weise auf die sie als Teilorganismus wie den ganzen Organismus gefährdenden oder "nichtenden" Einwirkungen. Das besagt nichts anderes, als daß Krankheiten primär dynamisch-dekompensierende Verläufe innerhalb des Funktionsleibes, der Vernetzung ferner zwischen Gestaltleib und Funktionsleib darstellen, die aber in ihrer weit gestreuten Möglichkeit, Symptome zu bilden, letzteren einen zum großen Teil zufälligen Charakter verleihen. Bzw. das Symptom als unspezifisches: Tachykardie, Schmerzen, Migräne, Sodbrennen, Übelkeit, Durchfälle usf., durch seinen mangelnden kausalen Bezug zufälligen Charakter hat, das spezifische Symptom einer Geschwürsbildung oder des Emphysems, der sog. drei Stadien der Syphilis bereits regelhaft erscheint, kausal allerdings nicht lückenlos erklärbar ist. Innerhalb der oben ausgeführten Vernetzung von Funktions- und Gestaltleib folgt das Symptom - im Bilde bleibend - bereits bestimmten Richtungen, "Umschaltstellen", Verknotungen. Über diese Möglichkeiten hinausgehend gibt es keine "Krankheitsentitäten" - Krankheit ist vielmehr im wesentlichen ein Epiphänomen, keine "Gestalt".

In Anbetracht dieser Zusammenhänge von einer "Magengeschwürserkrankung" im psychosomatischen Sinne einer Persönlichkeits-Problematik oder -struktur oder einer pathologischen, in der frühen Kindheit erworbenen, wie auch immer zu denkenden "Dispositionen", erscheint ganz und gar anachronistisch. Das Magengeschwürsleiden tritt, kommt es zur Geschwürsbildung, im Zusammenhang höchst unterschiedlicher und komplexer Prozesse auf, die hier nur in bezug auf ihre pathophysiologische Bedeutung erinnert seien:[118]

"Beim Ulcus ventriculi handelt es sich um eine Läsion der Magenschleimhaut, die mindestens bis zur Submukosa reicht. Für die Entstehung des Magenulkus dürften folgende Beobachtungen von Bedeutung sein: Bei Patienten mit Magengeschwüren kommt gehäuft eine chronisch-atrophische Gastritis vor. Entsprechend der Ausdehnung dieses Prozesses findet sich eine Reduktion der Beleg- und Hauptzellen und damit auch des Salzsäure-Pepsin-haltigen Magensaftes. Dennoch kann dieser ausreichen, um Schleimhautläsionen zu verursachen. Es bestätigt sich also auch hier die Regel: ohne Säure kein peptisches Ulkus."

Als mögliche Vorläufer des Ulcus ventriculi werden die hämorrhagische Gastritis, aber auch die Gastropathien angesehen - ohne daß diese Thematik noch weiter aufgerollt sei.

5. Gewebsspezifität und Organbefall
   (Zur Unhaltbarkeit des "psychosomatischen"
   Krankheitsbegriffes)

In Anbetracht der komplexen Bedingungen allein des Magengeschwürs - wobei die Beziehung desselben zu den hormonalen Dysfunktionen ebensowenig wie die zu der NNR, dem HVL, der Parathyreoidea, und vor allem die Einflüsse des ZNS noch gar nicht oder nur am Rande berücksichtigt wurden - kann von einem einheitlich verlaufenden Krankheitsbild "Magen-Ulcus" kaum die Rede sein. Diese Zusammenhänge hat Weiner verdienstvoll aufgezeigt:[119]

"Die Rolle physiologischer Faktoren beim peptischen Ulkus
Die Normal-Physiologie des Magens
In der Darstellung der Normalphysiologie des Magens betont Weiner, daß abgesehen von der vagalen Gastrinsekretionsstimulation in der kephalen Phase der Pawlowschen Trias

es bisher völlig unklar sei, ob andere psychologische Prozesse durch diese Mediatoren in körperliches Geschehen übersetzt werden können. Daneben weist er darauf hin, daß der Großteil der Forschung bisher der Aufklärung der Aktivierung der Gastrinsekretion galt; den Prozessen der Sekretionshemmung, die vielleicht noch wichtiger für das Verständnis der Ulkuskrankheit sind, sollte mehr Aufmerksamkeit geschenkt werden:
'Denn es ist immer klarer geworden, daß es sich bei der Ulkuskrankheit des Duodenum um ein Versagen der normalen Regulationsprozesse handelt, die die Säuresekretion im Magen kontrollieren.'

Physiologische Faktoren beim peptischen Ulkus

(Der folgende Absatz wird vollständig zitiert, weil er charakteristisch für Weiners Position ist, die jeweils angepaßt Grundlage seiner Kritik in jedem der sieben Einzelkapitel des Buches ist.)
'Es ist eine Grundvoraussetzung dieses Bandes, daß der Fortschritt in der psychosomatischen Forschung nicht nur durch die methodischen Mängel der bisherigen Studien, sondern ebenso durch das Versäumnis der Forscher, mit den Entwicklungen in anderen Gebieten biomedizinischer Forschung Schritt zu halten, behindert worden ist. In diesem Abschnitt wird ein Versuch gemacht, jene letzten Fortschritte in der physiologischen Forschung zu skizzieren, die sich auf das Verständnis der peptischen Ulkuskrankheit beziehen. Von besonderer Bedeutung sind jene physiologischen Studien, die die Rolle der Magensäure bei der Entstehung des Ulkus in ernsten Zweifel gezogen haben. Wir wissen wenig über die Ätiologie und die Pathogenese der peptischen Ulkuskrankheit und der größte Teil der psychosomatischen Forschung über die Krankheit war bisher zentriert um die Rolle von HCl und Pepsin in der Ulkusbildung. Es gibt aber eine Reihe anderer möglicher pathogenetischer Faktoren. Die Faktoren, die im weiteren dargestellt werden, sind bisher kaum, wenn überhaupt, in der psychosomatischen Forschung berücksichtigt worden. Wir glauben jedoch, daß Psychophysiologen einige dieser Faktoren, wie z.B. Gastrin und verschiedene andere Hormone, als interessante abhängige Variablen ansehen könnten, die weitere Forschung verdienen.'

Nervale Mechanismen

Vor dem Hintergrund der Alexanderschen These, daß die für das Ulkus charakteristischen psychologischen Faktoren durch Mechanismen des zentralen Nervensystems und seiner neuralen und humoralen Effektoren vermittelt werden, wurden eine Reihe tierexperimenteller Untersuchungen angestellt. Stimulation des Hypothalamus und Decortication verändern die Magenfunktion.
Weitgehende Unklarheit besteht aber bezüglich der Funktion des Nervus vagus, der wiederum als Vermittler zwischen ZNS und dem Magen gedacht wird. Der Vagus kann - so scheint

es nach den bisherigen Untersuchungen - nicht nur stimulieren, sondern auch hemmen und er kann Säure- und Pepsinsekretion gekoppelt wie entkoppelt anregen wie auch die Magenbewegung selbst.

Der Nervus vagus

Die komplexe Tätigkeit des Vagus in der Regulation von Säure, Pepsin und Gastrin ist ihrerseits in die Regulation der Magenfunktion durch Hormone selbst (Gastrin, Histamin usw.) integriert. In der Pathogenese des Ulkus könnte also möglicherweise eine pathologische Vagustätigkeit involviert sein. Bisher gibt es nur eine pathologisch-anatomische Studie zu diesem Problem, die als Parameter Durchmesser und Schnittfläche des Vagus in der Höhe des ersten Magenastes gewählt hat. Die signifikant höheren Werte beider Parameter bei Ulkusträgern könnten aber auch reaktiv erklärt werden. Auch die Magengröße und die Masse der Belegzellen werden in Abhängigkeit von der Vagustätigkeit gesehen.

Hormonale Mechanismen

Weiner zitiert eine Reihe von Untersuchungen über die Rolle von ACTH, Insulin, STH und Somatostatin sowie Parathormon in ihrer Bedeutung für die Entstehung von Ulcera einereits, andererseits als Mediatorsubstanzen psychologischer Faktoren (ACTH und Streß z.B.). Weiner kritisiert an diesen Studien, daß sie sowohl erst nach Ausbruch der Krankheit durchgeführt wurden als auch daß sie in der Regel nicht berücksichtigten, ob die Hormonwerte nicht auch Ausdruck der psychischen Reaktion auf die Krankheit selbst sein könnten. Zudem seien die Untersuchungspersonen kaum anamnestisch oder klinisch klassifiziert.

Die Autoregulation der Magensekretion

Im Gegensatz zur herrschenden Meinung in der Inneren Medizin schreibt Weiner seinem Lehrer Mirsky folgend:
'Auf der anderen Seite ist es wohlbekannt, daß die Hypersekretion von Säure und Pepsin mit der peptischen Ulkuskrankheit in ungefähr der Hälfte der Fälle korreliert ist. Wie oben beschrieben, steht die Sekretion dieser Substanzen unter dem Einfluß des Vagus und Gastrin; daher sollte man geneigt sein zu glauben, daß der letzte Regulator ihrer Sekretion das ZNS wäre. Aber, wie Mirsky et al. herausgearbeitet haben, die Tatsache, daß die Hypersekretion von Pepsin und HCl ein Begleiter der peptischen Ulkuskrankheit ist, beweist weder, daß die Hypersekretion das Ulkus verursacht, noch daß das Ulkus die Hypersekretion verursacht.'

Im folgenden diskutiert Weiner die unterschiedlichen Wechselwirkungen und Einflüsse von HCl, Pepsinogen und Pepsin, Gastrinen und Histamin auf die Entstehung von Ulcera.

HCl: Zwar gibt es eine große Zahl von Studien, die die Hypersekretion von HCl als zeitlichem Vorläufer eines Ulkus kennzeichnen; dieser Prozeß allein kann aber die Ulkusentstehung nicht erklären; dagegen sprechen nämlich erstens die Befunde erhöhter Säuresekretion bei abgeheilten Ulcera und das Fehlen von Ulcera bei einigen Zollinger-Ellison-Patienten mit hohen Gastrin- und HCl-Spiegeln. Weiner spielt hier auf eventuell pathologische Inhibitionsmechanismen, z.T. erst im Duodenum, an.

Pepsinogen und Pepsin: Angesichts der Vielzahl von Studien über die mögliche Rolle von HCl fallen die Studien über das Pepsin, das eigentlich proteolytische Enzym, zahlenmäßig kaum ins Gewicht. Ein Teil des Pepsinogen sezernierten erscheint im Serum. Diese Serumspiegel (z.T. auch Urinspiegel) dienten in einigen Studien als verläßliche Voraussageparameter für das Ausbrechen einer Ulkuskrankheit, auch in der berühmten oben zitierten Studie von 1957, an der Weiner mitbeteiligt war. Weiner schreibt selbstkritisch:

'Aber die Tatsache, daß hohe Serumpepsinogenspiegel eine gute Voraussagevariable einer zukünftigen Ulkuskrankheit bei einigen Leuten bilden, bedeutet nicht, daß es ein Anwachsen in der Sekretion von Pepsin in das Magenlumen bei diesen Individuen gibt. In der Tat, die Beziehung von Serumpepsinogenspiegeln und dem Gehalt von Pepsin im Magen ist nicht linear. Ganz gewiß gibt es bisher keinen Beweis dafür, daß angehobene Pepsinspiegel im Magen das Ulkus 'verursachen'.

Komplizierend kommt hinzu, daß man seit einigen Jahren Pepsin elektrophoretisch in sieben verschiedene Isoenzyme auftrennen kann, die in ganz unterschiedlicher Weise mit einem Ulkus zu tun haben könnten und darüber hinaus im Urin erscheinen.

Gastrine: Die herrschende These, daß bei Ulkuspatienten der hohe HCl-Gehalt des Magensaftes u.a. durch einen hohen Gastringehalt verursacht wird, scheint nicht schlüssig bewiesen: der Magenschleim im Antrumbereich, wo die G-Zellen liegen, scheint bei Duodenalulkuspatienten keine vermehrten Gastrinmengen zu enthalten. Insgesamt ist auch die Frage der Gastrinregulation weitgehend unentschieden. Weiner faßt zusammen:

'Was kann man folgern aus diesen Daten über die periphere hormonale Regulation der Gastrinsekretion? Sie legen nahe, daß es mehrere verschiedene Variationen in der Autoregulation des Magens und des Duodenums bei Patienten mit Duodenalulcera gibt. Einige chronische Duodenalulcera können resultieren aus der erhöhten Gastrinproduktion, wie im Zollinger-Ellison-Syndrom; andere Formen könnten assoziiert sein mit einer erhöhten Belegzellsensitivität auf Gastrin; und wieder andere könnten resultieren aus einer verminderten Gastrinzellsensitivität auf H^+. Das Problem besteht natürlich aus dem Grund, daß man immer

noch eines adäquaten Verständnisses der Pathogenese einer jeder dieser Läsionen ermangelt und man nicht physiologische oder endokrinologische Abnormalitäten, die bloß statistisch mit der Existenz einer Läsion korrelieren, unterscheiden kann von den Abnormalitäten, die seinen Beginn verursachen. Angesichts der Verschiedenheit der Abnormalitäten unter Patienten mit einer peptischen Ulkuskrankheit scheint es wahrscheinlich, daß es auch mehrere verschiedene Regulationsabnormalitäten gibt, die mit der Ulkuspathogenese zusammenhängen, und daß spezifische Kombinationen von ihnen für das Auftreten von spezifischen Formen der Ulkuskrankheit gefordert werden müssen. Kein einziger Faktor ist allein pathogenetisch. (...)
Die Relevanz dieser Daten für eine psychosomatische Theorie der Pathogenese von Duodenalulcera besteht darin, daß psychologische Faktoren auf verschiedenen Wegen mit den verschiedenen Störungen der Autoregulationsstörungen, die bis heute beschrieben wurden, interagieren. Es kann sein, daß ontogenetische und emotionale Faktoren beitragen zu den verschiedenen Störungen in der endokrinen oder nervalen Organisation der Physiologie des Magens oder Duodenums, die in einer duodenalen Ulceration kulminieren. Aber die Art und Weise, in der solche Faktoren auf diese Weise eingreifen könnten, ist unbekannt.'

Histamin: Weiners Darstellung der Rolle von Histamin für die Autoregulation der Magenfunktion, die Ulkuspathogenese und -therapie scheint die Bedeutung der seit Mitte der 70er Jahre immens gewachsenen Histamin-Rezeptor-Typ 2 - Blocker-forschung nicht vorausgesehen zu haben. Weiner erwähnt nur in einem Satz die Existenz von H_2-Blockern und kommentiert im übrigen den Zusammenhang von Histaminerhöhung und Ulceration bei Karzinoiden und der Mastozytose. Psychobiologische Fragestellungen scheinen bisher noch nicht die Histaminregulation einbezogen zu haben - soweit Weiners Darstellung und unsere eigene Nachprüfung.

Tiermodelle des peptischen Ulkus und von Magenerosionen

Spontane Formen eines peptischen Ulkus und von Magenerosionen

Weiner verspricht sich zwar viel von der experimentellen Tierforschung für das Verständnis einer menschlichen Krankheit; er stellt aber gleichwohl an den Anfang Grundlagenüberlegungen, die über die Adäquanz und den Analogiecharakter eines Tiermodells für ein humanmedizinisches Problem entscheiden müssen.
1. Bei Tieren auftretende Erosionen sind in der Regel im Magen lokalisiert, können also zur Untersuchung von menschlichen Duodenalläsionen wenig beitragen.
2. In der Regel werden experimentell erzeugte Läsionen untersucht; aussagekräftiger für den Menschen scheinen aber spontane Erosionen.

Duodenalulceration bei Tieren

Die wenigen Studien produzierten Duodenalulcera mit pharmakologischen Drogen oder mit Mangeldiäten, eine mit Streßbedingungen.

Die experimentelle Produktion von Magenerosionen bei Tieren

Weiner diskutiert die verschiedenen Formen und Ergebnisse dieser Forschungen mit den unterschiedlichsten Methoden: Verbrennungen, intensive sensorische Reizung, Gabe einer großen Menge verschiedenster Drogen, Zubinden des Pylorus, Gehirnreizung, Diät, Hunger, Einsperren, Immobilisieren und Konditionierungsexperimente. Bei den Streßexperimenten betont Weiner die Bedeutung der Vor- bzw. Früherfahrung der Tiere. Entscheidend für ihn bleibt in jeder Untersuchung die Frage der Vermittlungswege zwischen Reiz und Ulkus. Z.B. diskutiert er die Vermittlungsrolle von Histamin bei den Verbrennungsexperimenten und die von Serotonin bei den Immobilisierungsexperimenten. Er schließt: 'Im Zustand unseres heutigen Wissens ist es sehr schwer, die Verbindung der korrelierten Effekte auf das Gehirn und den Magen zu ahnen.'

Zusammenfassung und Schlußfolgerungen

Weiner setzt sich hier noch einmal ausführlich mit der Alexanderschen Position auseinander, nach der physiologisch und psychologisch (unbewußte Abhängigkeitswünsche) prädisponierte Menschen ein Ulkus entwickeln, wobei der Vagus als Vermittler zwischen dem psychologischen Faktor und der somatischen Läsion anzusehen ist. Zur Bestätigung des ersten Teils der These führt Weiner die Voraussagestudie von 1957 an, deren Mitautor er selbst ist; allein die damalige physiologische Variable wird von ihm gemäß der heutigen Kenntnis verändert: eine heutige Studie müßte versuchen, das Pepsin Isoenzym I im Magensaft als diskriminierende Variable zu verwenden. Der zweite Teil der Alexanderschen These aber hielt - so Weiner - der Kritik (und den neuen Untersuchungsmöglichkeiten) der letzten 25 Jahre nicht stand:

'Deshalb gibt es keinerlei Evidenz, Alexanders These zu fundieren, daß der chronische psychologische Konflikt Magenübersekretion bewirkt, bevor ein Ulkus sich bildet, oder daß die Übersekretion sich zur gleichen Zeit verstärkt, wie die Duodenalläsion erscheint. Seit der Zeit der Formulierung seiner Thesen wurde es offenbar, daß kein einzelner oder eine unveränderliche Menge von pathogenetischen Faktoren ein Duodenalulkus entstehen läßt. Das Ulkus kann durch ein Gastrinom oder ein Magencarcinoid verursacht werden - d.h. durch verschiedene Mechanismen. Deshalb ist es ganz logisch anzunehmen, daß noch andere Mechanismen ebenso Duodenalulcera verursachen könnten. Diese anderen Mechanismen bestehen in: (1) Verschiedenen Arten von Variationen und Störungen in der Autoregulation der Magensekretion durch Gastrin und Sekretin, (2) einer vergrößerten Belegzellmasse, (3) Veränderungen in der Blutversorgung des Magens und seiner Beweglichkeit, (4) veränderter Schleimproduktion oder Schleimhautintegrität. Verschiedene Formen der peptischen Ulkuskrankheit können aus verschiedenen (lokalen) pathogenetischen Ursachen entstehen.'

Zum Schluß macht Weiner Vorschläge für die weitere psychosomatische Forschung:

'In zukünftigen psychosomatischen Studien des Duodenalulkus kommt der Untersucher nicht darum herum, die psychologischen oder sozialen Charakteristika seiner Patientenpopulation zu beschreiben. Ebenso muß er von seinen Versuchspersonen genau physiologische Parameter erfassen wie BAO und MAO (und ihren Quotienten), das Muster ihrer Gastrinsekretion und die Gegenwart oder das Fehlen von anderen Regulationsabnormalitäten, so wie sie immer klarer definiert werden können und der Routineuntersuchung zugänglich werden.'"

Das Magenulcus - und das gilt m.E. für den größten Teil der anderen Erkrankungen ebenfalls - tritt als Endstadium einer komplexen Dysfunktion nicht nur verschiedenster Genese, sondern auch verschiedenster Zusammenhänge auf. Man bedenke nur den Morbus Zollinger, das Ellison-Syndrom oder rein exogene Schädigungen wie die durch Acetylsalicylsäure ausgelösten Ulcera. Bei allen entzündlichen Prozessen - gleichgültig ob infektiöser oder allergischer Genese - handelt es sich um Erosionen des Schleimhautepithels der inneren Organe. Die Geschwürsbildung ist der Endprozeß eines ätiologisch komplexen Vorganges, die "adäquate Antwort" des Organismus, bzw. in diesem Fall des auf den Organismus bezogenen Schleimhautepithels. An diesem Epithel spielen sich Erkrankungen wie die Colitis ulcerosa, der Morbus Crohn, aber auch das Asthma bronchiale und die Gastritis ab. Es ist das Gewebe, das in besonderer Weise zu Abwehrfunktionen einerseits, zu "Empfindlichkeiten" andererseits prädestiniert ist, an dem sich die Abwehrvorgänge bis zur Geschwürsbildung darstellen. Die Verbreitung des Epithels ist im Körper für alle Hohlräume unspezifisch, seine Spezifität ist nur durch die verschiedenen Strukturen des Epithels und ihre Antwort auf funktional-pathologische Veränderungen gegeben. Diese führen dann im allgemeinen - aufgrund der Struktur des Epithels - zu Ulzerationen. Die Ulzeration stellt eine gewebsspezifische Antwort des Epithels auf Schädigungen dar. Das Wesentliche in der morphologischen Veränderung - so dürfte gefolgert werden - ist primär die jeweilige Gewebsantwort, sekundär, an welchem Organ oder Organsystem sie auftritt, wenn letzteres auch zu differentialdiagnostischen - und damit vor allem therapeutischen - Zwecken zweifellos von größter Wichtigkeit ist. Wenn es für den Organismus verbindliche regelhafte "typische" Krankheitsveränderungen gibt - dann an den spezifischen Geweben, deren Zuordnung zum vegetabilischen, animalischen und mesenchymalen Pol oben dargelegt wurde. Nicht die Organe sind krank, wenn sich morphologische Veränderungen einstellen, sondern primär die spezifischen Gewebe, denen die Organe folgen. Dem vegetativen Pol entspricht das Epithel der Schleimhäute der inneren Organe - vom Urogenitalapparat bis zu dem Epithel, das das Labyrinth des Innenohrs auskleidet: Am Epithel spielt sich nicht nur der erwähnte Abwehrvorgang primär ab, sondern der größte Teil der malignen Tumoren entspringt ebenfalls dem Epithel. Ist die Erkrankung einmal ausgebrochen, so nimmt sie einen durch die Abwehrvorgänge mitbedingten eigengesetzlichen Verlauf an. Die regenerative Potenz des vegetabilischen Pols nimmt insbesondere bei den malignen Tumoren zunehmend ab, Entdifferenzierung, "Mechanisierung", mangelnde Entwicklung, Wachstum und Fortpflanzung (Reproduktion in geregelter Weise) beginnen zu sistieren. Ferner sind jedoch dem vegetabilischen Pol die Störungen des Stoffwechsels - in seinen verschiedenen Komponenten - zuzuordnen, die enzymatischen Dysfunktionen, aber auch die Hormonstörungen, die letzteren wiederum zum animalischen Pol hin vermitteln. Diesem kommen die Erkrankungen des ZNS/Gehirns, insbesondere Systemerkrankungen, zu, wobei die geringere Regenerationsfähigkeit des ZNS/Gehirns den progredienten Gestaltverfall bei Systemerkrankungen fördern dürfte. (Multiple Sklerose, Parkinson, Myasthenia gravis usf..) Dem mesenchymalen Pol (Lunge, Herz, Kreislauf, Bewegungsorganismus) sind die pathologischen Veränderungen in diesen Organsystemen zuzusprechen, soweit diese auch das Mesenchym betreffen, in den Blutgefäßen Veränderungen der jeweiligen Wände der Gefäße bedingen (Endangiitis obliterans z.B.). Sie können auch mit epithelialen Veränderungen an den Bronchien beginnen, die dann die darunterliegenden Schichten in Mitleidenschaft ziehen. Dabei verlaufen die Veränderungen im allgemeinen in folgenden Schritten:

1. Die Dysfunktion, die komplex-unspezifische Funktionsveränderung im Zusammen- und Gegeneinander-Wirken der zwei hauptsächlichen Pole und ihrer Vermittlungen.

2. Die morphologischen Veränderungen.

3. Sekundäre funktionelle Störungen folgen wiederum den morphologischen Veränderungen: Beispiel die Wirkungen eines funktionell entstandenen, dann morphologisch "vorhandenen" Phänochromozytoms auf den gesamten hormonalen Stoffwechsel.

4. Die sekundär entstandenen Dysfunktionen wirken sich wiederum verstärkt morphologisch aus: z.B. Kapillar- u.a. Schäden durch die im Gefolge eines Phäochromozytoms entstandene Hypertonie. Es entsteht das Bild einer gegenläufigen Spirale, die zunehmend sich verengt und damit zum Gestaltverfall, zum Tode führt. Diese "Gegenspirale" ist der Gegensatz zu der oben dargestellten Spirale mit den offenen Enden.

Die Bedeutung der inneren und anderen Organe für die drei gewebsspezifischen Grundtypen der Krankheitsverläufe liegt in der Modifizierung dieser Typen durch die Morphologie der Organe selbst. Eine ulzeröse Veränderung der Dickdarm- und Mitteldarmschleimhäute ist prognostisch und therapeutisch anders zu beurteilen und zu behandeln als ein peptisches Ulcus oder ein Geschwür der Mundschleimhaut.

Die Bedeutung dieser Ausführungen insbesondere für die psychosomatische Medizin liegt in der Aufhebung der weitgehend irrelevant-antiquierten, nach der pathologischen Anatomie sich orientierenden Krankheitsbegriffe derselben, soweit sie diese überhaupt sich zu definieren bemühte. (Es ist dem Verfasser nicht möglich gewesen, in den herkömmlichen Lehrbüchern eine solche zu finden m.E..) Der "Ulcus-Kranke" oder das Ulcus ventriculi als Psychosomatose, die Hypertonie, das Asthma bronchiale, die Thyreotoxikose usf. sind - wie ausgeführt - nur differentialdiagnostisch konstruierte Endstadien von funktionell-komplexen, gestörten Zusammenhängen, aber keine "kausal verknüpften "Entitäten", die etwa den spezifischen Bezug zu einem - letztlich ebenso diffusen - Persönlichkeitsmerkmal oder bestimmten, angeblich spezifischen Konfliktsituationen implizieren. Ausschlaggebend ist vielmehr, welche Funktionen, welcher "Pol" des Organismus befallen ist, welches Gewebe spezifisch antwortet, die Modifikationen dann durch die Organe sind durch den Bau derselben weitgehend prädeterminiert. Das Asthma bronchiale ist durch die Struktur der Bronchiolen und kleinsten Bronchioli, durch die Verschmelzung von entodermalen und mesenchymalen Anteilen im Gewebe, durch Verbindung zwischen zwei ganz heterogenen Gewebsverbänden determiniert. Diese "Anteile" wieder sind nicht von dem "Gesamtorganismus" Lunge/Kreislauf zu trennen, deren Vermittlerfunktion (Zeit!) durch alle Lungenbeeinträchtigungen betroffen wird. Das Asthma bronchiale ist ferner nur eine organspezifische (Lunge) Modifikation von möglichen Erkrankungen im primär mesenchymal-entodermalen Gewebe, ausgezeichnet ist es u.a. allerdings durch eine seröse Entzündung der Schleimhautepithelien in den Bronchioli.

Diese soeben dargelegten Grundgedanken werden die Ausführungen über die "psychosomatischen Erkrankungen" weitgehend bestimmen.

6. Weitere Einteilung der Krankheitsverläufe nach funktionalen u.a. Gesichtspunkten. Die Gegenspirale der "Krankheit"

Dem Funktions- und Gestaltleib entsprechend sind an erster Stelle krankhafte Veränderungen des Funktionsleibes: sei es am vegetativen Pol, am animalischen oder in der Vermittlung durch den Bewegungsorganismus, Lunge/Kreislaufsystem zu berücksichtigen. Der durch den Funktionsleib und Gestaltleib bedingten Vernetzung korrespondierend, insbesondere das Verhältnis der Teile zum Ganzen und umgekehrt erinnernd, läßt es durchaus möglich erscheinen, daß das Fehlen einer Aminosäure im Aufbau des Organismus - Unfähigkeit diese zu erzeugen bei hereditärem Defekt - zu schweren Störungen sowohl im ZNS/Gehirn wie auch allgemeiner Art führen kann: das Teil wirkt auf das Ganze, das Ganze wirkt wiederum zurück auf die Teile. Das wird an den konstitutionellen Erkrankungen des Aminosäurestoffwechsels sichtbar, die nur an zwei Beispielen erinnert seien, wobei hier die mangelnde kausale Verbindung unter der Vielfalt betroffener Funktionen hier - vor allem im ZNS/Gehirn - und das Fehlen nur eines "Bausteins" dort insbesondere auffallen. Das Ganze des organismischen Netzes antwortet an ganz verschiedenen Verknotungen auf das Fehlen nur eines kleinsten "Bausteines" (s. Tabelle 19, Anhang).[120]

Die Folgen des Fehlens eines "Teiles" wirken sich endlich auch in organisch-morphologischen Veränderungen aus, wie umgekehrt eine bereits sekundär entstandene morphologische Veränderung auf den Stoffwechsel zurückwirkt, die "Gegenspirale" (Circulus vitiosus/Kybernetik) als ein Prinzip jeder Erkrankung - gleichgültig ob überwiegend funktional oder morphologisch sich darstellend - sichtbar wird. Die Gegenspirale verkörpert eine zunehmende Kommunikationseinschränkung, eine "Verengung" oder Vernichtung der Gestalt.

Der unauflösliche Zusammenhang von Funktions- und Gestaltleib fällt graduell in der Erkrankung auseinander. Der Organismus entdifferenziert sich zunehmend (s.o.), gehorcht mechanischen Gesetzen der Determinierung und Ent-Antinomisierung, die chronische Dysfunktion etwa eines Leberleidens, noch ohne bindegewebige Veränderungen, kann eines Tages zu diesen führen. Die Funktion tritt als "Ganzes" aufeinander wirkender, heterogener enzymatischer Prozesse zurück, der "Gestaltleib" der Leber verselbständigt sich zu einem von Bindegewebe abnorm durchsetzten Gebilde: Gestalt- und Funktionsleib wirken nicht mehr synergistisch auf-, zu- und miteinander, sondern überwiegend antagonistisch, die Leberzellen sind nur noch inadäquat in der Lage, die Anforderungen des Stoffwechsels zu erfüllen. Was an partieller, z.B. kataboler oder Ammoniak bindender Tätigkeit noch von den Leberzellen geleistet werden kann, wird nicht adäquat von dem Parenchym "beantwortet", es entstehen funktional einander schädigende "Circuli vitiosi", "die Gegenspirale": die Umkehr des organismischen Fließgleichgewichtes wird sichtbar, die Pathogenese wird kybernetisch gesteuert. Das Ganze und seine Teile beginnen der Krankheit entsprechend - s.o. - nicht nur nicht mehr im Spannungszustand der Vernetzung sich zu erhalten, sondern wirken zunehmend "gegeneinander", die Leberfunktion, die Nierenfunktion, bereits reduziert, können sich gegenüber der Morphologie nicht mehr behaupten. Diese - die Morphologie - geht ihre eigenen Wege zunehmender Entdifferenzierung: es ist die wiederholt aufgewiesene "Verselbständigung" der pathologischen Anatomie der Organe.

7. Die wichtigsten Krankheitsgruppen

Die jetzt folgende Einteilung der Krankheitsbedingungen und -verläufe unterstreicht und betont das Primat der

Funktionen den morphologischen Veränderungen gegenüber, ein Primat, das auch für die hereditären-konstitutionellen Erkrankungen zutrifft. Dies berücksichtigend sei über das bisher Dargestellte eine erste Zusammenfassung möglicher Krankheitsbedingungen dargestellt:

a) Die "Krankheit zum Tode"
Die Krankheit zum Tode oder die "transzendentale Erkrankung". Die Bedeutung des Mangels und Mangelerlebens als einem unauflösbaren "Urphänomen" des Lebens als kommunikativem Geschehen nicht weniger als der menschlichen Existenz überhaupt wurde oben bereits erinnert. Der Lebensprozeß zwischen Assimilation und Dissimilation ist der unmittelbare Ausdruck dieses Mangels: in beiden Vorgängen verzehrt sich das Leben selbst. Das Leben körpert sich ein und entkörpert sich gleichzeitig in diesen Prozessen, es "setzt", "entwirft", "begründet" sich und hebt sich gleichzeitig wieder auf. Damit bringt es den Grundmangel und seine Kompensationen zum Ausdruck. Das Leben als graduell protrahiertes Sterben impliziert schrittweisen Verlust von Kompensationsmöglichkeiten, im Endzustand wird der "Mangel" offenkundig.

Darüber hinausgehend besteht jedoch der existenzielle Grundmangel des Menschen, seine "Krankheit zum Tode" (nicht jedoch im Sinne Kierkegaards) in der unaufhebbaren Trennung von Bewußtsein, Intentionalität, Reflexion, Inne-Sein hier - materiell-räumlich-kompakter Welt und ihrer Geschlossenheit dort. Der Mensch ist als bewußt reflektierendes Wesen in diesen Zustand des Getrennt-Seins von dem realen Lebensvollzug unauflöslich hineingebunden. Der hier sichtbare Dualismus - dessen spezifische Folgen für die wissenschaftstheoretische Fundierung der psychosomatischen Medizin weiter unten noch zur Darstellung kommen - ist existenzial-ontologisch begründet, er ist unaufhebbar und bedingt (s.u.) die Aporie gegenüber dem Leib-Seele-Dualismus und aller mit dieser Problematik verbundenen Fragestellungen. In diesem nicht aufhebbaren Dualismus kommt der erwähnte Grundmangel zum Vorschein. Er liegt letztlich an der Wurzel jeder Erkrankung, insofern der Kranke - und in diesem Sinne ist jeder krank - nicht mehr in der Lage ist, diesen Grundmangel, diese Erfahrung der unaufhebbaren Dualität zwischen sich selbst, der Welt und dem Anderen aufzuheben, es keine Möglichkeiten der "Bewältigung" in dieser existenzial-ontologischen Situation gibt, er an ihr letztlich zugrunde geht. Jeder Mensch scheitert an ihr, da jeder Mensch stirbt. Alle Kompensationen haben nur zeitlich-relativen Charakter, in der Krankheit versagt die Möglichkeit der Kompensation zunehmend, deshalb auch die Gefahr, daß jede Erkrankung - im Zeitalter der technischen Medizin sogar noch ein Schnupfen - die Gefahr eines faktischen Endes, des Todes mit sich bringt.

b) Die Funktionsstörungen und ihre Zuordnung:
Grundsätzlich ist allen hier aufgeführten Krankheitsgruppen auch ein hereditär-konstitutionelles Moment im oben dargelegten Sinne zuzusprechen, dies möge der Leser retro- und prospektiv bedenken.

Die eben erwähnte existenzielle Grundstruktur des Menschen ist schon in den Gegensätzen zwischen animalischem und vegetabilischem Pol morphologisch vorgegeben-strukturiert. Der animalische Pol vermittelt das Erleben des Mangels, der vegetabilische ist im Stoffwechsel Mangel. Der Funktionsleib erhält sich in der Permanenz von Auf- und Abbauprozessen, die zunehmend jedoch irreversibel werden, da ihnen ebenfalls der Mangel zugrunde liegt. In der Dysfunktion, ob hormoneller oder enzymatischer Störungen, ob "Labilität" von Atmung/Kreislauf, ob Dysfunktionen der inneren Sekretion: die Abbauprozesse beginnen funktional sich bemerkbar zu machen, der Mangel kann graduell und schrittweise immer weniger kompensiert werden, die Auseinandersetzung ereignet sich nicht mehr, es "bleibt" bei Erkundungs- und Entdeckungsvorgängen. Das trifft nicht weniger für die funktionellen Störungen im Bereich der Sexualität und des Urogenitaltraktes zu, für die unspezifische, nicht lokalisierbare Störung im ZNS und Gehirn - wie z.B. die Migräne -, es trifft insbesondere auch für die sog. "Hysterie" zu, d.h. die gestörten Ausdrucksbewegungen im Bewegungsorganismus. Die sog. "vegetative Dystonie" vermittelt ferner das Mangelerleben auf funktioneller Ebene, der Schwindel nicht weniger wie das "funktionelle Erbrechen". Eine besonders auffallende Erkrankung des Funktionsleibes ist aus diesem Gesichtspunkt die Anorexia nervosa - mit all ihren, eben die Gegenspirale bildenden, dann auch morphologischen Veränderungen, die zunehmend dann das Krankheitsbild in seiner Prognose verschlechtern.

So zeigt sich in der Funktionsstörung - und hier liegt ihre existenzielle Bedeutung - das erste "Alarmzeichen" (vgl. die Alarmphase der AAS) des dem Lebensprozeß zugrundeliegenden Mangels. Die scheinbare Reversibilität zahlreicher enzymatischer, funktioneller Stoffwechselvorgänge ist nur eine scheinbare: alles Werden-Gewordene unterliegt der Entropie, der Manifestierung des Mangels auf physikalischer, dann auf biologischer Ebene. In der Funktionsstörung kündigt sich zunehmend die Entropie, die Irreversibilität eben der Störungen der Funktion und ihrer Folgen für den Organismus an. Diesen Funktionsstörungen entsprechen häufig diffuse Schwankungen in der Befindlichkeit, in der Stimmung, unter denen die Kranken häufig leiden. Funktionsstörungen - analog zur "existenziellen Krankheit zum Tode" - sind erste Anzeichen des sich selbst nicht mehr ausreichend regenerierenden, entwickelnden, reproduzierenden Organismus, Anzeichen der zunehmenden Gestörtheit des vegetabilischen Pols - eben auch aus der Grundspannung zu dem "animalischen" Bewußtseinspol. Das periphere "Erkunden" überwiegt in den Stoffwechselprozessen, d.h.: biochemisch-enzymatische Verbindungen kommen nicht mehr zustande, die Sprache der Enzyme wird zu einem "Stammeln". Die komplexe Vernetzung des

Funktionsleibes mit dem Gestaltleib, die "unendlich vielen Verknotungen und Umschaltungen" jedoch lassen die Funktionsstörung in der Labilität des "Netzes" "schwingen" - die Interferenzen werden gewissermaßen noch durch die Schwingungen des Netzes - im physikalischen Bilde bleibend - "aufgefangen", bevor sich die morphologische Veränderung einstellt. Diese kann dann - wie die klinische Erfahrung zeigt - durchaus in größeren zeitlichen Abständen manifest werden, oft erst nach Jahren/Jahrzehnten vorausgegangener funktioneller Beschwerden. Letzteres Problem zielt bereits auf das noch weiter unten zu erörternde des Wie und Warum-Auftretens einer akuten Dekompensation.

Gemäß der Polarisierung des Organismus kann die Funktion jeweils dem animalischen Pol, der Vermittlung durch Bewegungsorganismus, Atmung/Kreislauf oder dem vegetabilischen Pol zugeordnet werden. Dem ersten wäre z.B. die Migräne zuzusprechen, aber auch die schon erwähnte, sog. "Hysterie", die Funktionsstörungen der Wahrnehmung und der Bewegung, ohne organische Veränderung. Der Vermittlung des Lungen/Herz/Kreislauf-Systems und auch des Bewegungsorganismus kämen die Störungen der Funktion zu, die mit den dürftigen Diagnosen etwa der "neurozirkulatorischen Dystonie" im US-Schrifttum bezeichnet werden: labile Formen der Hypertonie, Hypotonie, Extrasystolie, Gefäßspasmen. In der Lunge wären das Asthma bronchiale und andere diesem Organsystem zuzuordnende, primäre Funktionsstörungen zu nennen. Dem vegetabilischen Pol kämen die hormonal-enzymatischen Funktionsausfälle und Dekompensationen zu, die auch wiederum in ihrer Beziehung und Vernetzung mit dem ZNS/Gehirn gesehen werden müssen. Die Störungen im "Labyrinth" der Stoffwechselorgane funktioneller Art reichen von der spastischen Obstipation bis zu akutem, funktionellem Nierenversagen, bis zu Gastritiden und Gallengangsdyskinesien.

Dem Prinzip der Vernetzung jedoch entspricht, daß diese

Einteilung zwar die wesentlichen Funktionskreise anvisiert, jedoch stets die "totale Vernetzung und Vermaschung" aller Beziehungen gewärtig sein muß: insbesondere die hormonal-enzymatischen in Verbindung mit dem ZNS/Gehirn, dem Thalamus, Hypothalamus, der Formatio reticularis und dem Cortex gesehen werden sollten.

c) Immunbiologische Abwehrerkrankungen:
Eine weitere Gruppe von Krankheitserscheinungen dürfen als Antwort des reticulo-endothelialen, hämatopoetischen Organismus, insbesondere auch der immunbiologischen Zusammenhänge auf exogene Schädigungen und auf funktional-endogene Veränderungen angesehen werden. Zu diesen zählen alle Infektionskrankheiten und Allergien (die inzwischen stark problematisierte "Autoallergie"), entzündliche Veränderungen überhaupt am Epithel und an anderen Geweben in ihrer Folge für den Gestaltleib. Ihnen wären dann auch die pathologischen Gewebsveränderungen am Epithel, Mesenchym, die entzündlich-ulcerösen Veränderungen an den inneren Organen, in Gefäßen oder Bronchien, die Nephritiden, das Ulcus ventriculi et duodeni, Colitiden, Cholezystiden als Epithelschädigungen, die Myocarditis und der Myocardschaden als Beeinträchtigungen des Mesenchyms zuzuordnen. Die entzündlichen Veränderungen jedoch an spezifischen Organen - Magen-Darm-Trakt, Herzmuskel usf.- stellen jeweils die "vorletzte" Stufe der pathologisch-anatomischen Veränderungen dar, an denen das reticuloendotheliale System beteiligt ist. Sie sind im Prinzip von den primären Abwehrkrankheiten - Infektionen, Allergien - nicht zu trennen.

Bei unterschiedlicher, zum Teil pathologisch-physiologisch keineswegs aufgeklärter, stets überdeterminierter Genese, stellt diese große Gruppe von Krankheiten die aktive Auseinandersetzung (s.o. "Modi) des Organismus mit Toxinen, Allergenen und "exogenen" Schädigungen dar, nicht weniger aber auch mit "endogenen" Störungen des Enzymstoffwechsels, der gestörten "Thematik" des hormonellen Zusammenhangs wie NNR-Tumoren, bindegewebige Veränderungen der Schilddrüsen usf.. Der Abwehrvorgang im Sinne einer anatomisch-morphologisch nachweisbaren Gewebsveränderung stellt stets die letzte Stufe der Auseinandersetzung des Funktions- und Gestaltleibes mit ihn beeinträchtigenden, von ihn u.U. selbst beeinträchtigenden, erzeugten Stoffabwandlungen dar. Es ist häufig im vorhinein gar nicht zu entscheiden, wie weit hier ausschließlich "exogene" oder "endogene" Schädigungen mitwirken.

Abwehr exogener Beeinflussungen impliziert den Versuch des Organismus, sein "kommunikatives Fließgleichgewicht" mit der Umwelt, über Assimilation/Dissimilation aufrechtzuerhalten. Die Aufrechterhaltung von Funktionsleib und Gestaltleib: ist die primäre Antwort überhaupt des Organismus auf Umwelt. Abwehr von "endogenen Dysfunktionen" oder Schädigungen - z.B. malignen Tumoren, soweit diese endogen bedingt sind - implizierte den analogen Versuch des Organismus mit sich selbst in seinem kommunikativen Gleichgewicht aufrechtzuerhalten. Dabei sind dann die Wege des Organismus, ist es erst zur ulcerösen Veränderung von Geweben gekommen, meistens ähnlich: Geschwürsbildungen, Nekrosen, Vernarbung.

Die ungewöhnliche "Intelligenz" des reticulo-endothelialen Organismus, der Antikörperbildung, die Möglichkeit der dauerhaften Immunisierung und andere, sogar vererbliche Abwehrhaltungen seien nur erinnert (Erkunden, Entdecken, Erschließen). Diese Gruppe von Erkrankungen, die als "Abwehrerkrankungen" auf die Eigenaktivität des Organismus den Hauptakzent legen, ist mit dem gesamten Organismus stets und immer gleichzeitig vernetzt: Alle Pole der "Teilorganismen" sind gleichermaßen an der Abwehr beteiligt: von dem vegetativen Stoffwechsel hormonaler Veränderungen (NNR und HVL) bis zu Atmung und Kreislauf, bis zu der integrativen Funktion des ZNS und Gehirns.

"Abwehr" bedarf hier im Sinne eines einseitigen immunbiologischen Begriffs einer Korrektur: der Organismus erhält

- 238 -

sich im inneren und äußeren Fließgleichgewicht durch Permanenz der Abwehr. Er ist im "Fließgleichgewicht" mit ständig ihn dekompensierenden Noxen und Toxinen. Erst wenn dieses Gleichgewicht mit der permanent-latenten Nichtung des Lebensprozesses nicht mehr "fließt", tritt die Dekompensation der Funktion, dann der morphologisch-pathologischen Gewebsveränderungen ein, die dann wiederum die aktiven Versuche, "Antworten" des Organismus weckt - über Kompensationen neues Fließgleichgewicht herzustellen. Abwehr ist demnach in der Krankheit der Versuch, eingesetzte funktionell-morphologische Dekompensationen, eintretenden Gestaltverfall auszugleichen, wobei dann gerade die Kompensation - etwa die Vernarbung einer im Verlaufe einer Entzündung entstandenen Veränderung des Myocards - die nächste Dekompensation mit sich ziehen kann: Kompensation aus der Problematik des kompensierten Mangels besonders zur Dekompensation wieder neigt.

d) Neoplasmen

Der vegetabilische Pol und das Epithel als sein wichtigster Zellverband, dann jedoch die spezifischen Gewebe der Drüsen mit innerer Sekretion, der Niere, der Leber - der Milz mit Einschränkung -, des Verdauungstraktes, ferner die zwischen animalischem und vegetabilischem Pol ebenfalls vermittelnden Genitalorgane, das "Labyrinth" und seine Multidimensionalität - als organismischer Hintergrund der inneren Organe überhaupt - implizieren in ihrer funktionellen Dekompensation nicht nur Enzymstoffwechsel, Hormone und Stoffwechselstörungen, sondern in ihrer organismischen Gestaltung vor allem auch die Möglichkeit der Bildung von Neoplasmen, die sich - wie bereits erwähnt - in ihrer überwiegenden Zahl am Epithel entwickeln. Ihre Nähe zu immunbiologischen Prozessen ist zunehmend untersucht worden. Dem Atmung/Herz/Kreislaufsystem, dem Mesenchym, aber auch dem reticulo-endothelialen, hämatopoetischen Organismus als der Vermittlung zwischen animalischem und vegetabilischem Pol sind die spezifischen, diesem Teilorganismus und seinen Geweben - Mesenchymabkömmlingen in erster Linie - zukommenden, aber sehr viel selteneren Neoplasmen zuzuordnen.

Zu diesem Funktions- und Gewebssystem zählen ferner die hämatopoetischen Störungen des Reticulo-Endothels, in erster Linie die Leukämien. Es sei aber erinnert, daß z.B. die primäre Anämie engstens mit dem Verdauungstrakt, dem Extrinsic- und Intrinsic-Faktor verbunden ist - ohne sie etwa den Neoplasmen zuzuordnen.

e) Degenerativ-altersbedingte Erkrankungen
Endlich - ohne noch die spezifischen Knochen-Degenerations- und Abbau-Erkrankungen des Bewegungssystems zu erwähnen - wie die Arthrose, Morbus Scheuermann, Bechterew usw. - sei die letzte Krankheitsgruppe zusammengefaßt, die sich unmittelbar aus dem Lebensprozeß selbst ergibt: die Arteriosklerose, die Ablagerung von Calcium in der Media der Gefäße, die bindegewebigen Entdifferenzierungen des gesamten Organismus mit zunehmendem Alter, Erkrankungen, die mit v. Weizsäcker unter dem Namen "Sklerose" zusammengefaßt seien.

f) Abschließende Zusammenfassung
Diese Krankheitseinteilung von in ihrer Ätiologie höchst unterschiedlichen Gruppen erfolgte primär nach ihren funktionalen Gesichtspunkten, ihrer Abkunft und Beziehung zu den Polarisierungen - Polen - des Organismus und ihrer morphologischen gewebsspezifischen Zuordnung. Im Hinblick auf die "transzendentale Erkrankung" und den "Mangel" als Grundzug aller Lebensprozesse sei abschließend gefolgert: jeder Organismus "erfindet" "Kompensationen", um dem Grundmangel abzuhelfen. Das "Erfinden", "Entwerfen" immer neuer Kompensationen als Antwort auf den "Mangel" wurde vom Verfasser andernorts auch als ein wesentliches Moment der Evolution überhaupt angesehen (s. Band I, Kap. VI). Neue Kompensation bei verstärkter Zunahme der Komplexität bringt die Gefahr stets weiterer und noch komplexerer Dekompensationen mit sich: das Bild der Spirale

in seiner Aufwärtsbewegung bietet sich erneut an.

Die Kompensationen der Funktionsstörungen, als ein erstes, meistens gar nicht faßbares "Gestört-Sein" sind labil, reversibel, fluktuieren zwischen Verlust des Fließgleichgewichtes und Wiederherstellung desselben, ihre Dekompensation hat immer wieder restituierenden Charakter. Erst im Übergang zur Veränderung des Gestaltleibes wird die Dekompensation häufig irreversibel, obwohl auch dies - z.B. bei Spontanremissionen - kein Gesetz, bestenfalls Regel ist. Nichtsdestoweniger läßt sich mit einer gewissen Regelhaftigkeit sagen: Funktionsstörungen sind reversibel, häufig nicht klinisch oder biochemisch nachweisbar, wohingegen die Veränderungen des Gestaltleibes zur Irreversibilität neigen und klinisch nachweisbar sichtbar sind.

Um eine Erkrankung psychosomatisch/somatopsychisch zum Ausbruch kommen zu lassen, müssen primär die organismisch-biologischen Möglichkeiten der Aufrechterhaltung des Fließgleichgewichts, der Erhaltung der "Balance" in den Antinomien exo-endogen (Funktionsleib) beeinträchtigt oder eingeschränkt sein. Dies kann sich, dem Bild der Spirale folgend, am Funktionsleib sowohl vom Erlebnisbereich wie vom submolekularen und subzellularen immateriellen "Informationsbereich" als reiner "Funktionsstörung" ereignen. Darüber hinaus ist das Zusammenwirken stets mehrerer Bedingungen notwendig: Kommunikationseinschränkung und z.B. nichtendes Erlebnis ("Trauma"), letzteres den Kommunikationseingeschränkten mit seinen geringen Ausgleichsmöglichkeiten wesentlich "härter" trifft als jenen, der über ein breiteres Feld möglicher Kommunikation verfügt. Das Zusammenwirken dieser Bedingungen im Einzelnen aufzuweisen wird Anliegen des 3. Bandes sein.

8. Bedingungen von Krankheit

a) Das Problem von Konstitution und Vitalität

Wird die heutige, maßgebliche internistische Literatur überprüft, welche Bedingungen für die Entstehung von Krankheiten als verbindlich angesehen werden - wobei auch hier stets "Ursache" mit "Bedingung" verwechselt wird -, so werden überwiegend als "Letztursachen" andere ausschlaggebende Bedingungen wie die der Konstitution oder der Vitalität der Patienten vermerkt, unter letzterer insbesondere das immunbiologische Abwehrverhalten des Individuums verstanden.

Der ebenso umstrittene wie problematische Begriff der Konstitution, der bei aller Abweichung im einzelnen, in erster Linie das "Erbgut" des Menschen anvisiert, d.h. die sog. "Informationsspeicherung", wurde schon vor über drei Jahrzehnten von P. Christian aufgeschlüsselt, ohne daß diese Untersuchung etwa an Aktualität Einbuße erfahren hätte. So kommt P. Christian, die Konstitution betreffend, zu folgendem zusammenfassenden Ergebnis:[121]

"Hier taucht über das reine Ordnungsschema hinaus ein anthropologischer Gedanke auf, der für die moderne Entwicklung des Konstitutionalismus und des Typenproblems charakteristisch ist: Die Konstitution wird nicht mehr als unveränderliches passives Moment begriffen, sondern als Aufgabe: Konstitution "hat" man, aber nicht, um ein für allemal an sie zu verfallen, sondern um sie an kritischen Punkten der Entwicklung preiszugeben und sie zu überwinden. D.h. es gehört zur optimalen Entfaltung einer Persönlichkeit, Konstitutionelles zu sprengen. Wenn Scheler einmal sagte, alle Entwicklung sei im "Erleiden" begründet, so meint dieser Satz die Dialektik zwischen Hingabe und Kampf, d.h. das aktive "Ertragen" und nicht das passive "Tragen" dieser Leiden. "Konstitution" löst sich so auf in eine freie Auseinandersetzung zwischen einem determinierten Schicksal und der Auseinandersetzung mit diesem Schicksal. Da diese Auseinandersetzung durch das ganze Leben hindurchzieht, in der steigenden Lebenslinie anders ist als in der sinkenden Lebenslinie, so wird jetzt Konstitution nicht nur im Querschnitt, sondern auch im Längsschnitt des Lebensablaufs begriffen. In der letzten Auflage der Kretschmerschen "Medizinischen Psychologie" lesen wir so: "Alle diese Körperbauvarianten sind auch

für das Problem der körperlich-seelischen Beziehungen von großer Bedeutung, zur Beurteilung der Entwicklungskurve der Persönlichkeit im Längsschnitt des Lebensablaufs und der einzelnen Faktoren, die die Temperamentsentwicklung steuern, so besonders auch für das Retardierungsproblem bei den Neurosen". Die moderne Psychotherapie hat sich dieses dynamisch verstandenen Konstitutionsbegriffs in folgender Weise bemächtigt: Sie beruft sich auf Freud, daß jede Neurose etwas Konstitutionelles enthalte, und es geht jetzt um die Erweiterung der nur-psychologisch orientierten Psychotherapie nach der konstitutions- bzw. reifungsbiologischen Seite. Das Körperliche wird hier als etwas "Konstitutionsdynamisches" in das psychotherapeutische Denken einbezogen, d.h. die Neurose wird als Dystonie zu einer Lebenskurve begriffen, welche in der Konstitution begründet ist. Die Neurosen entstehen repulsiv zu einem konstitutionellen "Es", das je nach Lebensphase und Eigenart zusammen mit den psychologisch aufweisbaren Erlebnisweisen in Wechselwirkung steht.
Damit ist der Konstitutionalismus älterer Prägung prinzipiell überwunden. Der Mensch ist nicht mehr reines Produkt von Anlage und Umwelt, sondern sein personales Selbst formt und gestaltet mit. Der Mensch treibt nicht mehr gefangen im Strom eines determinierten Schicksals, sondern nimmt sich die Fähigkeit, in Lauf und Gestaltung seines Lebens einzugreifen."

Aus der hier dargelegten Sicht wäre mit dem Begriff der Konstitution jene überindividuelle Gestalt des Einzelnen in das Auge gefaßt, die sich in der Generationsfolge immer wieder als bleibend-veränderliche darstellt und die Ganzheit des leibhaften-erlebenden Entwurfs des Einzelnen über die Jahrhunderte hinaus verkörpert. Entwurf bedeutet jedoch Funktionsleib im integrierten Zusammenhang: Verdichtung in Gameten und "immaterieller Information", der jedoch hier bereits in der biologischen Reproduktion die Keimzellen des anderen "sozial" miteinbezieht - wie ausgeführt -, sich in der Keimzelle Soziales und Biologisches antagonistisch/synergistisch vereinen. In den Imponderabilien dieses Vorgangs ist der kommunikative Bezug zum Anderen mitgegeben, damit aber auch der Bruch einer rein fiktiv-biologischen Einheit.[122] So impliziert und antizipiert Konstitution schon in der Keimzelle Kommunikation mit dem Anderen, damit auch die potentielle Nichtung durch diesen: Krankheit, Tod als das jeweils "Andere".

Es entscheidet letztlich die methodische Blickrichtung: ob die hereditäre oder die umweltbedingte Komponente primär in das Auge gefaßt wird. Beide sind stets unauflösbar miteinander verschränkt. Die Konstitution schafft jeweils ihre spezifische Umwelt, die Umwelt ist im Akt der Reproduktion als "Andere" schon "ab ovo" in der Keimzelle enthalten. Dabei jedoch gibt es zweifellos Verschiebungen des Schwerpunktes: die "Bluterkrankheit" wie die Sichelzellenanämie oder ein defizitärer Aminosäurenaufbau, durch Inzucht bedingte Taubheit oder Blindheit, zeigen das Überwiegen des Anderen als potentielle Nichtung, als Tod schon in der Keimzelle deutlich und der Umwelt überlegen an.

Aus dieser Sicht wird auch die "Vitalität"[123] zu jenem Begriff der ebenso zu simplifikatorischen und approximativen Anwendungen verführt und, analog zum Begriff der Konstitution, einen extrem komplexen Sachverhalt bestenfalls nur umschreibt. Der Sachverhalt wird u.a. durch das Mit- und Gegeneinander der Individuen in ihrer jeweiligen Umwelt, in ihrem Lebensraum mitbestimmt. Der Lebensraum ist für das Tier weitgehend regulativ vordeterminiert, festgelegt. Seinem Oikos entsprechend verhält sich das individuelle Tier dem "Daseinsentwurf" seiner jeweiligen Art oder Gattung konform, innerhalb seiner "Vitalität" ähnlich. Oder die Variationsbreite z.B. des Lebensalters - als eines signifikanten Merkmals der Vitalität - einer Tierart ist wesentlich konstanter als die des Menschen, wird der Tod, die Nichtung als Gegenpol zur Vitalität angesehen. Die dem Menschen eigentümliche Umwelt ist stets eine mehr oder weniger durch eben spezifische zivilisatorische Einflüsse bestimmte, d.h., im Vergleich zum tierischen Lebewesen, eine "unnatürliche", sie birgt damit bereits den Keim zu einer erheblich größeren Variationsbreite im Lebensalter als die noch regelhaft an die Umwelt gebundene Vitalität der Tiere. Die erstaunliche Verlängerung des Lebensalters der Menschen im Progress der Zivilisation - um das Doppelte allein in den letzten 100 Jahren in der nordwestlichen Hemisphäre - deutet jedoch nicht unbedingt auf eine Zunahme der Vitalität hin, sondern auf das technologisch gezielte Vermögen des Menschen, seine Welt so zu bilden, daß sie weniger nichtend auf ihn einwirkt, z.B. durch die "Hygiene" und die wesentlich bessere Beherrschung der Infektionskrankheiten.

Vitalität erscheint deshalb einerseits als Bedingung des kommunikativen Mit- und Gegeneinanders der Menschen - in bezug auf den Tod als Gegenpol zur Vitalität - und als Folge aber auch von erhöhter Zivilisation, Technologie und damit besserer Beherrschung schädigender Noxen.

Die rapide Zunahme von "Stressoren" in der modernen Zivilisation hat diese generelle Erhöhung z.B. des Lebensalters andererseits nicht nennenswert zu beeinträchtigen vermocht. Das verweist speziell auf die Bedeutung der NNR und des Nebennierenmarks als "Kernformationen" von Abwehrregulation - zweifellos im Zusammenhang übergeordnet thematisierter hormonaler, hypothalamer und diencephaler Prozesse. Diese Zusammenhänge sind nicht zuletzt durch die "biologische Psychiatrie", insbesondere durch H. Beckmann und Mitarbeiter[124] aufgezeigt worden, wird in der Depression - zweifellos berechtigt - eine Erschöpfung vitaler Reserven angesehen, die sich endokrinologisch eben u.a. auch durch eine Minderung des Noradrenalins im ZNS-Stoffwechsel darstellt.

Menschliches Zusammensein, der kommunikative Bezug im Sinne des Apriori von Existenz überhaupt, umschließt latent oder manifest stets die Nichtung des Anderen - wie wiederholt ausgeführt -, eine Dialektik, die in jeder menschlichen Beziehung aufgezeigt werden kann. Damit begegnet an der Wurzel menschlichen Daseins der Tod, die Vernichtung in der zweiseitigen Struktur des Daseins selbst. Krankheit, im somatopsychischen wie psychosomatischen Sinne, verweist aus diesem Grunde auf "Rückzug" eben aus dem kommunikativen gegenseitigen Sich-Bestätigen und Sich-Nichten in eine Ebene, in der meist menschliche Zuwendung als ärztliche Betreuung, wie auch immer vermittelt, primär wird, d.h. Bestätigung. Krankheit im Sinne von erlittener "Kränkung" oder Nichtung weist auf den Aspekt eben des kommunikativen In-Frage-Stellens auf der organismischen Ebene nicht weniger wie auf der "psychischen". Im ganz unspezifischen und allgemeinen Sinne ist der Kranke primär im Zusammenhang dieses basalen "Gegeneinanders" im kommunikativen "Miteinander" ge- und betroffen worden. Seine Vitalität - dies sollte entscheidend sein - ist der kommunikativen Dialektik von Bestätigung und Nichtung nicht gewachsen. Vitalität läßt sich aus dieser Perspektive und in diesem Zusammenhang jetzt weiterhin als Abwehrhaltung im kommunikativen Zusammensein gegenüber dem nichtenden Effekt von Kommunikation spezifizieren. Dieser Wirkung erliegen generell jene Kranken, die passiv in einem Konfliktgeschehen einbezogen sind, die "Leidenden", "Ausgebeuteten", "Gedemütigten", "Mühsamen und Beladenen", jene auch, die sich mit den "Schwachen" - in welcher Gesellschaft auch immer - "identifizieren". Diese Individuen verfügen nicht über die Kraft (Vitalität) zur "Gegenkommunikation", ihre Abwehr - immunbiologisch nicht weniger wie auch im Erlebnisbereich - ist "schwächer", sie treten den Rückzug aus dem permanenten-latenten Machtkampf der Kommunikation, der Auseinandersetzung, in die Krankheit an.

Was bedeutet das "nicht über die Kraft verfügen", der Mangel an Abwehr? Eben ein konstitutionell mitgegebenes, umweltverstärktes Defizit, das das "Schwingen" zwischen Kompensation und Dekompensation, die Erhaltung des biologischen Fließgleichgewichtes am "unteren und oberen Ende" der Spirale, zwischen Gestaltleib und Funktionsleib, zwischen organismischem Prozeß und Erleben zunehmend unmöglich macht. Das kündigt sich hier im Erlebnisbereich als zunehmende Erschöpfung, Reizbarkeit, Depressivität an, es führt zu Funktionsstörungen im Sinne etwa der vegetativen Dystonie, endlich zu morphologischen Gestaltveränderungen , zu manifesten Erkrankungen mit ihren wiederum den Funktionsleib sekundär beeinträchtigenden Folgen hier, den Folgen ferner aber auch für die Umwelt, deren Rückwirkungen wiederum auf den Kranken. "Abwehr" wird hier in der Vermittlung zwischen Gestalt- und Funktionsleib als zentrales Vermögen von Vitalität sichtbar. Immunbiologische Abwehr ist zweifellos nicht mit "psychischer Resistenz", "Frustrationstoleranz" in kommunikativen Bezügen identisch, aber die eine wie die andere Form von "Abwehr" erfahren eben a) eine konkrete Vermittlung zueinander, b) verweisen auf Abwehrverhalten als ein "Teil" des "Ganzen" von Vitalität.

Vitalität wird aus dieser Sicht ein Begriff, der jene Menschen anvisiert, die "nie" manifest krank werden, vielleicht einmal im Leben sich einer Appendektomie unterziehen und von deren seltenen oder niemals erfolgenden Erkrankungen die BfA ihr Kapital bildet. Diese überwiegende Anzahl "Gesunder" - in unserer Konzeption sozial Kompensierter, "Angepaßter" (vgl. die "Alexithymiker" v. Rads u.a. Autoren) - ist bekanntlich in "Kontrollgruppen" schwer oder gar nicht zu erfassen. Denn welche Maßstäbe sollen für "gesund" oder "krank" objektiv angelegt werden als die häufiger Arztbesuche, Klinikaufenthalte usf., wie sie etwa A. Dührssen[125] in ihren statistischen Untersuchungen zugrundelegte? Sobald die Frage der psychischen Gesundheit, d.h. des Normbegriffes aufgeworfen wird, entschwindet die Möglichkeit jeder "objektiven" Erfassung einer solchen Norm - wie dies bekannte Untersuchungen schon aufgewiesen haben.[126] Hier bietet sich nur die in dieser Konzeption vorgetragene Auffassung an, daß der Mensch, gerade in bezug auf dialektische Spaltung von Kommunikation schon von Anfang an sich in einem Mißverhältnis einem Grundmangel gegenüber befindet, daß jede "Lebensäußerung" schon einen kompensatorischen Charakter hat, die latente Dekompensation für den Menschen charakteristisch ist, die dann zur manifesten wird. Diese kann hier im klinischen Bereich statistisch-epidemiologisch erfaßt werden, dort, im Erlebnisbereich, entzieht sie sich jedoch der Objektivierung.

Der sich abzeichnende Begriff der psychosomatischen/somatopsychischen Vitalität visiert den "Sacro egoismo" an, der als ein Aspekt der menschlichen Existenz von dem Darwinismus für die menschliche Gesellschaft zurecht gesehen wurde, für die Soziologie der Tiere nur begrenzt (s. Bd. I). Das "Homo homini lupus", die Leviathan-Philosophie von Hobbes tritt durch die "Hintertür" einer humanistisch sich verstehenden Psychologie ein, um damit ungewollt die Realität der menschlichen Kommunikation biologisch zu rechtfertigen.

Hinter aller sozial-humanistischen Verbrämung, der westlichen nicht weniger als östlichen "Zivilisationen", triumphiert in der Kommunikation immer wieder Nietzsches "Wille zur Macht", das Faustrecht, das über alle Dialektik menschlicher Kommunikation hinausgehend zwar in der Rechtssprechung seine Korrektur findet, die Rechtssprechung aber selbst von dieser Grundtendenz menschlicher Kommunikation nicht freizusprechen ist, in der schlechthin die Nichtung des Anderen überwiegt. Die psychoanalytische wie auch neoanalytische Definition von Gesundheit, Freuds bekannte "Arbeits- und Genußfähigkeit", das Sich-Behaupten, Sich-Durchsetzen, "Enthemmen" (Schultz-Hencke), sind nur die Paraphrasierung des "Willens zur Macht". Dieser breitet sich in den bürokratischen, der Gesundheit dienenden Institutionen und Dienstleistungsbetrieben verbrämt aus, unterscheidet sich im Prinzip jedoch nicht von dem im nackten Existenzkampf der Individuen eines "Entwicklungslandes". Wer diesem Kampf nicht gewachsen ist, zieht sich zunehmend in die Erkrankung zurück: jedoch nicht im Sinne eines unbewußten "sekundären Krankheitsgewinnes", sondern im Sinne einer eben die Vitalität in ihrer letztlich immunbiologischen Fundierung funktionell beeinflussenden Wirkung. Der in jüngster Zeit aktualisierte Fetisch der "Selbstverwirklichung" ist nichts anderes als die Apotheose der Vitalität auf Kosten des Anderen, auf Kosten der Nichtung eben des Anderen. Diese Nichtung wird jedoch sozial-bürokratisch verbrämt, abgeschwächt, "gepuffert". Die Behandlung des Kranken, insbesondere in den westlichen Zivilisationen, hat zweifellos faktisch sowohl in den Möglichkeiten seiner Wiederherstellung wie auch in der Fürsorge überhaupt gegenüber vergangenen Jahrhunderten einen Gipfel möglicher, sozial-ärztlicher Kunst erreicht. Die eingetretene Vital-Schwäche vermag "revitalisiert" zu werden, der Kranke kann sich wieder der Dialektik der Kommunikation aussetzen. Dies trifft zumindest für zahlreiche, auch reversible Krankheitsprozesse zu, jedoch nicht für den chronisch Kranken, der sich ganz aus dem "Lebenskampf" zurückgezogen hat.

Aus dieser Perspektive laufen die psychotherapeutischen Einzelbehandlungen, die Gesprächs- und Gruppentherapien Gefahr, zu Vollzugsinstrumenten der Konzeption eines "Sacro egoismo" zu werden, die sich als "Spontaneität" hier, als "Enthemmung" dort ausgibt, und deren Tendenz und Gefahr darin beruht, den "Vital-Schwachen" zum Durchhalten im Lebenskampf zu erziehen. Damit werden jedoch nur Gefahren und Tendenzen dieser Behandlungen in das Auge gefaßt, soweit eben nicht als anzustrebendes Prinzip erhöhte Verantwortung dem Anderen und sich selbst gegenüber die ausschlaggebende ethische Norm ist.

Zu Krankheit und insbesondere zu chronischer Krankheit neigt der "konstitutiv" Avitale, dessen Abwehr wie auch Selbstdurchsetzungs-Vermögen den kommunikativen, apriorischen Bedingungen menschlicher Existenz als "Auch-Nichtung" nicht genügt. Das wird aus den Ergebnissen des inzwischen an über 150 Patienten erprobten Würzburger Fragenkatalogs ersichtlich: über zwei Drittel der Patienten verschiedenster Diagnose vermeiden Auseinandersetzung und Bewältigen, "überleben" den Daseinskampf im "Erkunden".

b) Alexithymie, Abwehrhaltung und "Erkunden"

Wenn einige maßgebliche psychosomatische Forscher wie W. Bräutigam, M. v. Rad, S. Stephanos u.a., mitangeregt durch die französische psychosomatische Forschung, den Begriff der Alexithymie prägten, um damit ein spezifisches Verhalten der "psychosomatisch Kranken" festzustellen, ergibt sich, trotz aller Problematik dieses Begriffes, doch ein Zusammenhang mit der hier vertretenen Konzeption. Für fast 50-60 % der sich im Würzburger Fragenkatalog darstellenden Patienten verschiedenster Diagnose und verschiedenster Persönlichkeit überwiegt in den Modi über Umweltbeziehung das Erkunden, weniger bereits das Entdecken oder Erschließen. Das Erkunden (s.o.) als Umgang mit der Umwelt wie mit sich selbst ist jenem relativ undifferenziert-diffusen Stadium abtastender Zurkenntnisnahme zuzuordnen, das ein wie auch immer geartetes Engagement mit der Umwelt wie auch mit sich selbst gegenüber vermeidet. Erkunden ist u.a. eine Abwehrhaltung nach dem Bild der "Vogel-Strauß-Politik", die, wird auf das oben über die Vitalität Dargelegte Bezug genommen, nicht aktive Abwehr des Anderen, der Umwelt - stets Auseinandersetzung - impliziert, sondern ein passives Sich-Ducken, Zurückziehen, Ausweichen, Abwarten, Zurückhalten, in jedem Fall ein "Zurück" meint. Ein Abwehrverhalten wird damit sichtbar, das auch eigenen Bedürfnissen, Erwartungen, Antrieben, Emotionalität ganz generell gegenüber sich abzeichnet. Die Passivität dieses "Erkundens" in zahlreichen Lebensbereichen (Strukturen) ist häufig mit der Anpassung an konventionelle Normen verknüpft, Anpassung überhaupt an die Lebensbedingungen im Sinne eines passiven, nicht weiter diese befragenden, die Lebensbedingungen Hinnehmenden. Der diesem Verhalten zweifellos nahestehende

Terminus der Alexithymie meint jedoch etwas, das nicht nur für den aus dieser Sicht "psychosomatisch" Kranken relevant ist, sondern es dürfte zweifellos für jene große, "statistisch" nicht erfaßbare Gruppe "gesellschaftlich angepaßter" Individuen zutreffen, die nie manifest erkranken, nie einen Arzt aufsuchen, sondern in dieser Abwehrhaltung "überleben". Sie erkrankten eben erst in jenen Situationen, die entweder ihre organismische Abwehr stark beeinträchtigen oder ihre Erlebnissphäre treffen. "Auseinandersetzen" wie "Bewältigen" vermeidend, wird in der Erkrankung ihre latente Avitalität manifest, die "Tarnhaltung" dem Lebensprozeß gegenüber kommt zum Vorschein.

c) Zur Phänomenologie der Vitalschwäche

Die Vitalität, jenes Vermögen letztlich des Funktions- und Gestaltleibes zur Kompensation in der permanenten Möglichkeit und Gefährdung durch Dekompensation, die latent schon in der Keimzelle vorgegeben ist, zählt letztlich zu den basalen Grundwerten menschlichen Daseins. Sie zeichnet sich im biologischen Bereich z.B. durch ein gutes Vermögen von Regeneration und Restitution aus - etwa bei Wundheilungen -, im Bereich der Reproduktion durch eine gut durchschnittlich bis überdurchschnittliche Potenz und einem entsprechenden sinnlichen Bedürfen. In anderen Bezirken menschlich-intersubjektiven Daseins wird sie in Standhaftigkeit sichtbar, in Ausdauer, in Zähigkeit, in Konzentrationsfähigkeit nicht weniger als in Flexibilität, in Labilität nicht weniger als im Durchhalten-Können: eben durch den Balance-Akt zwischen antinomischen Strukturen sowohl biologischer als auch psychischer Aspektivität. Dazu zählt ebenso eine gute "Frustrationstoleranz" wie die Möglichkeit des Verzichtens überhaupt, die Fähigkeit, Leiden zu ertragen und durchzustehen nicht weniger als das Vermögen zur Geduld, zur Verantwortung, aber auch zu stetiger und konsequenter Leistung im Arbeitsbereich als dem eigentlicher menschlicher Selbstdarstellung. Der Mensch mit erhöhter Intelligenz, erhöhter Kombinatorik, Aufnahmevermögen und einem getreuen Gedächtnis ist ebenso als "vital" zu bezeichnen, wie jener, der schwere Erkrankungen durchgestanden und sich wieder weitgehendst regeneriert hat. Physische und "psychische" Vitalität jedoch sind keineswegs stets synergistisch anzutreffen, sondern hier imponiert der physisch "Vitale", an einer chronischen Schizophrenie Erkrankte, wie dort der physisch Labile, zu häufigen Erkrankungen Neigende jedoch in seinem Erlebnisbereich durchaus "Vitale".

Die Vitalität zeichnet sich aus dieser Sicht letztlich als gleichzeitig leib-seelisches Geschehen aus, dessen Vermittlung eben zwischen Gestaltleib, Funktionsleib und den kognitiven Fähigkeiten des Menschen, dem Bewußtsein sich ereignet. Sie ist letztlich weder organismisch noch "psychisch" zu bestimmen, sie gehört zu jenen Begriffen, die ein nicht zu definierendes "Zwischen" meinen, das jedoch den Lebensvorgang zutiefst mitdeterminiert. Die konkrete Feststellung jedoch "avital" oder "vitalschwach" wird immer auf weitgehenden Anmutungen des Therapeuten beruhen, bestenfalls kann er auf Hinweise rekurrieren, wie eben häufig rezidivierende somatopsychische, psychosomatische Erkrankungen, auf mangelndes Antriebserleben, emotionale Indifferenz, dürftige noetische Fähigkeiten zur Konzentration und zum Durchhalten, mangelnde Standhaftigkeit in personalen oder Orientierungsbezügen, mangelnde erotische Potenz und sinnliche Ansprechbarkeit. Es sind Vorkommnisse, deren hohe Relativität, situative Bedingtheit bei dem Urteil "vitalschwach" in Rechnung gestellt werden müssen, das nur gefällt werden sollte, wenn sich diese Vorkommnisse in das Ganze der Persönlichkeit gliedern lassen. Deshalb wird zwar die Beurteilung "avital" im 3. Band als Krankheitsbedingung mit aller Vorsicht berücksichtigt, sie impliziert jedoch die vorgegebene Annahme, daß Dekompensationen überhaupt Ausdruck des Versagens gegenüber den "gnadenlosen" existenzialen Bedingungen des Menschseins darstellen, d.h. der sowohl biologischen wie intersubjektiv-gesellschaftlichen. Dieses "Implizite" wird als Krankheitsbedingung vorausgesetzt, jedoch nur unter entsprechender "Anmutung" spezifisch als Bedingung festgehalten (s. Bd. III, Teil I).

d) Weitere Bedingungen von Erkrankung

Die Entwicklung des Menschen zu einem betont kortikal "überlastigen" Geschöpf anderen Tierarten gegenüber impliziert, daß die Polarisation und Spannung zwischen animalischem und vegetativem Pol zugunsten des ersteren sich "hyperpolarisiert" hat, d.h. die Zerebralisation des Menschen bereits eine erhebliche Neigung zu Dekompensation des gesamten Organismus mit sich gebracht hat. Diese verstärkte Möglichkeit zur Dekompensation spiegelt die "Urspannung" zwischen Vitalität und Geist wieder, wie sie von Weizsäcker im folgenden charakterisiert:[127]

"Einen Schritt weiter kommt man, wenn man nun diese Reaktion umgekehrt betrachtet: die Entstehung der Intelligenz aus dem vitalen Untergrund, als sei das pathische Leben der Nährboden des intelligenten. Wir nannten diesen Aufstieg die Es-Bildung. Die Intelligenz entsteht aber, indem die Vitalität gestört wird. Damit wird nicht gesagt, daß der Geist ein Naturprodukt sei; sein Stolz wird nicht geschmälert, wenn wir ihm die Kraft zutrauten, die Störung der Vitalität auszugleichen oder zu verwandeln. Die genetische Darstellung der Sache ist nur vorläufig; sie fordert dann auch eine dynamische Darstellung heraus usw. Indem ein Kind etwas lernt, opfert es ein Stück Liebe und gewinnt es ein Stück Herrschaft. Dieses Beispiel git für die allgemeine Auffassung der Entwicklung der Lebewesen."

Mit Th. Lessing den Menschen ferner als hyperzerebralisierten "Raubaffen" zu kennzeichnen, ist nicht ganz unzutreffend.

Die Dekompensation durch Hyperzerebralisation wird manifest, wenn die Strukturen insbesondere des Leibes, der Emotionalität defizitär verfallen, dies insbesondere für das Überwiegen der Struktur der Leistung, des menschlichen Arbeitsbezuges zutrifft. Das Überwiegen dieser Struktur, in zahlreichen Erkrankungen zu beobachten, ist ein sowohl zivilisatorisch-gesellschaftlich bedingtes Vorkommnis wie es sich aber auch schon als anthropologische Konstante durch die gesamte Geschichte der Menschheit hindurchzieht. Der Mensch konnte nur sein Dasein vermittels der von ihm erschaffenen Werkzeuge erhalten und entwerfen, er ist anthropologisch auf Selbstdarstellung über die Leistung hin entworfen. Dies wird in den Krankendarstellungen des 3. Bandes sichtbar: bei aller Bedeutung frühkindlicher und in der Jugend erfahrener Einflüsse überwiegt, abgesehen auch von der "Vitalschwäche", in der Auslösung zahlreicher Erkrankungen der einseitige Leistungsbezug. Einseitigkeit in der Kommunikation, insbesondere über Leistungs- oder ausschließlich Orientierungsbezüge, darf als eine wesentliche Voraussetzung von Krankheit angesehen werden, wird von der Vitalschwäche, der "Zerebralisation" als biologisch-organismischer Voraussetzung von Erkrankungen nicht abgesehen. Der Leistungsbezug impliziert Vergegenständlichung der Umwelt, wie er auch wiederum intersubjektiv durch Vergegenständlichung des Individuums sich darstellt: Objektivierung, die die Funktions- und Gestaltvorgänge des Organismus beeinträchtigt, zu Erkrankung führt. Insbesondere wird von diesem einseitigen Leistungs- und Orientierungsbezug der reproduktiv-regenerative, vegetative Pol betroffen, aber auch der Kreislauf/Atmungsorganismus und endlich dürften die Systemerkrankungen des ZNS auch in diesem Zusammenhang zu sehen sein. Die Arbeitswelt des Menschen, seine Selbstdarstellung über die Leistung umschließt Selbstentfremdung - wie dies Hegel aufgezeigt hat -, aber auch die Möglichkeit der Selbstfindung über die Entfremdung. Die meisten der beobachteten Erkrankten bleiben jedoch in der Auslieferung an die entfremdete Leistungswelt befangen. Daß diese entfremdete Leistungswelt darüber hinaus heute gesellschaftlich in Ost und West gleichermaßen vollzogen worden ist, muß kaum erinnert werden. So darf in diesem Zusammenhang die Entfremdung als eine weitere Krankheitsbedingung angesehen werden.

Einschränkungen der Art und Weise intersubjektiven Umgangs, Umgangs mit sich selbst, wie er durch die dargelegten Modi sich darstellt, muß als eine weitere Krankheitsbedingung angesehen werden: es wurde schon das Erkunden auf dem Hintergrund einer latenten Vitalschwäche genannt.

Extreme Zuwendung an die Umwelt - etwa im ehrgeizigen Vorwärtsstreben - wie auch extreme Abwendung von der Umwelt in einer depressiven Rückzugshaltung - dürfen ebenfalls mit als Bedingungen von Erkrankungen angesehen werden, wobei im ersteren Fall gleichermaßen paradigmatisch die "Raffnatur" des Menschen sich selbst verzehrt, im zweiten Fall, in der Abwendung, häufig als Folge von Enttäuschung und Desillusionierung, die graduelle Nichtung durch den Tod sich abzeichnet.

Im Konflikterleben endlich, dessen Spielbreite in seiner Bedeutung für die Erkrankungen durch die tiefenpsychologischen Schulen verschiedenster Provenienz in aller Breite aufgezeigt wurde, wird der Charakter der kommunikativen "Nichtung", des "Krieges als Vater aller Dinge" sichtbar. Es erkrankt, wer nicht mit seinen Konflikten leben, sich nicht mit ihnen auseinandersetzen, sie nicht zu bewältigen vermag - oder wer sie gar nur erkundet, aber doch von ihnen immer wieder betroffen wird. Das darf jedoch, wie das oben Aufgezeigte, nur als eine Bedingung, eine Möglichkeit von Erkrankung angesehen werden, nicht als Notwendigkeit.

Zu weiteren Bedingungen von Erkrankungen zählen die ebenfalls in der Literatur psychosomatischer Medizin immer wieder betonten Ereignisse direkter oder indirekter "Nichtung" durch Ereignisse wie: Verlust, Tod nächster Freunde oder Angehöriger, berufliche Zurückweisung, Scheitern in der Lebensplanung, Verlust von Heimat, "Entwurzelung", personale Kränkungen aller Art, Trennung, Isolierung, jahrelang immer wieder erlittene Enttäuschungen, Erniedrigungen und Widerfahrnisse nichtender Art. Nicht zuletzt muß in diesem Zusammenhang auch die "selbstzerstörerische" Neigung von bestimmten Patienten genannt werden, die sich häufig aus der Spannung zwischen einem erhöhten Anspruchsniveau und einer stets abgewerteten Realität ergibt und bis zum Selbstmord führen kann. Die Problematik von "Binden" und "Lösen" - wie sie H. Csef herausgearbeitet hat - wird in diesen Bezügen direkter oder indirekter Nichtung sichtbar: Trennung vermag ebenso zu Bedingung einer Krankheit zu werden wie auch Bindung, da die letztere häufig mit extremer Zwiespältigkeit (Ambivalenz) der Bindung gegenüber einhergeht.

Nicht zuletzt sei noch die Erschöpfung als eine wesentliche Bedingung von Erkrankung genannt, wie diese sich aus einseitiger Kommunikation, Auslieferung insbesondere an die Leistung ergibt, bei mangelnder Kompensation durch emotionale Zuwendung, zunehmende einseitige Verausgabung an die "Nichtung" durch eine aufreibend-leistungsfordernde Umwelt. Zusammengefaßt ergeben sich demnach folgende Bedingungen von Erkrankung:

1. Evolutiv bedingte Zerebralisation;
2. Vitalschwäche;
3. Einschränkung kommunikativer Strukturen;
4. Entfremdung durch Hypertrophie des Leistungsentwurfs;
5. Einschränkung kommunikativer Modi;
6. Extrem verstärkte Zuwendung/Abwendung;
7. Konflikterleiden;
8. Nichtende Ereignisse, die sich im Rahmen von Trennung, Verlust, Begegnung mit dem Tod, d.h. innerhalb der Modi von Binden und Lösen[128] vollziehen;
9. "Selbstzerstörung";

10. Auslieferung an die Alltäglichkeit und Erschöpfung;
11. In der Lebensgeschichte - Kindheit - erfahrene Kommunikationseinschränkungen (erworbene Haltungen).

Da - wie noch ausgeführt wird - der Verf. sich nicht der Hypothese jahrelang wirkender unbewußter Affekte, die aus der Kindheit stammen, anschließen kann, werden in der Biographie nur speziell nichtend-kränkende Ereignisse als möglicherweise mit-relevant im Sinne von Kommunikationseinschränkungen, Hyper- oder Hypotrophien angesehen und unter 11. verzeichnet. Alle Formen der Kommunikationseinschränkung und Nichtung sind mit dem Erleben von chronischer oder akuter Ratlosigkeit, Angst, Verzweiflung und Depressivität verbunden. Diese Kommunikationseinschränkungen imponieren als spezifische "innere Haltungen" oder Grundeinstellungen sich selbst und der Umwelt gegenüber, die von Kindheit an die Lebensgestalt mitprägen. Die "innere Haltung" als Synthese sowohl affektiver wie situationsbedingter Zusammenhänge darf als eine weitere, entscheidende Vermittlung zwischen psychischen und physiologischen Prozessen angesehen werden, damit auch als bedeutungsvolle Bedingung chronischer Kommunikationseinschränkungen und ihrer eventuellen "Sedimentierung" im zeitlichen Ablauf des Lebensgeschehens zu Funktions- oder Organstörungen. Die "innere" Haltung wird hier allerdings in erster Linie auf die Kommunikationsstrukturen bezogen, dies schließt jedoch keineswegs aus, daß Unterwürfigkeit oder Stolz, Ängstlichkeit oder zur Schau getragene Aggressivität, Mißtrauen oder Naivität, Skeptizismus oder Gläubigkeit, sei es als "Anteile" der mehr orientierungsbetonten Struktur (wie die letzteren) oder der leibhaften Kommunikation, sich zu kommunikationseinschränkenden Hypertrophien, Einseitigkeiten entwickeln. Die "innere Haltung" steht in engster Beziehung zum Ausdrucksgeschehen und zur Bewegung - damit zu Mesenchym, Stützskelett, ZNS, Atem- und Kreislauforganismus. Auf diese Zusammenhänge verweist Zutt wie folgt:[129]

"Wir meinen diesen Tatbestand, wenn wir davon sprechen, daß ein Mensch eine irgendwie charakterisierbare Haltung einnehme. Wir sprechen in diesem Sinne beispielsweise von einer freundlichen, einer ablehnenden, von einer soldatischen oder von einer philosophischen Haltung. Was für einen psychischen Tatbestand meinen wir, wenn wir so von einer Haltung sprechen? Läßt sich dieser Tatbestand näher umschreiben? Welchen Einwirkungen unterliegt er, welcherlei Einwirkungen gehen von ihm aus? Das sind Fragen, deren Beantwortung wir anstreben müssen."

Ferner:[130]

"Aus der Erkenntnis heraus, daß alle unsere Handlungen durch die innere Haltung gestaltet bzw. modifiziert werden, müssen wir annehmen, daß dem Bewußtseinstatbestand der inneren Haltung ein biologisches Geschehen zugrunde liegt, von dem wir aus zwei verschiedenen Erfahrungen etwas wissen. Die eine dieser Erfahrungen basiert auf der introspektiven Erfassung und hat den geschilderten Bewußtseinstatbestand zum Gegenstand. Die andere Erfahrung stammt aus der behavioristischen Beobachtung und bezieht sich auf die ausdrucksmäßige Gestaltung unserer Bewegungsvorgänge, besonders auf die Einheitlichkeit dieser ausdrucksmäßigen Gestaltung, auf die wir im weiteren Verlauf unserer Überlegungen noch genauer eingehen werden. Wir können so von einem Bewußtseinstatbestand sprechen, soweit es sich um die erlebte Bewußtseinsrepräsentanz dieses biologischen Geschehens handelt. Soweit es sich um die Einwirkung auf die Bewegungsvorgänge handelt, sprechen wir von einem Funktionskomplex der inneren Haltung."

e) Die personale Chance der Erkrankung

Eine psychotherapeutisch verantwortungsvoll durchgeführte Behandlung - die eben jene Einseitigkeiten des "sacro egoismo" vermeidet - läßt den Menschen letztlich zu einer personal-intersubjektiven Begegnung über die Arzt-Patient-Beziehung heranreifen, bereitet ihn für Auseinandersetzen, für die Entscheidung von Binden und Lösen, letztlich für das Bewältigen vor und vermittelt dem Leidenden die entscheidende Möglichkeit, die "darwinistische Substruktur" der Gesellschaft und die Dialektik der Kommunikation von Nichten und Bestätigen im Rahmen seiner jeweiligen individuellen Möglichkeiten zu übersteigen. Der "anthropologische Sinn" der Erkrankung liegt in der Existenzfindung, in der relativen Bewältigung jener Bedingungen, die eben zur Krankheit geführt haben. Das trifft nicht nur für die sog. psychischen oder psychosomatischen Störungen, sondern schlechthin für jede Erkrankung zu. Dazu zählt nicht nur eine ganzheitlich orientierte Medizin, die eben vermittels ihrer Möglichkeiten die Vitalität des Menschen, des Kranken hebt und steigert, sondern dazu zählt insbesondere die Erweiterung der kommunikativen Möglichkeiten, der Mut zur Auseinandersetzung nicht weniger als der zur Entscheidung. Diese Chancen birgt die Erkrankung, um damit als anthropologisches Vorkommnis auf den Menschen als ein zur personalen Begegnung befähigtes Wesen zu verweisen, das diesem Ruf zur Transzendierung, zum Überstieg zu folgen vermag.

Daß die Realität jedoch der Erkrankung und auch der gesellschaftlichen Situation dies nur immer wieder in seltenen Fällen zuläßt, bedarf kaum der Erwähnung. Die meisten Kranken betrachten ihre Erkrankung als ein Defizit in ihrer "Maschinerie", das durch Medikamente oder eine Operation wie eine Autoreparatur zu beheben ist - um sich dann wieder "blind", im Erkunden befangen, dem gesellschaftlich-technologisch bestimmten Dasein zu fügen. Auch die Realität des Schwerkranken, sei es dem an einem Karzinom Darniederliegenden, dem, der infolge einer Systemerkrankung mit schlechtester Prognose dem Tod entgegensieht, dem, der Jahrzehnte von den Schmerzen einer chronischen Polyarthritis gequält wird, läßt die personale Transzendierung jedoch nur in den seltensten Fällen zu.

VII. Von der organismischen Pathophysiologie zur "psychosomatischen" und "somatopsychischen" Medizin

1. Das Problem "psychogene Erkrankung"

Daß Erlebnisse, insbesondere die Person "nichtende" oder "kränkende", Krankheiten verschiedenster Art "auszulösen" vermögen, ist seit jeher erlebt-gelebtes Erfahrungsgut praktizierender Ärzte aber auch der "schöngeistigen" Literatur gewesen. Wenn L. v. Krehl schon 1928 formuliert:[131]

"Der Mensch vermag seine Krankheitsvorgänge zu gestalten, durch seinen körperlichen und seelischen, am besten gesagt menschlichen Einfluß auf eben diese Vorgänge. Und er ist nicht nur Objekt, sondern stets zugleich Subjekt."

dann gibt er einen Erfahrungsinhalt kund, den mit ihm zahllose Ärzte ausgesprochen oder unausgesprochen mitvollzogen haben. Die psychosomatische Medizin hat es sich zum Anliegen gemacht, diese Erfahrungen wissenschaftlich zu verifizieren - obwohl schon im Hinblick auf die Leib/Seele-Problematik hier weder von einer Verifizierung noch Falsifizierung die Rede sein kann. Nichtsdestoweniger haben verdienstvolle Forscher, sei es aus der internistisch-anthropologischen Tradition kommend (L. v. Krehl, R. Siebeck, G. v. Bergmann, V. v. Weizsäcker, H. Plügge, P. Christian, Th. v. Uexküll, W. Jacob, W. Kütemeyer, F. Hartmann), sei es aus der überwiegend psychoanalytischen Konzeption stammend (F. Alexander und seine Schule, W. Bräutigam, P. Hahn, A.E. Meyer, K. Köhle, S. Stephanos, P. Kutter, M. v. Rad, W. Wesiack), ein umfangreiches Material in 4-5 Jahrzehnten erarbeitet, das die Zusammenhänge zwischen seelischen Erschütterungen und Konflikten mit dem Auftreten auch "organischer" Krankheiten als mögliche - nicht jedoch im kausalen Sinne - mehr als wahrscheinlich macht.

Der Unterschied zwischen der psychoanalytischen - am Neurosenmodell Freuds orientierten - psychosomatischen

Medizin und der hier vertretenen anthropologischen Konzeption wird Gegenstand des letzten Kapitels sein. Hier sei noch auf das fundamentale Problem der "Psychosomatischen Medizin" verwiesen, das kein naturwissenschaftlich sich gebärdender Epiphänomenalismus oder Materialismus (F. Alexander u.a.m.) zu eskamotieren vermag: das Leib/Seele-Problem. Im Dualismus der Denkrichtung des Cartesianismus verhaftet, konnte die letztere aufgeführte Richtung innerhalb der psychosomatischen Medizin nur konsequenterweise die "Seele" abschaffen, damit den Menschen (Epiphänomenalismus), sich nichtsdestoweniger überwiegend der Korrelation zwischen dem Epiphänomen "Seele" und körperlichen Prozessen widmen, d.h. in einer problematischen Zwitterhaltung einerseits die Dimension des Erlebens "auszuschalten" - vom wissenschaftlichen Standpunkt -, um "reine" Naturwissenschaft und Klinik zu repräsentieren, andererseits als "Psychosomatik" doch ständig auf "Psychogenie" zu rekurrieren. Der mit dem Erleben - der "Seele" - unauflöslich verbundene Indeterminismus stellt jedoch das an der (Newtonschen, praktisch überholten) Physik orientierte Wissenschaftsideal dieser Psychosomatik permanent in Frage, da mit der "Psyche" umgegangen wird, als ob es diese letztlich nicht gäbe.

Nachdem in den bisherigen Ausführungen eine den Lebensprozessen gerechter werdende Konzeption dargelegt wurde als dies die derzeitige Physiologie und Biologie leisten, wird ein fundamental neuer Ansatz auch dem Problem der "Psychogenie" gegenüber entwickelt. Dieser führt eo ipso zu einer abklärenden Diskussion des Leib/Seele-Problems, um damit die Grundlage zu einem ebenso vertieften wie adäquaten Verstehen krankhafter Vorgänge zu vermitteln. Psychosomatische Medizin ohne eine erneute Besinnung auf die "Bedingungen möglicher Erkenntnis" des Leib/Seele-Problems wird in jener problematischen, letztlich unredlichen Haltung gegenüber dieser Grundfrage menschlichen Daseins in "Gesundheit und Krankheit" verharren.

2. Das Leib-Seele-Problem: Bedingung seiner Unlösbarkeit und die Möglichkeit von Vermittlungen

a) Der Dualismus als Folge konstituierender Reflexion

Das Charakteristikum - Wesensmerkmal - des Seelischen, des Erlebens, des Bewußtseins schlechthin, wurde oben bezüglich seiner Intentionalität (Husserl) erinnert. Der radikale Unterschied zwischen Außen - räumlichem Nebeneinander, bis in die Mikrostrukturen hinein - und dem Innen als permanente sinnbezogen-erlebte Veränderung/ "Bewegung", als reflektiertes Ineinander, gab den Anlaß, die "Urkrankheit" des Menschen als "transzendentale Krankheit" zu postulieren, in der der existenziale "Mangel" des Menschen, von dem Außen durch ein Bewußtsein getrennt zu sein, zur Darstellung gelangt. Die hier vertretene These jedoch besagt, daß dieser scheinbar unauflösbare Dualismus - der die "naturwissenschaftlich" sich gerierende Psychosomatik mit einer nicht abzutragenden Hypothek belastet - erst Folge des reflektierenden Bewußtseins ist. In dem Augenblick, in dem der Mensch nicht mehr nur in einer vorgegebenen Weise ("lebensweltlich") erlebt, sondern fragend reflektiert, nachdenkt, konstituiert er diesen Gegensatz, begründet er eine Welt, die hier auf ein reflektierendes Innen verweist, dort ein "Außen". Der Reflexion erscheint der Dualismus absolut, ontologisch, und alle Versuche der Philosophie, diesen zugunsten einer idealistischen, existenzialistischen (Heideggers In-der-Welt-Sein) oder materialistischen Position zu lösen, selbst die Vermittlung beider Positionen zueinander wie sie Merleau-Ponty versucht hat, müssen sich im Zirkel bewegen, da ja das Denken diese gespaltene Welt selbst entwirft, um "Denken", um Reflexion überhaupt zu sein. Jedes "Denken" über das Leib-Seele-Problem stößt an die von ihm selber geschaffene Aporie: der Dualismus erscheint absolut. Der Reflexion steht jedoch das nicht reflektierte (Präreflexion) Erleben gegenüber - das erst in der Reflexion über das Erlebte oder erlebende Subjekt wieder dualistisch wird. Ein Erleben, wie es in der Bewegung, in der Wahrnehmung, in der Sprache, in der Emotionalität und ihrer leibhaften Ausdrucksgestalt spontan sich darstellt, in der Sinnlichkeit nicht weniger als im kreativen Akt. In den Vorgängen einer Leib-Seele-einheitlichen Vorkonstitution der Welt, des Menschen in der Welt, ist dieser weder "nur" Leib noch "nur" Seele, sondern permanent sich verändernder, oszillierender Entwurf: weder Leib, noch Seele, beides sich gleichzeitig bedingend wie aufhebend, um dabei jene der Reflexion nicht zugängliche Einheit lebend-erlebend zu verwirklichen.

Das Denken, u.a. eben in einer radikalen Weltabkehr und "Weltvernichtung" - über die Todeserfahrung "entstanden"[132] -, kann sich nicht am "eigenen Schopf" aus dem "Sumpf des Denkens" selber ziehen, den es begründet hat. Deshalb kann es nie ein "Wie" des Zustandekommens oder der Verbindung zwischen Außen/Innen erdenken. Es kann bestenfalls "Korrelationen" beobachten, deren reales Zustandekommen es jedoch nie erfassen kann, da es sich selbst damit als Befragendes, Reflektierendes aufheben müßte. Das Denken hat ja die Spaltung "verursacht", begründet, es kann sie immer nur wieder feststellen. Es ist ihm bestenfalls möglich, "Modelle" der Vermittlung zu ersinnen, wie z.B. das "Innen" als spezifisch Intentional-Sinnvolles zu dem Ganzen der absoluten raum-zeitlichen Veräußerung und ihrer Gesetze graduell vermittelt wird - "Modelle" auf dem Hintergrund der Erfahrung einer vorlogisch-vordenkbaren Einheit. In der Vermittlung gewisser auch formaler Strukturgemeinsamkeiten zwischen dem "Außen" und dem Innen - wie z.B. die oben erwähnten der Polarisierung, der Antinomien, der Differenzen zwischen Determinierung/Indeterminierung usf. - liegt die Möglichkeit, nun in einem weiteren Schritt mit der Leib-Seele-Problematik umzugehen. Dieser "Umgang" entspricht dem Gang von der einen Aporie "Seele" zu der anderen "Leib", dabei stößt

der Gehende hier an die eine Wand, dort an die andere
- aber das Schreiten, der Schritt, der Gang als Vollzug
und Aufhebung dieser Aporie können "modellartig" beschrieben werden.

b) Korrelation, Wechselwirkung und Stellvertetung

Die heutige psychosomatische Medizin - sofern sie überhaupt
noch an die Realität des Psychischen glaubt - ist im
wesentlichen eine Korrelations-Psychosomatik, d.h. die
die (scheinbare) Gleichzeitigkeit von psychischem Erleben
und funktionellen Veränderungen, z.B. im Kreislauf, in
der Sekretion von Drüsen usf. beschrieben und beobachtet
hat - in der Folge von Wundts Korrelations-Psycho-Physiologie. Was besagt die Korrelationspsychologie? Daß das
Seelische - Innen, Sinn (Angst, Wut, die Affekte usf.) -
auf "Physisches" "wirkt": nichts weiter. Selbst die Einschaltung der Neurophysiologie, der Areale des ZNS wie
des Thalamus, Hypothalamus, des limbischen Systems usf.,
der oben erwähnten Zentren spezifischer emotionaler Erregungen fördern oder lösen die Problematik in keiner Weise.
Denn da kaum von der Spezifität der Affekte wie Wut,
Angst, sexuelle Erregung usf. abgerückt werden kann -
ohne sich selbst als psychosomatische Affektlehre aufzuheben -, kann die Spezifität niemals durch unspezifische
Transmitter oder Impulse in irgendeinem verständlichen
neurophysiologischen Zusammenhang erscheinen. Ein Neuro-
Impuls oder ACTH als Transmitter sind hier Begleiterscheinungen der Affekte, diese selbst sind etwas fundamental
anderes als neurophysiologische oder biochemische Prozesse.
Der Epiphänomenalist ist hier in der unlösbaren Situation,
spezifische Erlebnisse, von denen er ausgeht, auf unspezifische letztlich molekularräumliche Verhältnisse zurückzuführen, die ihm in ihren molekularen Strukturen darüber
hinaus auch nur begrenzt bekannt sind. Unter dieser Methode
geht die Spezifität verloren, es werden nur unspezifische

Impulse erfaßt. Die "Korrelations-Psychosomatik", wie auch immer sie sich drehen und wenden mag, ist über den Hinweis auf eine Gleichzeitigkeit innerer und äußerer Vorgänge nicht hinausgehend auch nicht in der Lage, die eigentliche Problematik der psychosomatischen Verhältnisse irgendwie aufzuhellen. Sie beeindruckt möglicherweise Internisten und Pathologen, daß es doch so etwas wie "Seelisches" gibt, dieses sogar auf das Nervensystem und u. U. den Kreislauf zu wirken vermag. Ein "Seelisches", das der Epiphänomenalismus der Psychosomatik gleichzeitig als "Eigenständiges" leugnen muß - die Korrelations-Gymnastik förmlich in der Luft hängt.

Der philosophische Einwand gegen die Korrelations-Psychologie, den schon Leibniz formuliert hat, soweit er auf die verschiedenen Substanzen Bezug nahm, wird einfach dadurch erbracht, daß zwei grundverschiedene Substanzen wie "Seele" und "Körper" nicht aufeinander wirken können, dies auch für die Wechselwirkungslehre gilt.

Die Wechselwirkung belegt nur - über den psychophysischen Parallelismus hinausgehend -, daß z.B. Angst Herzklopfen verursachen kann, ohne vorausgegangene Angst sich einstellendes Herzklopfen aber auch wiederum Angst zu erzeugen vermag: dieser Ansatz für zahlreiche andere, insbesondere vegetative Störungen anwendbar ist. Wie jedoch diese Wechselwirkung zustandekommt, bleibt ebenso dunkel wie das Problem des psychophysischen Parallelismus und der Korrelation (Aporie, s.o.).

Von Weizsäcker ging über beide Konzepte durch den Begriff der "Stellvertetung" hinaus: postulierte eine sinnvolle Einheit von Leib und Seele, so daß anstelle der Angst eine Tachykardie auftritt, ohne daß der Kranke sich der Angst "bewußt ist", die Tachykardie die Angst "vertritt" und umgekehrt. Anstatt eine im Leben zu fällende Entscheidung - z.B. eine Eheschließung - durchzuführen, erkrankt der Betroffene an einer Angina, die die Unfähigkeit des Patienten zum Ausdruck bringt, sich zu entscheiden. Auch dies ist eine Stellvertretung. Leib und Seele stehen in einem Sprach- oder Ausdrucksverhältnis zueinander: der Leib drückt aus, was zu erleben die Seele oder der Kranke nicht fähig waren oder auch: die Seele erlebt einen Konflikt, den ihr Leib in einer Symptomatik "darstellt". Daß die Seele allerdings etwas erlebt, das der Körper verschweigt, oder nicht darzustellen vermag, fehlt in diesem Wechselwirkungs- oder Stellvertretungskonzept.

Sowohl in der Lehre von der Korrelation wie in der Wechselwirkung und Stellvertretung stellt sich der Organismus im Zusammenhang mit dem Erleben als über sich selbst hinausweisend dar: in der Korrelation zeigt er ein rudimentäres Ausdrucksgeschehen: die Enge der Gefäße, das Nachlassen der Durchblutung "wirken" der "Angst entsprechend", die erhöhte Magensekretion nicht minder, oder der erhöhte Sympathikotonus und die NNR-Ausschüttung begleiten die Aggression - aber auch die sexuelle Erregung. Die erste Antwort des Individuums auf die Umwelt entspricht dem Sich-Verschließen der Welt gegenüber, es ist die Angst vor "Nichtung", d.h. sie impliziert Abwendung, die zweite (Wut, sexuelle Aggression) entspricht einer verstärkten Zuwendung, wie sie auch in der Manie zum Ausdruck kommt. Diese "Zusammenhänge" wurden schon von zahlreichen anderen Forschern beobachtet und dargelegt, F. Alexander wies sie dem Parasympathikus und dem Sympathikus als Vermittler entgegengesetzter Emotionen zu. Aber auch hier verliert sich die Spezifität der Emotionalität vollständig: zwischen Wut und sexueller Erregung bestehen grundsätzlich qualitative Unterschiede. Es soll jedoch für die vago- oder sympathikotone Beeinflussung von Kreislauf, Sekretion, damit auch für die Gewebe - insbesondere dann auch unter Einbezug der Nebennieren und ihrer Einwirkungen auf den Stoffwechsel usf. unter dem Kennzeichen des AAS - wesentlich sein, daß hier eine scheinbare Unmittelbarkeit des Überganges vom seelischen Erleben zum physiologischen "sichtbar wird", die eben der Garant für die immer wieder postulierte, unauflösliche Leib/ Seele-Einheit ist. Dieses Postulat der "Unauflöslichkeit" manifestiert sich jedoch nur an Extremen: die Fülle möglicher Emotionen, von Eifersucht zu Mitleid, von Freude zu Bestürzung und Schreck, von Begeisterung zu Überraschung oder Enttäuschung, vom Erleben der "Enthemmung" bis zu dem Unterschied zwischen Furcht und Angst - alle diese Emotionen werden nicht durch die offenbar nur Extremaffekte bereits abstrahiert darstellenden Korrelationen erfaßt. Wird noch das adrenergische System und das AAS in Anspruch genommen - dessen Wirksamkeit prinzipiell nicht zu bezweifeln ist -, so erhöhen sich die Schwierigkeiten: Angst und ihr anscheinend entgegengesetzter Affekt, die Wut, "benutzen" gleichermaßen sympathische wie parasympathische Nervengeflechte. Ganz zu schweigen von der sexuellen Erregung oder dem Sexualakt selbst, bei dem letzteren das gesamte adrenergische System mitbeteiligt ist, ohne daß hier Angst oder Wut regelmäßig "nachzuweisen" wären. Die physiologischen Korrelate stellen also bestenfalls unspezifisch Erregungen dar, sie drücken dies unspezifisch aus, wobei in keiner Weise das "Wie" geklärt wird.

Die physiologische Darstellung der Affekte ist darüber hinaus bereits eine entdifferenzierte. Eine verstärkte Durchblutung und Sekretion etwa der Magenschleimhaut erlauben nicht die Differenzierung von Verzweiflung, Beglückung, Haß oder Neid - aufgrund der physiologischen Veränderung. Die Affekte stellen sich in der Korrelation Psycho-Physiologie als unspezifisch-entdifferenzierte "Erregungen" dar.

Die Spezifität der Affekte - ein wesentliches Anliegen der bisherigen Bemühungen der psychosomatischen Medizin, etwa wenn es darum ging, einen Konflikt zwischen Ehrgeiz hier, Insuffizienzgefühlen dort, zwischen oralen Bestrebungen gegen "Managertum" u.a.m. darzustellen - weicht einer unspezifischen Entdifferenzierung der Affekte in Zuwendung hier - "Sympathikotonus" und Abwendung - Vagotonus - dort, mit Überschneidung dieser Polarisierungen. Der der Wachheit, "Vigilanz", erhöhten "Erregbarkeit" und Aktivität zugeordnete Sympathikus korreliert mit der Funktion des animalischen Poles, der Umweltzuwendung, wohingegen der Vagotonus als "Wächter" der vegetativen Funktionen, diese in spezifischer Weise verlangsamt, "bremst", "hemmt", um den dissimilatorischen, katabolen Wirkungen des Sympathikotonus, des adrenergischen Systems entgegenzuwirken. (Bei diesen Darstellungen handelt es sich bereits um schematisierte Simplifikationen, die biochemische Wirklichkeit ist wesentlich komplexer und widerspruchsvoller.)

Es begegnen also in der Korrelationspsychosomatik keine differenzierten, adäquaten Affektdarstellungen, sondern - analog zur Leitthematik der Hormone - Zuwendung und Abwendung als elementare, jedoch bereits entdifferenzierte Grundformen des Lebens, die analog schon bei Reaktionen der Einzeller zu beobachten sind.

Das bedeutet für die psychosomatische Medizin: Keine spezifischen Affekte/Emotionen/Erleben wirken sich entsprechend im Organismus aus, sondern nur entdifferenzierte Grundformen von Zu/Abwendung. Das "Ganze" des Organismus, die postulierte Leib/Seele-Einheit zahlreicher Autoren, stellt sich als entdifferenzierte Ganzheit dar, wobei die Ganzheit dem Wie der Wirkung des einen auf den anderen "Teil" entsprechend fragmentiert erscheint.

Die Wechselwirkungs- und die Stellvertretungskonzeption (v. Weizsäcker) sind ebenfalls erlebnis- und affektunspezifisch: die Angst, die die Tachykardie "auslöst", die Tachykardie, die wiederum Angst auslösen kann oder zum Kreislaufkollaps führt, drücken sich zwar wie alle zunehmend entspezifizierte Emotionalität im Atmungs-/Kreislauforganismus aus. Es ist jedoch nicht möglich, hier etwa zwischen Verzweiflung, Begeisterung, zwischen Enttäuschung und Hoffnung dort, in der Wechselwirkung derselben mit dem Teilorganismus zu differenzieren. Auch in der Wechselwirkung werden die entdifferenzierten Emotionen über - problematische, pauschal/schematisch - sympathiko- und vagotone Prozesse vermittelt, d.h. unspezifische Zu- und Abwendung sind in der Wechselwirkungslehre ebenfalls maßgeblich.

Was aber wird darüber hinaus in der Wechselwirkungskonzeption sichtbar, bzw. wie sind Wechselwirkungen überhaupt möglich?

3. Die Bedeutung des Funktionsleibes für die Leib-Seele-Problematik

Eingedenk des obengenannten Dualismus von Seele und Leib und der Frage nach der Vermittlung zwischen beiden, wird die fundamentale Rolle deutlich, die der Funktionsleib zwischen dem "Innen" der Intentionalität des psychischen Erlebens und dem Außen - bis zu den mikrobiologischen Prozessen - innehat. Mit der Einführung des "Funktionsleibes" als Verstehensmodell weicht die absolute Aporie der Reflexion einer realen Vermittlung beider, in der Reflexion getrennter "Seinsweisen" des Menschen - ohne jedoch grundsätzlich als Aporie aufgehoben zu werden. Nicht in der Reflexion nachvollziehbar ist der "Umschlag" von dem "Integral aller Funktionen" im ZNS zum Erleben (s.o.). Hier wird die Aporie sichtbar. Der Funktionsleib, das Integral aus n-facher Funktion aller gleichzeitig im Organismus sich ereignender und miteinander vernetzter Funktionen ist hier noch mit der biomolekularen Substruktur der Zellen und Zellverbände, dann der Organe und dem Gestaltleib verknüpft, dort jedoch übersteigt er diese und bildet auch jene "Ganzheit", die sich in der Spannung zwischen den "Elementarteilen" und dem Gestaltleib eben als "Ganzes" erhält. Er entzieht sich in seiner Ganzheit der methodischen Überprüfung oder Feststellung: nur einzelne Funktionen lassen sich bestimmen, nicht aber das Ganze der n-fachen Funktion aller Funktionen, die das Leben selbst ist. Das Integral aller organismischen Funktionen - s.o. - ist das Leben oder der Lebensprozeß. Dieser verweist auf zwei Richtungen: in die submolekular-mikroskopischen Vorgänge der Zellen einerseits, in die Integration dieser Prozesse über ihre funktionale Repräsentanz im ZNS und Gehirn andererseits, dem Umschlag dann des "unendlich Differenzierten" zur Einheit des Bewußtseins und Erlebens. Die Integration der "unendlich vielfachen" einzelnen Funktionen bildet die Grenze zwischen intentionalem Erleben, "Innen" und den sowohl nach Innen wie auch gleichzeitig nach Außen gewandten Lebensvorgängen. An der die Integration vollziehenden Schwelle, am animalischen Pol der Lebensprozesse, beginnt das Leben sich zu erleben: in den Grundformen von Zu- und Abwendung, in entdifferenzierter, unspezifischer Weise, wohingegen es im vegetativen Pol und in den zellulär-organischen Bereichen unbewußt, erlebnislos, "stumm" erscheint. Der Funktionsleib, der mit den Lebensvorgängen aufgrund dieser Darlegungen identisch ist, ist "bewußtlose" Funktion, reine Vermittlung zu Gestaltung, zu Reproduktion, zum Stoffwechsel in seiner Richtung zum vegetativen Pol, zur Zelle und der Zellstruktur. Im ZNS und den Repräsentanten der Funktion wird er zunehmend "Erlebnisträger" (Aporie!), jedoch undifferenziert noch auf Zu- und Abwendung eingeschränkt. Die sehr elementaren Formen des Erlebens wahrnehmend und sie motorisch - Bewegungsorganismus - beantwortenden Areale im Gehirn dürften mit dem Schlaf/Abwendungs- und Wachzentrum der Formatio reticularis in Verbindung stehen, wie auch mit dem limbischen System. In diesem "integriert" sich der vegetative Pol einerseits, ermöglicht andererseits über diese zunehmende Integrierung die Darstellung des Erlebens. Der animalische, zum vegetabilischen polaren Pol des Funktionsleibes eröffnet sich im Gehirn/ZNS ebenfalls der Dimension des Innen. Das Bild der Spirale erinnernd, die die verschiedenen, heterogen-kommunikativen Prozesse der Lebensvorgänge umfaßt, ist ein Bild des Lebens selbst, das am jeweiligen Pol - s.o. - in die Dimension des Unendlichen verweist: am animalischen Pol in das Innen des Subjektes, im vegetabilischen Pol in das "Innen" der jenseits der submolekularen Struktur sich befindenden Sinngebungen, "Informationen" eben derselben.

Aus dieser Perspektive wird die bisher ganz unerklärliche Problematik der Korrelation, Wechselwirkung und Stellvertretung der leib/seelischen Prozesse nicht gelöst, aber verständlicher. In der Korrelation, die an zahlreichen kreislauf- und sekretionsabhängigen Prozessen sichtbar geworden ist, die bis in das immunbiologische System, in Stoffwechselvorgänge - Enzymveränderungen - und regenerative Prozesse hineinwirkt, zeigt sich das "Ganze" des Organismus, der die "Ganzheit" funktional vermittelnde Funktionsleib, der nicht nur "korreliert", sondern koordiniert und integriert. In der sog. "Korrelation" einer heterogenen Vielzahl von Einzelfaktoren - etwa Durchblutung und Sekretion der Beleg- und Funduszellen der Magenschleimhaut, Kontraktion des gesamten Magens, HCl- und Pepsin-Erzeugung usf. - in ihrem Bezug auf psychisches Erleben, wird über die Korrelation hinaus die Koordination und Integration durch den Funktionsleib sichtbar. Dieser vermittelt hier Zu- oder Abwendung als unterste, entdifferenzierte Stufe psychischen Erlebens. Die Einheit des Funktionsleibes als Integral aller relevanten organismischen Funktionen sei wiederum betont. Nicht Psychophysik ereignet sich im Organismus, sondern Integration der Funktionen von Zu- und Abwendungen durch den Funktionsleib, durch das Integral der zahllosen Funktionen selbst zu der Einheit des Erlebens hin. In diesem Sinne ist der Funktionsleib sowohl "Außen" auf die materiellen Prozesse ausgerichtete Funktion, in ihrer Vernetzung mit den organismischen Strukturen, aber er ist ebenso auch schon geöffnet für den Erlebnisvollzug, Grenze zum "Innen" und in der Lage, rudimentär-entdifferenziert Ausdrucksgeschehen des Innen vermittelnd darzustellen: Spirale.

Die Wechselwirkung und Stellvertretung wird aus dieser Perspektive einsehbar: Während eine wie auch immer akzentuierte materialistische Sicht die Phänomene ebensowenig wie die Korrelation verständlich zu machen vermag, ereignet sich Wechselwirkung zwischen einer Funktionsstörung - labile Hypertonie, Hypersekretion von Pepsinogen/HCl usf. - und seelischem Erleben, stets an der die Funktionen der einzelnen Organe übersteigenden Funktion des Funktionsleibes selbst, der zu den Organen Zu- oder Abwendung vermittelt, bzw. die primären, z.B. exogen bedingten Funktionsstörungen der Organe als Zu- oder Abwendung erlebnisfähig werden läßt. Dies bildet die leibhaft-seelische/seelisch-leibhafte Grundlage der Wechselwirkung. Eine einsetzende Dysfunktion kann vom Erleben über Hin- oder Abwendung angeregt worden sein, sie wirkt auf ein Organ, von diesem über den Funktionsleib wieder auf das Erleben zurück: der Kreis schließt sich. Die Vermittlung erfolgt jeweils über den Funktionsleib, das Integral aller erdenklichen Funktionen, das - es sei noch einmal wiederholt - zum Erleben hin "offen" ist.

Es erscheinen demnach Korrelationen, "Wechselwirkungen" integriert und koordiniert im Funktionsleib. In seinem Verhältnis zum Gestaltleib ist der Funktionsleib als "Träger des Lebens" Vermittler zwischen den Gestaltungsprozessen des vegetativen Poles und den zum Erleben geöffneten Vorgängen des animalischen Poles, der sowohl Funktion, Gestaltung wie auch in der Integration Grenze und Umschlags-Schwelle zum Innen bildet. Es wird damit in der Reflexion eine ihren Dualismus vermittelnde Brücke zwischen Innen und Außen sichtbar.

4. Aspekte unvermittelter, präreflexiver Leib/Seele-Einheit
Erleben und Organsystem ("Psychosomatische Pathophysiologie")

Unmittelbare Leib/Seele-Einheit zeigt sich im unreflektierten Erleben von Wahrnehmen/Handeln, Sprache, Ausdrucksbewegung, Sinnlichkeit (Sexualität) - ferner in im Leib "mitschwingenden" Grundemotionen von Zu- und Abwendung (s.o.). Zur Aufhebung gerade der Subjekt/Objekt-Spaltung in der Sprache sei noch einmal auf E. Bisers fundamentale Sprachkonzeption verwiesen.[133]

Durch die Sensomotorik erfolgt die dem Erleben entsprechende kommunikative Begründung der Welt, ihre Konstitution in ihrer unendlichen Variationsmöglichkeit als erlebtes Leben, als Geschehnis, als Mannigfaltigkeit. Sie ist faktisch "unendlich", wird bedacht, daß die relative Unendlichkeit der Welt durch die Unendlichkeit der gelebthabenden und noch lebenden Individuen jeweils "unendlich" variiert gelebt wird: "identisches" Erleben verschiedener Subjekte gibt es nicht. Zu dem Bild der Spirale, die verschiedene "Ebenen" der organismischen "subjekthaften" Kommunikation darstellt, zurückkehrend, zeigt sich, daß das "Innen" und das "Außen" im Verhältnis "unendlicher Mannigfaltigkeit" zueinander stehen, durch das erlebende Subjekt zu der Einheit des Erlebnisses erst zueinander vermittelt werden. Dem fließenden Geschehen der Innenwelt, dem permanent-fluktuierenden Sich-Verändern von Gedanken, Impulsen, Erlebnissen, Gefühlen, Stimmungen, Erinnerungen und Bildern - steht eine ebenso als Geschehen unstrukturierte Welt fließender Bilder "gegenüber". Geschehnis begegnet Geschehnis, es wird aber durch die sensomotorischen Akte des "etwas" feststellenden Empfindens - allen Sinnesorganen gemeinsam - der feststellenden, wahrnehmenden Zuwendung, die nie von der Motorik zu trennen ist, zum Ereignis, das jedoch im nächsten Augenblick schon wieder in das Außen/Innen-Geschehen zurückströmt.

Im Akt des Sich-Beziehens auf die Welt, im Eingreifen in diese - schon in der Aufmerksamkeit -, strukturiert sich seelisches strömendes Geschehen, "Innen", zum Ereignis, es begegnet "wie plötzlich" der Außenwelt und nimmt sich ebenso plötzlich wieder in das Erlebnis-Geschehnis zurück. Es ereignet sich neu, zieht sich erneut zurück: pulsiert in Zuwendung und Abwendung. Ereignis heißt wirkendes Geschehnis, das sich in der Beziehung zu etwas hin verwirklicht. Oder: Seelisches wird in der Beziehung auf die Welt hin, die es in der Beziehung mitbegründet, reales Ereignis. Das wird durch die Sensomotorik ermöglicht, in der sich über das Integral der physiologischen Funktionen, des Funktionsleibes: "Sensomotorik"-ZNS-Gehirn usf. die Einheit des Erlebens als Schwelle des "Umschlags" von Außen nach dem "Innen" sich zeigt. Mannigfaltigkeit der Funktion, Geschehnisabläufe, werden zum Ereignis vermittels des Funktionsleibes strukturiert. Von diesem Umschlag wiederum, der über Zu- und Abwendung in Funktionsleib als Seele und "Sinne" geschieht, wird auf umgekehrtem Wege die "Psyche" zur Funktion. Diese wendet sich über die Vermittlungen des Funktionsleibes und der Sensomotorik der Welt zu, oder von ihr ab, um über diese Elementarformen des Erlebens die Mannigfaltigkeit des "inneren Erlebnisses" überhaupt Ereignis werden zu lassen, bzw. im Umgang mit dem "Innen" über die Sensomotorik Welt zum Ereignis wird. Es konstituiert sich als Ereignis der euklidische Raum in der dreidimensionalen "Mechanik" von Knochenbau, Gelenken und Muskulatur über die Sensomotorik, der aber durch den erlebten Geschehens-Raum immer wieder aufgehoben und neu konstituiert wird. Der Bezug der Sensomotorik zum Raum dürfte nach diesen Ausführungen präzisiert worden sein.

Der Sensomotorik des animalischen Poles stehen Lunge/Herz- und Kreislauf-Organismus, ferner die Sexualität des Erleben zum vegetabilischen Pol vermittelnd gegenüber. Das spezifische Erleben dieser Vermittlung liegt in der elementaren oder "Urerfahrung" des Werdens und Vergehens z.B. in der Atmung: des Entstehens in der Inspiration, verbunden mit dem Erleben der Belebung, Erleichterung, Entspannung, dem des Vergehens in der Exspiration bis zum Erleben der Enge, Beklemmung, der Vernichtung, Angst, Depression oder Verzweiflung. Zu- und Abwendung werden hier in Inspiration: Zuwendung zu dem gesamten Stoffwechsel durch O_2-Zufuhr, Regeneration desselben und Abwendung: Exspiration, zwischenzeitliche erneute Stoffwechsel-Dissimilation, repräsentiert. Zu- und Abwendung treten im "Gewand" der zeitlichen Rhythmik auf, wobei dem Erleben dieser Vermittlung besonders der Akzent des "Inne-Seins" zukommt. "Seele" erscheint hier als Zu- und Abwendung im Aspekt der Zeitlichkeit, insbesondere auch der Umwelt gegenüber.

Im wesentlichen Unterschied jedoch zum überwiegenden Ereignischarakter des animalischen Poles und der Sensomotorik weisen Atmung/Kreislauf überwiegend - ausschließlich akzentuiert - auf den Geschehnischarakter des psychischen Inne-Seins hin: Erleben wird nicht irgendwie "äußerlich" wirkendes Ereignis, sondern es bleibt Geschehnis im Inne-Sein der Emotionalität von z.B. Erleichterung oder Angst, Entspannung oder Spannung.

Im vegetativen Pol, in der Reproduktion (Sexualität) endlich, stellt sich die Intentionalität des Erlebens primär auf den Anderen - das Andere im Tierreich - ein, auf den "Geschlechtspartner". Über diesen wird die Identität des Mit-sich-selbst-Seins im Erleben zur leiblichen Zweiheit des auf mich Bezogenen-Anderen. Ich bin für den Anderen der "Sexualpartner", wie er für mich, ich mich jedoch primär in meiner Je-Meinigkeit über die Fortpflanzung aufhebe, um mich verwandelt im Dritten wiederzufinden.

Der Andere, der Umgang mit diesem, wird in der für die Sinnlichkeit spezifischen Weise "wahrgenommen", in einer Wahrnehmung, die weit über den sog. "Sexualtrieb" hinausgeht, Anlaß zu einem darüber hinaus spezifischen Handlungszyklus sich darbietet: vom Werbeverhalten bis zur Versorgung der Nachkommenschaft im Tierreich, die sozialen Bezüge sich nicht von der Sexualität und Sinnlichkeit trennen lassen. Im Unterschied jedoch zu dem Ereignischarakter des animalischen Poles, der sich darüber konstituierenden Umwelt (Welt), indem der oder die anderen Anlaß zu unterschiedlichen sozial-asozialen, beruflichen, familiären usf. Bezügen - Ereignissen - werden, findet hier die wesentliche Einschränkung meiner als Person auf die Fortpflanzung statt: Ich mich im Vollzug derselben aufhebe, vorübergehend über den Anderen "sterbe", er über mich. D.h. Reproduktion und Ende der individuellen Person sind unauflösbar miteinander verschränkt.

Wenn oben die Bedeutung des Funktionsleibes als "Träger des Lebens" als Leben selbst bestimmt wurde, der zum Erleben hin vermittelt, so kann aus dem soeben Dargelegten gefolgert werden, daß Erleben - Intentionalität - zweifach Ereignis wird: hier im animalischen-sensomotorischen Pol, dort in der Reproduktion, wohingegen es im Lunge/Kreislauf-Organismus Geschehnis bleibt. Es wird Ereignis durch das In-Beziehung-Treten zur "konkreten" Welt durch das Konkret-Werden der Welt über den Anderen in der Zeugung. Wohingegen die inneren Organe, der Stoffwechsel und ihre Korrelation zum Erleben unmittelbarer Ausdruck der elementar-undifferenzierten Funktionen des Funktionsleibes sind: Geschehnisse, die keinen Ereignischarakter haben. Das letzte erscheint erst in der Krankheit: in der ulzerösen oder hämorrhagischen Veränderung der Schleimhaut wird der Geschehnischarakter der Lebensprozesse unterbrochen, es treten - relativ irreversible - Veränderungen ein, das Geschehen wird Ereignis, aus dem Funktionsleib wird Leibgestalt, bzw. Mißgestalt.

Diese dreifache Darstellung des "Psychischen" als sich und die Umwelt reziprok Erlebendes, erfährt durch den vegetativen Pol eine weitere, letzte Transformation.

Der vegetabilische Pol, das hyperbolische "Labyrinth" der inneren Organe zeichnet sich durch absolute Bewußtlosigkeit und Erlebnisfremde aus (s.o.), auch wenn Korrelationen bis in die Tätigkeit der Nieren nachgewiesen worden sind. Erlebt werden die physiologischen Korrelationen ebensowenig wie die gesteigerte Durchblutung der Magenschleimhaut. Der vegetabilische Pol ist nach dem oben Dargelegten die Ermöglichung von Gestalt überhaupt. In den dissimilatorisch-assimilatorischen, in den kata- und anabolen Vorgängen der "Entmächtigung" der spezifischen Eigenschaften körperfremder Stoffe, die zur eigenen Gestalt über die Enzymkommunikation im Zusammenwirken synchroner oder antagonistischer Prozesse und Organfunktionen werden, wird das Aufgenommene bis in seine elementaren Bestandteile "entstaltet" und zu eigener Gestalt des Leibes wieder aufgebaut. Im "hyberbolischen Labyrinth" der inneren Organe entsteht eben in absoluter Bewußtlosigkeit die Gestalt des Körpers: der Gestaltleib. Aus der Vielzahl der in Kapitel II und III nur bruchstückhaft aufgezeigten Funktionen der inneren Organe bewirkt, erschafft sich der Organismus den Gestaltleib. Hier - im "Labyrinth" - wird in ständiger Vernetzung mit den betreffenden Zellen, Zellverbänden und Organen entschieden, welche Stoffe zu welchen Geweben "verarbeitet" werden - nach der Bedürftigkeit oder dem Mangel derselben. Ob hier Osteoklasten im Knochengewebe vermehrt Kohlenhydrate bedürfen oder die Zellen des Cortex, ob die Membrane die Reticulozytenlipide benötigen, oder die Ganglien - das erfolgt in permanenter, interaktioneller "Wechselwirkung". Im "Netz" des ganzen Organismus wird hier die sichtbare Gestalt desselben entworfen, "geschmiedet". Höchste, dem menschlichen Bewußtsein nicht nachvollziehbare "Intelligenz" oder "Ordnungsvorgänge", sind hier mit absoluter Bewußtseinsferne aber mit größter "Präzision" - bis in die mikromolekularen Prozesse hinein - verbunden, um damit das Gelingen der Gestalterhaltung in dem Fluß der Veränderungen, des Geschehens, der Zeit, zu gewährleisten. Es gibt für diese Zusammenhänge, diese "Zusammenarbeit" des vegetabilischen Poles, keine Probleme der "Transzendenz" oder der Emotionalität, da dieser sich in einer dem Bewußtsein eben nicht nachzudenkenden Weise selbst erzeugt und aufhebt, vermittels "archaischer" Formen des organismischen Daseins. Diese "Archaik" stellt sich im Elektrolyt- und Wasserhaushalt (Sekretion!), in der Peristaltik des Darmes, in der Bedeutung einfachster Epithelverbände u.a. dar. Diese "Gegenseite" - zum animalischen Pol - des Organismus, die ausschließlich auf Gestaltwerdung und -erhaltung abzielt, dürfte jedoch eben in der dargelegten Funktion Voraussetzung zur Erhaltung der Gestalt als einer Idee, eines Eidos, einer ganzheitlichen Figur und entsprechend eine dem Organismus immanente sein. Die sich über Jahrmillionen erhaltenden Gestalten bestimmter Tierarten (z.B. der Fische), die Gestalt des Menschen und seiner (fraglichen!) Vorfahren, die auch inzwischen schon auf 2-3 Millionen Jahre veranschlagt werden, bedarf zweifellos der Verankerung in der Erbsubstanz als potentielle Form (Information!). Wie sie aber in ihrer Selbstdarstellung stets eine ähnliche über sehr lange Zeiträume immer wieder aufbaut, wiederholt und fortpflanzt, ist ohne Bezug eben auf ein Ganzes im Sinne der Spannung zwischen Gestalt und Funktion, zwischen Teil und "Ganzem", ist ohne Bezug zu "Bild", "Figur", "Eidos" oder "Idee" nicht denkbar. Der vegetabilische Pol stellt die Ermöglichung der Leibgestalt dar: über die Vernichtung der Fremdgestalten, die er aufnimmt, über die Zergliederung derselben entsteht die Eigengestalt.

Dieser Zusammenhang sollte bei allen die Gestalt verändernden Krankheiten - insbesondere den Tumoren - im Auge behalten werden.

Die bisherigen Ausführungen zusammenfassend, wurde im Integral aller hetero-synergistischen Funktionen des Körpers im Funktionsleib die Vermittlung zwischen "Psyche",

"Innen", Erleben, Bewußtsein und eben dem "Körper" angetroffen: <u>eine</u> Vermittlung unter wahrscheinlich zahllosen anderen, nicht auszudenkenden. Der Funktionsleib ist Lebensträger oder "Leben", zwischen den elementaren Darstellungen des Seelischen, Zu- und Abwendung hier, dort den submolekularbiologischen Strukturen vermittelnd (Spirale). Diese Vermittlung ermöglicht erst die Erscheinungen der Korrelation, der Wechselwirkung der Stellvertretung - sie macht sie - aus dieser Konzeption her - verständlich. Darüber hinaus erscheint Erleben oder psychisches Inne-Sein über das rein intentionale Geschehen heraus als Ereignis wirksam: über den animalischen Pol und den Bewegungsorganismus. Das Lunge/Kreislauf-System, die Sexualität und Reproduktion hingegen vermitteln verstärkt den Geschehnischarakter des Seelischen, wohingegen der vegetabilische Pol als absolut bewußtlos, reiner Gestaltung zugänglich ist.

5. Die Bedeutung der Zeit als Vermittlung zwischen Seele und Leib

Erst im Denken, in der Reflexion, konstituiert sich die Transzendenz der Welt, wie oben bereits erinnert wurde. Transzendenz der Welt wird graduell erworben, stufenweise, stets in Verschränkung mit der Außenwelt realisiert sich das Apriori des Ich im Gegenzug zur Welt. Erst der nachträglichen Reflexion stellt sich das Problem, wie das Kind oder sog. Wilde Welt erleben, und diejenigen, die dies experimentell aufzuschlüsseln versuchen, wie z.B. Piaget, übersehen dabei, daß ihre Position bereits die des unverrückbaren Dualismus ist.

Das trifft auch für das Leib-Seele-Problem zu - so sei noch einmal erinnert und ausdrücklich wiederholt -, das sich erst als Problem stellt, wenn es zum Gegenstand der Reflexion erhoben wird. Der Unreflektierte lebt die Einheit beider, er bewegt sich rasch oder langsam, fügt über Wahrnehmung oder Bewegung sich der Umwelt ein, ist in Sprache und Sinnlichkeit mit dem Erleben seiner Welt verwoben, das als Einheit von Sinn und Geschehen, von Beziehung und Bedeutung ständig vollzogen wird. Erst die Reflexion, in der das cartesische Ich erwacht, sprengt diese Einheit von sichtbar-unsichtbarem Umgang des Menschen mit sich selbst und mit der Welt, und es beginnen die Bemühungen, das eine mit dem anderen, die Seele mit dem Körper, den Sinn mit dem Ereignis, die Beziehung mit der Bedeutung, die Bedeutung mit der Beziehung zu verkitten. Verkitten, denn alle Versuche, diese Einheit reflektiert zu begründen, sind bis heute gescheitert. Ob Materialismus, Epiphänomenalismus, Idealismus, ob Phänomenologie, die Vermittlungsversuche Merleau-Pontys oder das Heideggersche In-der-Welt-Sein: <u>wie</u> Unsichtbares aber doch Wirkliches auf Sichtbares, ebenso Wirkliches wirkt, zurückwirkt, scheinbar im Wechselspiel sich bewegt, bleibt letztlich der kritischen Reflexion verborgen. Es muß ihr verborgen bleiben, denn, wie dieser erst sich die Transzendenz der Welt öffnet, so kann jedes Nachdenken über das Verhältnis von Seele zu Leib, jedes entsprechende Experiment die vorgegebene Einheit nicht mehr stiften, denn das Nachdenken bedingt die Spaltung, den Dualismus, setzt ihn ebenso voraus wie es ihn konstituiert. Das cartesische Ich kann nicht über die Mauer springen, die es errichtet hat, denn diese Mauer ist ja die Bedingung seiner Existenz. Nur im Zwischenbereich z.B. unreflektierter Hingabe an eine Landschaft, im Lauf den davonziehenden Zug noch einzuholen, im Rausch der Sinnlichkeit, im Affektausbruch, in der Faszination oder im unüberlegten Daherfabulieren, weicht diese Mauer teilweise einer vorgegebenen Einheit.

In einer echten Aporie befangen, das Leib/Seele-Problem als unlösbar zu erkennen, ist die Reflexion, die an diesem

Problem scheitert, die Ursache selbst dieses Scheiterns. Sie müßte sich selbst aufheben, um eine vorgegebene, vorprädikative Einheit zu erfahren, die erlebbar, aber nicht reflektierbar ist. Hier bietet sich die Zeit nach dem "Funktionsleib" als eine weitere Form der Vermittlung zwischen Innen und Außenwelt, zwischen Leib und Seele, zwischen Gegenstand und Intentionalität an. Wie stellt sich diese Vermittlung dar?

Nur für den Menschen gibt es Zeit und Zeiterfahrung. Diese wird erst zwischen dem 8. und 12. Lebensjahr konstituiert. Zeiterfahrung im Sinne des Wissens um Gegenwart, Vergangenheit und Zukunft sind dem Kind noch fern, in der Tierwelt, bei den Wirbeltieren, so darf angenommen werden, ist sie weitgehendst unbekannt. Erstere wie letztere dürften dagegen zweifellos das Erleben von Veränderung aufweisen, das auch Gedächtnis impliziert, Erinnerung, um damit dem Sich-Verändernden bereits ein Beharrliches unterzustellen. Der Hund des Odysseus, der den heimkehrenden Bettler wiedererkennt, nicht weniger als die Schlupfwespe, die über mehrere Flugkilometer den Weg zu ihrer Brut nicht verfehlt, sie beide verlangen Gedächtnis, Erinnerungsvermögen, Beharrliches im Wechsel. Zukünftige Veränderung wird ebenfalls erlebt: der Vogelschwarm, der vor dem Wetterumbruch flieht, der eintönige Zikadengesang, der mit dem nahenden Gewitter aufhört, der Biber, der Vorsorge für den Winter trifft. Zeiterfahrung und die Möglichkeit vor allem der Zeitberechnung, d.h. der Anwendung räumlicher Streckenmaße an ein Sich-Bewegendes: an die Sonne, die Gestirne, aber auch an das Wasser z.B. in der antiken Wasseruhr und endlich im Gang des Zeigers über das fest eingeteilte Zifferblatt, sind nur dem Menschen zuzusprechen, dem zeitigenden, cartesischen Ich. Sie setzt den Dualismus Leib/Seele voraus. Dieses einmal gewonnene Zeitmaß wird nun an die Veränderung des eigenen Leibes oder der Umwelt angelegt, objektive Zeit entsteht, Grundlage der quantitativen Naturerkenntnisse. Warum jedoch unser Zeitigen mit der Weltzeit übereinstimmt - diese gravierende Frage lassen Sie uns hier nicht weiter erörtern.

Welche Veränderungen sind nun deskriptiv-phänomenalistisch besonders auffällig, daß sie sich dann der phänomenologischen Reduktion und Meditation anbieten, um ihren zeitbezogenen Sinngehalt aufleuchten zu lassen? Wird die Natur beobachtet, so dürfte bei aller Heterogenität der Hypothesen, die z.B. allein die Erdentstehung betreffen (s. Bd. I, Kap. I), doch Übereinstimmung in dem Punkt bestehen, daß aus einem flüssig-gasförmigen, undifferenzierten Anfangszustand sich graduell Strukturierungen der Gesteine und Mineralien herausdifferenziert, sedimentiert haben, um damit der Erde im Verlaufe von 1-2 Milliarden Jahren Struktur vermittelt zu haben. Das Analogon trifft für alle organischen-ontogenetischen und evolutiven Prozesse zu, bei der gleichen Unsicherheit der Hypothesenbildung der Embryologen und Evolutionisten wird doch die graduierte Entstehung komplexer Strukturen etwa von Protokaryoten - kernlose Lebewesen - bis zu Eukaryoten, Einzellern und Vielzellern bestätigt. Dies ereignet sich auch in der Ontogenese insbesondere der Vertebraten, indem hier einfache Zellen in unglaublicher, astronomischen Zahlen vergleichbarer Teilung den komplexen Organismus errichten, den Leib. Undifferenziertes Geschehen wird strukturiert, durch Sedimentierung verändert, d.h. durch räumliche Aufteilung, Kompartimentalisierung in zunehmend komplexe Organe. Die Grundlage dieses Vorgangs ist die Fixierung von Stoffwechselabfallprodukten, d.h. häufig toxischer Substanzen zu Strukturen. So z.B. der Einbau des CO_2 in Verbindung mit Kalk in das Skelett, der toxischen Kieselsäure in den Panzer von Diatomeen und Radiolarien bestimmt, Stickstoff die fundamentale Grundstruktur der Eiweiße bildet, Nukleinsäuren die Grundlage der Erbsubstanz. Die Beispiele ließen sich unendlich erweitern, denen entnommen werden kann, daß sich der Organismus aus dem, was er aufnimmt, verdaut und wieder ausscheidet, sich auch aufbaut (s.o. Kap. II u. III). D.h. die Stoffe, die im Prozeß des Lebens den Tod des Organismus letztlich bedingen, die Stoffwechselabfallprodukte, dienen in der Zwischenspanne von Geburt und Tod dem Gestaltaufbau, um endlich dann auch mit der Gestalt des Individuums wieder zu verfallen und sich aufzulösen. In der Sedimentierung dieser Stoffwechselprodukte wird der Fluß der Veränderung gewissermaßen gestaut, es entstehen räumliche Gebilde, Gestalten, es bildet sich die Zeitgestalt der Lebewesen, der Leib.

Zu der Thematik der Zeit zurückkehrend, sei der allgemeiner Zustimmung sich erfreuenden Einteilung in Gegenwart, Vergangenheit und Zukunft gefolgt. Das Rätsel der Gegenwart, des geheimnisvollen Jetzt, ist schon seit Augustin zahlreichen Philosophen Anlaß zum Nachdenken geworden, insbesondere auch Kant und Hegel, denn es ist ja das Charakteristikum des Jetzt des Augenblicks, der unmittelbaren Gegenwart, daß dieses, einmal bedacht, schon wieder entschwunden ist, bereits ein Vergangenes geworden ist, wie es ein Noch-Nicht der Zukunft ist. D.h. im Jetzt wird in dem Nicht-Mehr der Gegenwart und Noch-Nicht der Zukunft seine Nichtigkeit offenbar, das Jetzt wird als Nichts sichtbar oder anders gesagt, es ist reiner Mangelzustand (s. Kap. II u. III). Das Jetzt, meditativ konzentrativ eingefangen, wird zum Nichts, zur Leere, zur absoluten Erfahrung des Mangels eines Nicht-Mehr und Noch-nicht-Seins, wobei jedoch, wird dieser Akt einer intensiven Konzentration genügend lange durchgehalten, einige Minuten, plötzlich ein Umschlag eintritt. Die Erfahrung des radikalen Nichts der Leere, des Mangels, wandelt sich zu einer Überwältigung durch unvorhergesehene Bilderfluten und Bilderfülle, die Vergangenes in der Erinnerung nicht weniger als Zukünftiges, die Imaginationen surrealster Art umschließen. Das Jetzt, zum Nichts geworden, entpuppt sich als Fontäne, die phantasmagorische Bilder aller

Art hervorsprudelt. Sie besagt, daß das Nichts zum Quellpunkt von Fülle umgeschlagen ist, oder daß das Jetzt der Gegenwart die Gleichzeitigkeit von Leere, Mangel von Nichts aber auch von Fülle umschließt. Was bedeutet diese radikale Reduktion des Jetzt auf das Nichts, sein Umschlag in Bilderfülle? Daß die Zeiterfahrung, die nur dem Menschen zukommende Fähigkeit des Zeitigens, einen logisch nicht auflösbaren Widerspruch der Gleichzeitigkeit von Nichts und Nichtung, von Mangel und Leere, wie den von Fülle und Überwältigung impliziert. Dieser antilogische Sachverhalt, Ärgernis der Logik, läßt auch die Dialektik von Sein und Nichts, die sich bei Hegel zum Werden finden, nicht auflösen, es ist eine nur existenzial reduktiv-meditativ nachzuvollziehende Erfahrung der Gleichzeitigkeit von Mangel und Fülle. Dieser Gleichzeitigkeit gibt das diskursive, logische Denken die Richtung: rückwärts in die Vergangenheit, in das Versickern und den Verfall, in das graduelle Nicht-mehr-Vorhandensein, es gibt ihr aber auch die Richtung in das Vorwärts der Zukunft als Erwartung, Hoffnung, Wunsch und die Fülle in die Zukunft entworfener Bilder. Zeitigen heißt, dieser Urerfahrung der Gleichzeitigkeit von Mangel und Fülle, die vielleicht das "Sein" ausmacht, eine Richtung geben: die Richtung von Mangel und Verfall in die Vergangenheit, und die Richtung von Erwartung und möglicher Erfüllung, aber auch Angst und Sorge (Heidegger) in die Zukunft, als bevorstehenden Tod und möglicherweise über diesen hinaus.

Dieses Vermögen des Menschen, der Gleichzeitigkeit von Mangel und Fülle, wie sie sich im Jetzt kundgibt, Richtung, d.h. Zeitrichtung zu geben, dürfte durch mehrere vorprädikative Erfahrungen bedingt sein. Hier dem Erleben von Erwartung und Wunsch, Hoffnung, Sorge, in die Zukunft gerichtetes Sich-Entwerfen, dort Unabänderlichkeit und Unverfügbarkeit des Geschehens in dem Nicht-Mehr des Vergangenen. Die Grunderfahrung ferner von Trennung und Tod, Anfang und Beginn, wie sie Tod und Zeugung dem Menschen vermitteln. Endlich die zeitliche Erfahrung durch das Anlegen eines räumlichen Maßes an einen Bewegungsvorgang mit Anfang, Strecke und Ende.

Sind die ersten vorprädikativen Erfahrungen von Erwartung der Zukunft und Unwiederbringlichkeit des Vergangenen, von Anfang und Ende, dem vorprädikativen Erlebnisbereich zuzuordnen, so impliziert das letztere die Zeitmessung, das Vermögen des Menschen, Zeit über Bewegung messend zu vergleichen, eine schnellere von einer langsameren Bewegung zu unterscheiden, mit der Zeit wie mit einem Ding umzugehen. Das mit der Zeit jedoch wie mit einem Ding Umgehen impliziert ein Vermögen, über der Zeit selbst zu stehen, sie zu vergleichen, über sie zu verfügen, sie einzuteilen, d.h. es impliziert die Außerzeitlichkeit in der Reflexion. Die Außerzeitlichkeit der Reflexion, über die Zeit zu reflektieren, über die Zeit nachzudenken, wird ferner im willkürlichen Erinnern sichtbar, im Vermögen, Verfallen-Entschwundenes zu evozieren und sich zu vergegenwärtigen, das Jetzt mit der Kulisse vergangener Erlebnisse zu verhüllen, sich gegen die Zeitrichtung zu stellen, willkürlich reflektiert in der Erinnerung zu gegenzeitigen. Dies ist die Folge des cartesischen Ego, Zeitlichkeit wie Außerzeitlichkeit und Gegenzeitigen zu konstituieren.

Zu dem Problem der Vermittlung von Leib und Seele durch die Zeit zurückkehrend sei gefolgert: Die den Organismus bedingenden Lebensprozesse als permanent sich verändernde weisen mit dem reflektierten Zeitbewußtsein folgende Strukturidentitäten auf: Zeit als Gleichzeitigkeit von Mangel und Fülle ist mit den fundamentalen Lebensprozessen von Auf- und Abbau, von Assimilation und Dissimilation überhaupt identisch (s.o. Kap. II-IV). Lebendiges befindet sich in einem ständigen Mangelzustand, wie oben dargelegt wurde. Dieser Mangel schlägt in Fülle um, wenn aus der abgebauten Substanz neue organische Gebilde und Gestalten entstehen, in ihrer Fülle etwa von Arten und Individuen des Pflanzen- und Tierreiches im Verlaufe der Evolution. Aber der Mangel, über den sich das Leben erhält, wird eines Tages manifest, alles Lebendige geht an dem zugrunde, was es bedingt, an seinen Stoffwechselprodukten, die - wie aufgezeigt wurde - seine räumliche Gestalt wiederum ermöglichen. Das betrifft jedoch nur das einzelne Individuum, nicht die übergeordneten Kategorien der Familien, Arten und Gattungen, die über das Individuum hinaus sich sehr viel langsamer verändern, sehr viel langsamer entstehen und verfallen als die einzelnen Lebewesen. Zeitliche Richtung wird ferner in den Lebensprozessen im schon erwähnten Vorgang onto- wie phylogenetischer Entwicklung von undifferenzierten, unstrukturierten zu strukturiert-differenzierten Gebilden sichtbar. Das Phänomen der Zellteilung ist keine Division, sondern als echt antilogischer Vorgang eine Multiplikation durch Division. Eine weitere Strukturidentität von Zeit und Lebensprozeß wird in der Deskription spezifisch zeitlicher Vorgänge sichtbar wie z.B. der der Rhythmik und Periodizität der Lebensvorgänge selbst. Dazu gesellt sich jedoch als fundamentaler Vorgang der Lebensentstehung überhaupt die Pulsation z.B. der ersten Blut- und Kreislauf bildenden Zellen in der Embryogenese, der Zellen, die auch das Herz gestalten, das in seinen periodischen Pulsationen von Systole und Diastole den Durchgang der zeitlich interpretierten Veränderung durch einen Nullpunkt, eben das Jetzt, das Nichts, verkörpert. Aus dem Nichts-Punkt es sich zur Systole regeneriert, in der Diastole sich wieder aufhebt. D.h. daß das Jetzt, durch den Null-Punkt gewissermaßen hindurch, sich in der Systole zur Zukunft entfaltet, in der Diastole zur Vergangenheit zurückkehrt. Darüber hinaus aber zeigen in unterschiedlicher Weise alle Zellen eigenrhythmische pulsierende Tätigkeiten. In jeder Zelle findet eine fast unübersehbare Vielzahl verschiedenster Zeitabläufe statt, die auf den ganzen Organismus übertragen in das Milliardenfache diachroner zeitlicher Vorgänge potenziert werden, dabei jedoch *eine* Lebensgestalt, *eine* Zeitgestalt, den Organismus gleichzeitig als GANZEN ausmachen. Ferner sei noch die Oszillation, die Schwingung, erwähnt, die für die molekularen Verbindungen ausschlaggebend ist, diese Verbindungen ständig in ihren molekularen Strukturen oszillatorisch hin- und herschwingen. Sie stellen ein zeitliches Kommen und Gehen dar, d.h. ein In-Erscheinung-Treten und Wieder-Verschwinden, analog zur Pulsation. Das Nichts generiert die Fülle, die Fülle degeneriert zum Nichts, wie dies auch die Sinuskurve des EKG oder die Kurven des EEG und anderer periodisch erfaßter Rhythmen im Organismus symbolisieren: der Durchgang durch die Mittellinie entspricht dem Durchgang durch den Nullpunkt: Ex nihilo totum fiat!

Diese Beobachtungen faktischer Veränderungen nach Anlegen des cartesischen Zeitbewußtseins an dieselben ist natürlich bereits - wie eingangs dargelegt - dualistisch konstituiert. Die Entstehung der Rhythmik im Atrioventrikularknoten des Herzens wird beobachtet wie das Messen der oszillatorischen molekularen Verbindungen. Der außenstehende Beobachter ist bereits in der Aporie der Leib-Seele-Trennung befangen. Es werden jedoch Strukturgemeinschaften, Identitäten zwischen der bewußten Zeiterfahrung und dem Ablauf der Lebensprozesse sichtbar, insbesondere Identitäten der Zeitentstehung und des Zeitverfalls, des Mangels als Grundstruktur des Lebens, seines Umschlagens in Gestaltenfülle, sein Zurücktreten in Mangel und in das Nicht des Nicht-Mehr im graduellen Gestaltverfall.

Die eigentliche Vermittlung, die durch diese Strukturidentität von Lebensprozeß und Zeitlichkeit sichtbar geworden ist, wird jedoch erst in einem letzten Schritt offenkundig. Wie läßt sich das "Zeitigen", der "innere Sinn" der Zeit, in der Formulierung Kants in bezug auf Außenwelt und Leib präzisieren? Zeitigung und Zeiterfahrung zu entwickeln bedeutet, das räumliche Auseinander, in das der Mensch und alles Lebendige geboren sind, in

Beziehung zueinander zu setzen. Und zwar in sinnvolle Beziehung - die jedoch auch sinnlos-destruktiv erscheinen kann, jedoch Beziehung ist. Das ereignet sich permanent im Umgang des Menschen mit der Welt, mit dem Außen derselben oder mit dem eigenen Leib als einem Instrument auch des Wollens, des Zuordnens, des Entziehens und des Handelns schlechthin. Umgang, gestaltkreishafte Verschränkung mit der Umwelt, die stets den Anderen impliziert, ist permanent erneuerte, aus dem Jetzt sich generierende Sinnstiftung, In-Frage-Stellung, Sinnverfall oder Bestätigung. In diesem Umgang zwischen Mensch und Welt wird ebensowohl diskontinuierlich wie kontinuierlich, rhythmisch wie arhythmisch zwischen Zu- und Abwendung das Außen zum Sinnbild des Innen, das Innen zu dem des Außen erhoben. Das ist Zeiterfahrung, die sich über Zeitigung bildet, die die Zeit- und Lebensgestalt der Biographien, der Geschichte als menschliche Zeit bestimmt. Um die Sinnstiftung des Außen durch das Innen wissend, begegnet diese Sinnstiftung in allen weiter oben ausführlich dargelegten fundamentalen Lebensprozessen von Auf- und Abbau, von Rhythmik, Periodizität, Pulsation und Oszillation. Der Sinn begegnet als zeitlicher im Vermögen des Lebendigen, räumlich-äußerliche Elementarbestandteile anorganischer Natur zu höheren z. B. lebendigen Einheiten zusammenzufügen, das Sinnvolle des Lebensprozesses durch Inbeziehungssetzung äußerlicher Bestandteile zu verwirklichen. Das Äußere nicht in Beziehung stehender Elementarteile durch das Lebensprinzip zur Gestalt im zeitlichen Ablauf zu transformieren. Wir sehen ferner in den Lebensvorgängen die Zeit als lebendigen Leib des Auseinanders räumlicher Strukturen sich bemächtigen: etwa in der Erstellung der Umwelt überhaupt von Lebewesen.

Diese "Sinnstiftung" sei am Beispiel von primärer Bewegung und Widerstandserfahrung präzisiert:
Die Sedimentierung und Strukturierung von zeitlichem Geschehen über die "Negation" desselben, indem zeitlicher

Ablauf zu räumlicher Struktur wird, dies durch den Stoffwechsel und seine Produkte selbst erfolgt, korrespondiert der primären Widerstandserfahrung der ersten Lebewesen der Umwelt gegenüber, die mit verstärkter Zu/Abwendung beantwortet wird. Das sich eigenständig bewegende, damit sich selbst verändernde Lebewesen erfährt Zurückstoßung hier, aber auch Öffnung, Aufnahme dort, um sich hier mit Abwendung zurückzuziehen, dort mit Zuwendung zu antworten. Dies zeigen die bekannten Versuche an Einzellern, die in entsprechenden Lösungen auf unterschiedliche Zusätze von Chemikalien mit Zu- oder Abwendung "reagieren". Die widerständige Welt ist nicht nur eine bedrohliche - nichtende - den Stoffwechselendprodukten analog, sondern auch eine Zuwendung provozierende, das Doppelverhalten der Lebewesen liegt bereits im vorgegebenen, nicht weiter reduzierbaren Spannungsfeld von Umwelt und Lebewesen selbst. Der Widerstand als die mögliche Vernichtung des Lebewesens, die Öffnung in den Raum als seine Erhaltung, setzen im lebend-erlebenden Geschehensfluß der Veränderung - Zeitfluß - Markierungen, Richtungen, erwecken damit über die Eigenbewegung die Möglichkeit der Rückkehr zu öffnen, die Vermeidung des Widerstandes durch Flucht. Der Ursprung des Raumerlebens wird sichtbar: durch die Bewegung selbst, Erfahrung von Grenze und Widerstand hier, Stillstand von Bewegung oder Rückzug, Ermöglichung der Bewegung durch den sich öffnenden Raum dort. Dies ermöglicht erste Orientierung im Umraum: durch die Bewegung des sich verändernden, damit den Geschehensfluß auch wiederum verändernden Lebewesens. Das setzt aber Lebewesen voraus, die nicht den Gesetzen der sie "zusammenfügenden oder -bauenden" chemischen Moleküle und ihrer Bindungen folgen, sondern die eigenständig Orientierung im Raum entwickeln, zu Orientierung fähig sind. Die Strukturierung und Sedimentierung des Geschehensflusses in der Raumerfahrung durch die Bewegung selbst, erfolgt über die sich heranbildenden Funktionen, erste Integration der Funktionen im Ansatz der Bildung eines Nervensystems, erster Ganglienzellen - beispielsweise bei Nematoden und Arthropoden, aber auch Mollusken. Dabei wird die Bewegung, die die Veränderung in der sich verändernden Umwelt erzeugt, selbst zum Geschehensfluß, der wiederum über den Stoffwechsel, der die Bewegung mitbedingt, zur Sedimentierung des Geschehens, zur Entwicklung räumlicher Strukturen, damit überhaupt zur weiteren Strukturierung führt.

Der Verlauf wäre zusammengefaßt folgender:
1. Vorgegebene und nicht auflösbare Eigenbewegung überhaupt.
2. Entwicklung von Orientierung, Richtung an den Grenzen des Widerständigen, aber auch an seiner Entgrenzung, analog zu den den "Lebensstrom" "hemmenden" oder fördernden Stoffwechselprodukten.
3. Beantwortung des Raumes/Grenze, der Entgrenzung mit Zu- oder Abwendung.
4. Entwicklung erster Orientierung.
5. Auftreten erster Bewegungsfunktionen, die sich in einem ersten Ansatz von Nervenzellen, dann eines animalischen Poles, später des ZNS in der Evolution integrieren.
6. Der animalische Pol entwickelt im Vollzug des Widerstandes, der Widerstands- und Öffnungs-Erfahrung vermittels der Bewegung Zu- und Abwendung, den ersten, undifferenzierten, dem Funktionsleib unmittelbar zukommenden Formen des Erlebens.

Es zeigt sich, daß sich der vegetabilische Pol mit und gegen die Stoffwechselprodukte konstituiert, der animalische über Bewegung und Umwelt Widerstand, Öffnung, letztlich über die Erfahrung - beider Pole - des radikal Anderen: hier im Stoffwechsel, in der Aufhebung desselben durch potentielle Vernichtung, dort in der Raumerfahrung durch Widerstand. Beide negativen Erfahrungen werden ausgeglichen durch positive: Stoffwechsel fordernde und den Raum öffnende Momente. Hier dürften die "Urphänomene" von den im Stoffwechsel immer wieder begegnenden - auch im ZNS/Gehirn angeführten - Impulsen der Erregung, Steigerung und Hemmung liegen. In jedem Fall ist es die Erfahrung des radikal Anderen, das den Lebens/Geschehensfluß zu räumlichen Sedimentierungen, damit zu Strukturierungen der Lebewesen, zu ersten Versuchen der "Kompensation" des Grundmangels veranlaßt.

Atmung und Kreislauf dürfen analog als jeweils sich verwandelnde, abwechselnde Versuche der Organismen angesehen werden, mit dem Verbrauch von CO_2, einerseits als Stoffwechselprodukt und potentieller Nichtung desselben, andererseits mit O_2 als Anreger und wesentlicher Voraussetzung der Lebensprozesse überhaupt Strukturen zu bilden. Strukturbildend sind sowohl die Intoxikation durch zunehmenden CO_2 - wie die Notwendigkeit der O_2-Aufnahme. Jedoch hat der Geschehensfluß der Veränderung sich in Atmung und Kreislauf ein "Residual" geschaffen, in dem das "Zeit-Werden" oder die "Zeitigung" im Jetzt, in Hinblick auf Zukunft und Vergangenheit einerseits wie eine reale Vorwegnahme der bewußt erlebten Zeitigung erscheint, andererseits jedoch in der Rhythmik von Inspiration, Exspiration, Diastole und Systole das "Jetzt" der Stoffwechselstrukturen - CO_2-Aufnahme in der Endbahn des Kreislaufs - gleich wieder aufgehoben wird: pulsierende Veränderung und Zeitigung sich die Waage halten.

Der Schlüssel jedoch für die gesamte Problematik von Krankheit und Gesundheit wird durch die evolutiv zunehmende Trennung von vegetativem und animalischem Pol als Strukturierung/Sedimentierung des lebendigen Geschehensflusses in zwei antagonistische Polaritäten - Bewußtsein/Stoffwechsel/Gestaltungsleib - gegeben. Diese Spannung kehrt im Funktions- und Gestaltleib wieder, die zwischen "Geist" und "Leben" oder "Emotionalität" in vegetativen Vorgängen vermittelt, die einen dann für die Entstehung insbesondere der sog. "psychosomatischen Krankheiten" mit ausschlaggebend sein wird (der animalische Pol). Während der Geschehensfluß im vegetabilischen Pol über die Stoffwechselendprodukte räumliche Richtungen einnimmt, sich strukturiert, so der animalische Pol durch die Widerstandserfahrung des Anderen, in der Umwelt überhaupt, die anatomischen Grundlagen der Vernetzung des ZNS/Gehirns als oberste Integration aller Funktionen mit sich bringt. Erleben und Leben, im Ursprung eins, werden zunehmend getrennt: die Zeitveränderung des Geschehensflusses erfährt in seiner zunehmend räumlichen Strukturierung über Widerstandserfahrung und Stoffwechselendprodukte eine Spaltung in die überwiegend bewußtlosen Gestaltungsprozesse des Gestaltleibes und die dem ZNS integrativen Vermögen, Erleben über den Funktionsleib wie als eine "Spitze eines Eisbergs" zu vermitteln.

Die verlorene Einheit von Leib und Seele, der unversöhnliche Gegensatz von Außen und Innen, Gegenstand und Intentionalität, wird jetzt entscheidend durch diese Interpretation zeitlichen Geschehens zueinander vermittelt. Leib und Leben sind aus dieser Perspektive gezeitigte Veränderung in der Transformierung zeitlicher Beziehungssetzung der Äußerlichkeit räumlich elementarer Strukturen zum Sinnvollen der Lebensgestalt, des Lebensprozesses. Das ist strukturidentisch mit der Transformation von äußerer Welt zu einer spezifisch menschlichen, im Umgang vermittelt durch den inneren Sinn der Zeit. Zeit als der sich im Jetzt aufhebende und wiedergewinnende Mangel, Zeit als die Gleichzeitigkeit von Mangel und Fülle im Durchgang durch das Jetzt, Zeit als vorprädikativ, dann diskursiv gewonnene Richtung, ist die Vermittlung des Sinnvollen zwischen Außen und Innen, zwischen Leib und Seele und zwar in einer bestimmten Richtung auf ein Telos hin. Telos nicht nur im Sinn des Zweckes und Zieles, sondern im umfassenden Begriff des Erwartungshorizontes möglicher Erfüllungen. Die Außerzeitlichkeit des reflektierenden Egos vermag über diesen Erwartungshorizont hinaus den Tod möglicherweise zu transzendieren.

Die Bedeutung dieser Konzeption für die Psychopathologie und Psychosomatik liegt - kurz zusammengefaßt - in folgendem: Der von einer Psychose befallene Mensch verliert, zumindest in bestimmten Bereichen - darüber dürfte in der Psychiatrie Übereinstimmung bestehen -, die Kritikfähigkeit sich selbst und seiner Umwelt gegenüber, sei es im Wahn oder in der floriden Psychose mit ihrer Fülle krankhafter Phänomene insbesondere der raum-zeitlichen Desorientierung und Verwirrung. Dieser Kranke ist im Prozeß seiner Zeitigung nicht mehr in der Lage, die Außerzeitlichkeit der kritisch messenden Reflexion zu vollziehen. Die Vermittlung oder Verbindung zwischen außerzeitlich und der Zeitigung über das Reflektierte kritisch zu reflektieren, ist defizitär fragmentiert. Der entscheidende Bruch liegt in dem stückhaften Vollzug der Bewegung zwischen Außerzeitlichkeit und Zeitigung, die in dem von Blankenburg[134] dargestellten Verlust der Selbstverständlichkeit des Lebensvollzugs bei Schizophrenen zugrundeliegen dürfte. In der Melancholie, der Depression, insbesondere in ihren von Tellenbach[135] luzide vermittelten Phänomenen der Remanenz und Inkludenz, deren Beziehung zur Zeit und zur Vergangenheit, zeichnet sich der Werdensstillstand - wie ihn insbesondere dann A. Kraus[136] erheblich gegenüber Minkowski[137] und v. Gebsattel[138] zu differenzieren wußte - durch ein Überwiegen des Mangelerlebens im Durchgang durch das Jetzt aus. Die Gegenwart wird dem Depressiven zum Mangel, in allen seinen negativen Abschattungen, der Pol der Fülle der Zeit ist ihm verschlossen. Dieser wiederum überwiegt in den manischen, bipolaren Formen der manisch-depressiven Verstörung, der manische Patient ist dem Pol der Fülle im Durchgang durch das Jetzt ausgeliefert, wobei zweifellos bei dem Einen wie bei dem Anderen auch die Vermittlung zwischen Außerzeitlichkeit und Zeitigung im Prozeß der Kritikfähigkeit defizitär zu werden vermag. Bei den Störungen, die der Verfasser gemeinsam mit der amerikanischen Psychiatrie nicht mehr als Neurosen bezeichnet, den Angst- und Zwangskrankheiten, den somatischen und Funktionsstörungen, stünde im Unterschied zu den depressiven Erkrankungen, aber auch gemeinsam mit ihr der Sog der Vergangenheit als nicht bewältigter im Vordergrund. Bewältigung bedeutet dabei zweierlei: Geschehnisse und Ereignisse eben dem Geschehensstrom, der Vergangenheit zu überlassen, die gewissermaßen hinter dem Rücken die Lebensgestalt aufbauen und Bewältigen als Akt bewußter Verarbeitung von Erlebnissen. Ersteres entspräche einem teilweise oder schon ganz in der Aperspektivität sich vollziehenden Prozeß, das zweite appelliert an das Ich und sein Vermögen zur Auseinandersetzung. Das in dem einen wie in dem anderen Falle nicht Bewältigte, die sog. "Reminiszenzen der Neurotiker", wie sie Freud nannte, übt jenen als möglicherweise magisch zu bezeichnenden oder jedenfalls so erlebten Sog auf den Kranken aus, der in seinen Zukunftsentwürfen mehr und mehr versagt, den nicht verfügbaren Sedimentierungen seiner Erlebnisse und Erfahrungen als nicht bewältigter ausgeliefert ist. Natürlich ist diese Feststellung zu relativieren, es gibt keinen Menschen mit "bewältigter Vergangenheit". Das Nicht-Bewältigte veranlaßt, durchaus analog zu den Strukturbildungen der Lebensprozesse, Strukturbildungen der Persönlichkeit, Charakterveränderungen, Entstehungen von merkwürdigen, auffälligen, psychopathologisch in der Interaktion sich darstellenden Haltungen, wie sie z.B. Glatzel[139] zusammenfaßte. Diese Sedimentierungen des Nicht-Bewältigten dürften noch einen weiteren pathologischen Vorgang bedingen - ebenfalls analog zu den Lebensprozessen, identisch möglicherweise mit diesen. Die Funktions- und somatischen Störungen, die sog. Psychosomatosen, in denen die Lebensprozesse selbst zu krankhaften Strukturbildungen am falschen Ort sedimentieren, d.h. Krankheiten aufzeigen. Das Endstadium eines funktionalen Asthmas ist das Emphysem, eine harmlose Colitis mucosa kann eines Tages in die Colitis ulcerosa umschlagen, ein rheumatischer Infekt, am Anfang noch behandelbar, beginnt die Gelenke lebenslänglich zu defor-

mieren. Sedimentierungen am falschen Ort, Strukturbildungen als Verräumlichung entzeitigter, aus der Zeit herausgefallener entstalteter Prozesse, fügen sich in den Rahmen der hier vertretenen Konzeption. Abschließend darf noch gefragt und gesagt werden:
In allen ausgeführten Aussagen die Zeit betreffend wird ein entweder durch den Bewegungsablauf objektiviertes Zeitmaß an das individuelle Zeiterleben gesetzt, oder das Zeiterleben als mögliches individuelles Maß, jedoch permanent von Jetzt zu Jetzt, zwischen Mangel und Fülle oszillierend, neu entworfen. Dies ist die "Eigenzeit" - die Hönigswald[140] besonders beschäftigte. Der Kranke innerhalb der oben gekennzeichneten Krankheitsbilder kann in den meisten Fällen noch die Uhr lesen und den Tag bestimmen - aber er vermag sein Zeiterleben, seine Eigenzeit, nicht mehr mit dem objektiven Zeitmaß zu synchronisieren: die Zukunft, die er in einer Verabredung nach der Uhrzeit noch treffen könnte, ist ihm entschwunden, sie erscheint leer und daher nicht mehr verfügbar. Der Vergangenheit, die er nach Tagen oder Monaten noch abmessen kann, ist er verfallen - um dies ganz grob zu skizzieren - oder er versucht das leere Jetzt der Gegenwart in der Sucht in permanente Erfüllung umzumünzen. In allen deskriptiv-objektivierbaren psychopathologischen Zuständlichkeiten sind Messen und inneres Maß diskoordiniert - bis zum Verfall des objektiven Maßes der Gestalt in der organischen Krankheit, den Organveränderungen und Läsionen.

In der organischen Erkrankung ferner, ob diese nun "primär exogen" entsteht - mit allen Vorbehalten diesem Begriff gegenüber - oder im Zusammenhang einer "psychischen Dekompensation", ereignet sich Entpolarisierung, Entdifferenzierung, Entantinomisierung, Mechanisierung (s.o.) der biologischen Abläufe (Funktionsleib) usf., die entscheidende Vermittlung zwischen Leben und Erleben durch die Zeit verfällt. Der Lebensprozeß, insbesondere bei chronischen Erkrankungen, gleichgültig, ob bei einer

Myasthenia gravis oder einer Zwangserkrankung, wird "entzeitigt", dafür verräumlicht. Hier liegt der morphologisch infauste Charakter zahlreicher Erkrankungen, die dann von somatischen Therapien, durchaus berechtigt, meistens am vegetabilischen Pol angegangen werden. Es ist aber die zunehmende Entdifferenzierung des Kranken, in der Krankheit, die Zunahme kausal-mechanischer Zusammenhänge über die Integration der Lebensprozesse, die einerseits überhaupt "Kausaltherapie" ermöglicht (pharmakologisch), andererseits organismus-adäquater jedoch Ganzheitsmedizin und naturgemäße Medikation anzusehen wären. Die durch die Zeit gewährleistende Einheit von Leben und Erleben zerbricht zunehmend, die sog. "Verselbständigung" von körperlichen Syndromen tritt auf, diese wird in diesem Zusammenhang erst verständlich. Aber auch die vielfach untersuchte Zeitstörung der Depressionen (v. Gebsattel, E. Minkowski, E. Straus) oder der Zwangskrankheiten (insbes. H. Lang[141]), die Zeitstörungen der akuten ("schizophrenen") Psychosen (B. Pauleikhoff[142]), haben den Charakter der Entzeitigung: die nicht mehr über den gestörten - dekompensierenden - Funktionsleib sich polarisierenden, antinomischen Prozesse "fallen" aus der Zeit, dem Geschehensstrom heraus, die Person ist nicht mehr im Geschehensablauf zeitlicher Veränderung.

Die besondere Bedeutung von Atmung/Herz und Kreislauf als die spezifische Verkörperung der Vermittlung des zeitlichen Geschehensstromes wird hier für jede Erkrankung sichtbar: ein Zusammenhang, den der Internist R. Siebeck schon vor Jahrzehnten erkannt und betont hat:[143]

"Das Gefäßsystem bildet die bemerkenswerteste Einbruchstelle seelischer Spannungen in die Körperlichkeit."

In dem Maße, in dem - jedem Internisten bekannt - diese Vermittlung versagt, wächst die vitale Gefährdung. Der Infarktkranke (Herzinfarkt) ist aus dem Geschehensstrom "herausgefallen", der Melancholiker (Tellenbach) (Depressive) erlebt den Zeitstillstand - um diese Problematik anklingen zu lassen -, der organisch Kranke vollzieht ihn in der organismischen Realität.

Die mangelnde Vermittlung der Einheit von Leben und Erleben durch den zeitigenden Geschehensstrom als Krankheitsfolge - nicht "Ursache" -, das Zerfallen eben dieser Einheit, ermöglicht jedoch noch Kompensationen im Sinne der relativen Erhaltung noch von Labilität/Stabilität, Diskontinuität/Kontinuität, Erhaltung der Polarisierungen des Fließgleichgewichtes. Das "Herausfallen aus dem zeitlichen Geschehensstrom", die Objektivierung der organisch-morphologisch faßbaren Krankheit läßt den Dualismus - s.o. - manifest werden: Jedoch bestehen Möglichkeiten, daß Erleben und Leben, Polarisierungen, sich noch gegeneinander kompensieren, es zu Spontan-Remissionen bzw. therapeutischen Erfolgen kommt. Zusammenfassend sei festgestellt:

1. Das Leib-Seele-Problem stellt sich als Folge der Entstehung von Reflexion. Die Reflexion selbst ist Spaltung, Trennung von Innen und Außen, Leib und Seele und aus diesem Grunde nicht in der Lage, das, was sie bedingt, aufzuheben.

2. Es gibt jedoch Vermittlungen - zu denen Zeitigen und Zeiterfahrung zählen. Beide verweisen gleichzeitig auf das Jetzt als Erfahrung von Mangel und Nichts wie von Fülle und Überwältigung.

3. Dieser Erfahrung geben Erlebnisse der Erwartung oder der Trennung die Richtung in die Zukunft oder in die Vergangenheit, zu der dann das Zeitmaß, die Verräumlichung von Bewegung sich gesellt.

4. Die Lebensprozesse weisen eine Strukturidentität mit der Zeiterfahrung auf, in Auf- wie Abbau, in Pulsation und Oszillation tritt aus dem Nullpunkt des Jetzt die Zeitgestalt des Lebens hervor, um wieder zu verschwinden.

5. Darüber hinaus bedeutet Zeitigen, Beziehung zwischen

räumlichem Auseinander und erlebtem Ineinander zu stiften - eine weitere Strukturidentität mit den Lebensvorgängen, die die Elementarteile in spezifische Beziehung zueinander setzen.

Aus der Perspektive der präreflexiven Einheit von Leben und Erleben ergibt sich folgende weitere Zusammenfassung:

1. Einheit von Leben und Erleben als Einheit in der Zeit, im Geschehensfluß, in der Veränderung.

2. Die Sedimentierung und Strukturierung zeitlichen Geschehens durch erste räumliche Gebilde: Stoffwechselprodukte hier, der Bewegung gegenüber Widerstands- und Öffnungserfahrung.

3. Spaltung von Erleben und Leben, Polarisierung vom Funktions- und Gestaltleib, von animalischem und vegetativem Pol, Bedeutung der Vermittlung beider Pole durch Atmung und Kreislauf.

4. Der Funktionsleib vermittelt jetzt die Integration im ZNS/Gehirn über Zu- und Abwendung der Umwelt gegenüber.

5. Aufhebung der Polarisierung durch den zum Tode - als Produkt absoluten Mangels - führenden Lebensprozeß selbst, der bei der Vermittlung zwischen "Zeit" und "Raum" selbst "Zeit" und "Werden" im Mangel ist, dort "Sein" in der Verräumlichung oder "Sein zum Tode" wird. Sedimentierung, Strukturierung, Verräumlichung in der unübersehbaren Mannigfaltigkeit der Lebensvorgänge ausgestorbener und lebender Arten wird durch den "Pakt" mit dem Tode möglich.

6. Die Einheit des Lebensvorganges, das Leben als "Mangel in der zeitlichen Veränderung" wird eben durch die zeitliche Veränderung gegeben, die sich räumlich strukturiert, damit zu einer Spaltung der Einheit des Lebens führt, damit diese Einheit des Lebens selber wieder in Frage stellt, gefährdet und im Tode aufhebt.

6. Die Intersubjektivität und ihre Bedeutung für die Vermittlung von "Leib/Seele"

Die Intersubjektivität oder das menschliche "Mit- und Gegeneinander-Sein", das "Wir", das jedoch stets auch ein "Gegeneinander-Sein" impliziert, wird durch die Grundstruktur gekennzeichnet, daß der Andere für mich sowohl objektivierender Gegenstand zu werden vermag - z.B. in der ärztlichen Untersuchung -, als Gegenstand und Anderer darüber hinaus mein potentieller Gegner sein kann, wie umgekehrt auch im Mit-Sein eine nicht weiter auflösbare Gemeinsamkeit "mit"-schwingt, der Andere, jenseits aller die Subjektsphäre erweiternden Identifikationen auch "ich selbst" bin. Menschliches Dasein vollzieht sich zwischen diesen Polen, in denen sich die Polarität des animalischen und vegetabilischen Daseins insbesondere in bezug auf Atmung, Kreislauf wiederholt: In Atmung und Kreislauf schwingt in spezifischer Weise die Begegnung mit dem Anderen mit, sei es in freudiger Erregung, sei es in Furcht oder Schrecken vor diesem - allerdings relativ unspezifisch (Zu- und Abwendung). Im animalischen Pol wird das Anders-Sein des Anderen als Gegenstand der Erkenntnis, der Emotionalität auch des Handelns und des Leistens vermittelt. Wohingegen das Anders-Sein als unreflektiert-selbstverständliches Miteinander-Schwingen in und mit dem Anderen - bei aller latenten Antinomie - dem vegetativen Pol, insbesondere auch der sexuellen Reproduktion zuzuordnen ist.

Die Konkretion dieser Vermittlung erfolgt über Eigenbewegung, über die Senso-Motorik, die Sexualität als Sinnlichkeit und über Atmung/Herz/Kreislauf-Organismus. In diesen Polen (s.o.) zeichnet sich die Einheit von Funktionsleib und Erleben ab: ihr Bezug ist das Außen, die Welt überhaupt, spezifisch der Andere in der Sinnlichkeit und Reproduktion. Die Bedeutung des Mitschwingens von Atmung und Kreislauf wurde schon erwähnt. Diesen Teilorganismen, die dann im Funktionsleib unspezifisch auf Zu- oder Abwendung hin integriert werden, stellen die Ermöglichung wie auch die Bedingung von Intersubjektivität dar. Dies ist für die folgende Untersuchung entscheidend: der lebendige Geschehensstrom, die Zeitlichkeit selbst wäre nicht, wenn er sich nicht in und an verschiedenen "Subjekten" niederschlägt, über die er sich als ein auch unterschiedenes Subjekt darstellt. Intersubjektivität entsteht - Mitteilung, Aufnahme, Antwort - im Geschehensablauf als graduelle Vermittlung des Unterschiedes von Nicht-Identischem, von Differenz. Zeitlichkeit/Differenz/Intersubjektivität sind die "apriori" Voraussetzungen der Senso/Motorik, der Eigenbewegung von Sexualität, aber auch von Atmung/Kreislauf.

Eine am animalischen Gestaltpol sich entwickelnde z.B. hereditär bedingte Funktionsstörung kann sich in einer jede faktische intersubjektive Kommunikation verunmöglichenden Kommunikationsstörung - z.B. einer Systemerkrankung - niederschlagen. Umgekehrt vermag über verstärkte Ab- oder Zuwendung des vegetativen oder mesenchymalen Pols der Funktionsleib sich disfunktionell zu verhalten und in partiellen oder ganzen Ausfällen dieses Pols die konkret-physische Kommunikation nur noch beschränkt möglich sein. Die Verwobenheit und Vernetzung des Organismus und Funktionsleibes in der Einheit von Leib/Erleben erlaubt es nicht, eine "einreihige" Kausalkette zu ermitteln. Eine intersubjektiv ausgelöste Potenzstörung - sexueller Pol - hat ihre intersubjektiv bedingte "Vorgeschichte", aber der gleiche "Symptomkomplex" kann durch ein Neoplasma oder eine generalisierte Myelitis ausgelöst werden - mit entsprechend intersubjektiven Folgen. In der morphologisch bedingten Kommunikationsstörung und Gestaltveränderung wird die Intersubjektivität als zeitliches Geschehen zur räumlichen "Mißgestalt" deformiert, um damit die Verräumlichung der Gestalt als eines jetzt pathologischen Ereignisses zu dokumentieren. Der Geschehensstrom wird unterbrochen, die Intersubjektivität wird über sekundäre Störungen verunmöglicht. Im ersten Fall (Potenzstörung als Funktionsstörung) ist die Intersubjektivität reversibel, sie kann durch intersubjektive Prozesse - Arzt-Patient-Beziehung! - wieder funktional integriert werden. Im zweiten Fall zerfällt die "Leib-Seele-Einheit" zunehmend (s. Zeitverfall), im ersten ist sie noch auffangbar. Die "Leib-Seele-Einheit" in der Intersubjektivität wird in der organischen Krankheit aufgehoben: aus dem gelebten Leib wird objektivierter Körper (s.o.) - schon in der ärztlichen Untersuchung -, wohingegen in der Funktionsstörung die "Psychosomatose" sich wie ein Alarmsignal darstellt: daß der intersubjektive Prozeß gestört ist.

Der zwischenmenschliche Umgang ist der Vollzug der "Leib-Seele-Einheit" zwischen Objektivierung hier und Erleben dort. Alle Kategorien der antinomischen Struktur des Organismus, das Entfallen derselben bei zunehmendem Zerfall des Umgangs werden relevant: das sich im Kreis von Mitteilung/Aufnahme des Mitgeteilten und der Antwort konstituierende Ganze der Beziehung dekompensiert, wenn die "Balance" zwischen gegenseitigem Sich-Mitteilen und Aufeinander-Antworten nicht erhalten bleibt, der Einzelne sein Übergewicht dokumentiert, er zu dem das Ganze der Kommunikation überwiegend oder ausschließlich beherrschenden Teil wird. Dies ist etwa der Fall, wenn sich überwiegend leistungsbezogene, manipulatorische, einseitige Abhängigkeiten darstellen, sich "sadomasochistische" Verhältnisse herausbilden, der Umgang einseitig "mechanisiert" wird. Die Polarisierung zwischen den Individuen, deren Aufrechterhaltung ein notwendiger Grundzug menschlicher Kommunikation sein "sollte", wird aufgehoben. Entweder es gibt überhaupt keine Polarisierung mehr, beide Individuen oder mehrere miteinander verbundene sind durch die "Alltäglichkeit" entdifferenziert und zunehmend "abgenutzt", "erschöpft", oder eines bzw. mehrere Individuen polarisieren sich auf Kosten des anderen:

die Polarisierung ist keine gegenseitige mehr. Dies geht mit einem Verlust der antinomisch-antilogischen, den Widerspruch stets bewegenden Kommunikation Hand in Hand: sie ist nur noch "Machtkampf", "Permanenz von Widerspruch" oder "unspezifisch-sachliche Harmonie". Die Differenzierung weicht der Entdifferenzierung, die Gestalt der Beziehung als eine besondere, spezifisch für die Beteiligten wie auch immer "erfüllenden", sich damit vom Hintergrund anonymer-undifferenzierter Beziehung abhebende, ist nicht mehr sichtbar. Die Oszillation von Diskontinuität und Kontinuität geht zugunsten einseitiger Diskontinuität zugrunde. Die jede menschliche Kommunikation mitbegründenden Strukturen - etwa der Leistung, der Orientierung, des Verhältnisses zum Leib usf. - werden zunehmend einseitig, der Kreis von Mitteilung/Antwort droht unter der Dekompensation durch Einseitigkeiten zu dekompensieren. Die "gesunde" Beziehung erhält sich als Spannung zwischen dem Ganzen und dem Teil der Polarisierungen, Antinomien, zwischen Differenzierung und Entdifferenzierung, Kontinuität und Diskontinuität, das in keiner Weise "Brüche", "Verlust" oder "Trennungen" ausschließt. Diese sollten die Wiedergewinnung der "gesunden-dynamischen Beziehung" stets als Möglichkeit und Wirklichkeit miteinbeziehen, um die häufig mit dem Auftritt bestimmter Erkrankungen verbundenen Trennungs- und Verlusterlebnisse zu bewältigen.

Das Arzt-Patient-Verhältnis, wird es nur als Rolle gesehen, ist von vornherein ein "unmenschliches", weil ausschließlich den Kranken objektivierendes. Ist der Kranke dagegen der Partner und Mitmensch, so sollte sich der Arzt nicht scheuen, sich um die echte Kommunikation und ihre heteronomen Strukturen zu bemühen, diese sich ereignen zu lassen. Objektivierung bedeutet Vergegenständlichung: der Teil fällt aus dem Ganzen, wird selbständig bestimmendes Moment. Er wird "Gegenstand" wie der untersuchte Körper Gegenstand der Anatomie, der Physik, wie der Teil des Organismus im physikalischen Experiment mechanischer Partikel ist.

In der Vergegenständlichung wird der Andere zum "Körper" gemacht und es ereignet sich das die Krankheit Auszeichnende: die Polarisierungen werden nicht mehr aufrecht erhalten, in der Dekompensation werden die mechanischen Gesetze zunehmend sichtbar, der kranke Leib wird zum mechanischen Körper.

Zur "Rettung des Menschen" werden heute hochtechnologischkomplexe Eingriffe etwa der Intubation auf der Intensiv-Station vorgenommen, der Organismus damit mechanischen Gesetzen unterworfen, die mit einer weitgehenden Vergegenständlichung desselben verbunden ist, um ihm die Chance der "Re-Kompensation" in der Dekompensation zu vermitteln.

Die mitmenschlichen Bedingungen von Krankheit werden sichtbar: je weniger der Mensch in der Lage ist, sich in seiner menschlichen Beziehung im lebend-erlebenden Gleichgewicht zwischen antinomischer Polarisierung hier, Strukturierung dort zu erhalten vermag, je einseitiger, "objektiver", "sachbezogener" ebenfalls er aus der komplexen Vernetzung menschlicher Existenzmöglichkeiten sich hinausbegibt, umso gestörter ist sein Verhältnis zu sich selbst, mit allen den daraus sich ergebenden "psychosomatischen Folgen". Dies wird der 3. Band detailliert darlegen.

Die Leib/Seele-Einheit wird hier als Spannung und Erhaltung derselben in den Polarisierungen und Antinomien menschlicher Beziehungen sichtbar: im Umgang, wie ihn K.P. Kisker u.a.[144] detailliert analysierten. Das Verhalten des Menschen zu sich selbst, zu seinem Leib, ist von dem Verhältnis zu seiner Umwelt wesentlich mitbestimmt, er sich zu dieser so verhält wie zu sich selbst aber auch umgekehrt, die Umwelt sich so zu ihm verhält wie er sich zu ihr und zu sich selbst.

Es dürfte jetzt deutlich geworden sein, daß "Verhalten" stets gleichzeitig auf sich selbst wie auf den Anderen bezogen ist. Die Leib/Seele-Einheit oder die Vermittlung beider zueinander stellt sich im Umgang der Intersubjektivität als erlebte-gelebte Einheit dar, sie verwirklicht sich im Miteinander-Wirken und Gegeneinander-Wirken, sie ist fluktuierende Oszillation zwischen Funktions- und Gestaltleib, sie ereignet sich insbesondere im Bewegungsorganismus, im Organismus von Atmung/Herz/Kreislauf und in der sexuell-sinnlichen Möglichkeit der Begegnung.

7. Die "Auflösung" und Rekonstitution des Leib/Seele-Problems zwischen Erleben und Reflexion

Aus dieser Perspektive darf abschließend das Leib/Seele-Problem wie folgt formuliert werden:

1. Der Dualismus von Leib/Seele wird durch die Reflexion konstituiert, er ist nicht "primär". Er ist in jedem Erkenntnisakt als Ermöglichung von Erkennen überhaupt unüberbrückbar, wobei Erkennen auch "Forschung" implizieren sollte.

2. In "lebensweltlich" vorgegebener Daseinsweise verkörpern alle Erlebnisvollzüge - unreflektiert - wie Wahrnehmen/Handeln/Sprechen/Sinnlichkeit usf. die "Leib/Seele-Einheit".

3. Der Dualismus wird durch das dynamische Verhältnis des Funktionsleibes zum Gestaltleib vermittelter. Erst diese Beziehung läßt Korrelation, Wechselwirkung und Stellvertretung verständlich erscheinen.

4. Der Dualismus wird ferner durch Veränderung, Geschehensfluß, Zeit und Zeitigung vermittelt. Zeit ist - u.a. - auf die Lebewesen bezogene Sedimentierung von Gegenzeitigung, damit von Funktion und Struktur, von "Verräumlichung". Diese Gegenzeitigung entsteht durch das "Andere" aufgenommener Fremdstoffe im Stoffwechsel und der Widerstandserfahrung im Raum.

5. Der Dualismus wird durch die lebend-erlebte präreflexive Intersubjektivität der menschlichen Existenz "teilweise" aufgehoben: wenn der Mensch intersubjektiv dem Augenblick, der Beziehung hingegeben ist, diese nicht reflektiert, ist er über Bewegungsorganismus, Sprache usf. (s.o.) Leib/Seele-Einheit, die sich aber schon in der Reflexion, in der Vergegenständlichung wieder aufhebt. Sie vermag jedoch in der Spontaneität des Erlebens wieder zur Leib/Seele-Einheit zurückzukehren, der Dualismus sich jeweils in der Reflexion konstituiert und entkonstituiert.

6. Die "transzendentale Krankheit" ist die Folge der Konstitution der Welt als reflektiert-bewußter, der Konstituierung von Objektivität und Vergegenständlichung. Dadurch entsteht die Grundlage von Krankheit allgemein, da in der Krankheit als Gestaltverfall die Objektivierung der Lebensprozesse sich ereignet, der Leib "dualistisch" wird, die dargelegten Vermittlungen aufgehoben/aufgehalten werden. Der Tod als unausweichliche Folge der "transzendentalen Krankheit" ist die Objektivierung einer ontologisch erscheinenden Dualität "Körper/Leichnam/Objekt" gegen Seele/Erleben.

8. Alle Erkrankungen sind psychosomatisch/somatopsychisch bedingt

Weder die innere Medizin, die Pathophysiologie noch die psychosomatische Medizin haben die Frage nach dem "Warum" einer Erkrankung hier und jetzt - von Epidemien und unabweichbaren exogenen Schädigungen abgesehen, die aber bestenfalls nur Regelcharakter haben -, noch nach dem "Wie" der Zusammenhänge der Entstehung derselben erschöpfend beantwortet. Die "Ursachen" des "Warum" und "Wie" eines sog. "Ulcus pepticum", einer "essentiellen Hypertonie", einer "Polyarthritis", eines "Diabetes mellitus", einer "Thyreotoxikose", von malignen Tumoren oder Systemerkrankungen usf. sind klinisch - pathophysiologisch - nur innerhalb bestimmter Grenzen ihrer Bedingungen aufgeklärt worden. Bedingungen sind aber nicht Ursachen, wie erinnert sei (s. Band I, Kap. III).

Zu den Bedingungen zählen z.B. die sog. Risikofaktoren des Herzinfarktes oder die exogenen Schädigungen eines Ulcus pepticum durch gravierende Ernährungsfehler: sie sind aber keine notwendigen Ursachen im Sinne der mechanischen Physik und es zählt zu den fundamentalen, ja groben Irrtümern der inneren Medizin, nach solchen "Letzt-Ursachen" zu suchen. Irrtümer, in deren Kielwasser die psychosomatische Medizin in ihrer analogen Frage nach letztlich mechanisch bedachten "Ursachen" sich bewegt (insbesondere F. Alexander und seine Schule). Dies abgesehen von der Problematik überhaupt des Krankheitsbegriffes, daß es Krankheiten im Sinne von Kausalketten oder "Entitäten" nicht gibt (s.o.), das "Ulcus pepticum" oder die "essentielle Hypertonie" differentialdiagnostisch zwar notwendige Konstruktionen - aber dennoch Hilfskonstruktionen sind (s.o.).

Das "Warum" möglicher lebensgeschichtlicher Zusammenhänge mögliche Bedingungen einer Krankheit zu erforschen, würde fehlgehen - leider hat sich die moderne Psychosomatik zum großen Teil ganz auf diesen Weg begeben -, wenn sie nun ihrerseits "kausale" Ursachen von Erkrankungen postuliert, die nicht einmal die Pathophysiologie aufzuklären in der Lage war und die weder die eine noch die andere "Methode" aufzuhellen vermögen. Durch die Psychosomatik ist in erster Linie der Horizont möglicher Bedingungen von Krankheiten erweitert worden, nicht zuletzt aus therapeutischen Gründen. Diese Bedingungen aber als "kausale" Notwendigkeiten oder entsprechende Methode zu verstehen ist wissenschaftstheoretisch nicht statthaft, wie dies u.a. von scientistischem Gesichtspunkt H.J. Möller[145] ausgeführt hat.

Nach den in den vorausgegangenen Abschnitten dargelegten Wesenszügen von Gesundheit und Krankheit, letztlich aus der Erkenntnis des Organismus als Einheit in der Heterogenität von Leben und Erleben, aus der seine funktionell-gestalthafte Vernetzung kommunikativer Prozesse folgert, ergibt sich, daß a) Funktionsstörungen und aus diesen sich entwickeln könnende Organ-Erkrankungen stets auch eine Umwelt und Organismus-Konstitution, Vitalität (s. Bd. III) und Psyche (Erleben) zueinander vermittelnde Desintegration und kommunikative Einschränkung implizieren; b) Die Öffnung des Funktionsleibes zum Erleben hier, zum Gestaltleib und den Organen dort, in der Kommunikationsvermittlung beider zueinander jede Erkrankung als Folgen einer "primären" Gestalt oder Funktionsstörung durch z.B. exogene Faktoren auch "Erlebniskomponenten" sekundär aufweist, die meistens die Befindlichkeit und das soziale Umfeld mit beeinträchtigen. Das gilt umgekehrt auch für eine "primär" psychogene Erkrankung und ihre sekundären somatischen Folgen, die wiederum sekundäre somatische oder psychische Störungen auslösen kann (z.B. "psychogene" Hyperthyreose - Thyreotoxikose - Psychose). Die zeitlich bedingte Einheit von Leben und Erleben verfällt erst im Verlauf der organischen Erkrankung (s.o.), jedoch impliziert diese Einheit, daß es keine Erkrankung gibt, die nicht sowohl "somatogen" wie "psychogen" ist, dies aber nie ausschließlich im Sinne der kausalen Verursachung ist. Das ergibt sich apriori aus der Realität der Leib/Seele-Einheit - kann aber methodisch nie als gleichzeitiger Erkenntnisakt vollzogen werden. Die methodische Einschränkung: "primär" psychogen oder "primär" somatogen ist letztlich gegenüber eben der Realität der Leib/Seele-Einheit falsch - sie ist ein vom Beobachter, dem Arzt, erzeugtes Konstrukt. Jede "psychogene" Erkrankung hat gleichzeitig ihre somatogene "Komponente" und umgekehrt. Es sei an die zahlreichen Untersuchungen der psychoanalytisch orientierten Psychosomatik erinnert, die "psychogene" Momente bei scheinbar "primär" organisch Erkrankten aufwiesen: Carcinom, Torticollis, Tuberkulose, Diabetes mellitus, Leukämien, Systemerkrankungen des ZNS usf.. Trennbar sind nur als "sekundäre" Folgen die Persönlichkeitsveränderungen im Verlauf chronischer organischer Erkrankungen, insbesondere bei hormonalen Insuffizienzen. Diese dort auftretenden Veränderungen dürfen als sekundäre Folgeerscheinungen angesehen werden.

Es ist ferner nicht möglich, gleichzeitig einen Herzinfarkt zu untersuchen, der Art, daß die pathophysiologischen Bedingungen seiner Entstehung aufgeklärt werden und dieser Ansatz mit lebensgeschichtlicher Konfliktpsychologie gleichzeitig und kausal-"einreihig" in Verbindung gebracht wird. Es werden grundsätzlich zwei heterogene Ansatzpunkte - mechanischer Vorgang hier, Sinnzusammenhang dort - "auf einen Nenner gebracht". Das ist methodisch indiskutabel - und diese "Methodik" hat nicht ganz zu Unrecht der Psychosomatik geschadet. Die Frage - so sei abschließend festgestellt - nach der Psychogenie einer Erkrankung ist stets damit letztlich nur eine Frage der angewandten Methode. Konflikterleben, insbesondere strukturale Konflikte (Leib/Leistung usf.) sind häufig anzutreffen (s. Bd. III), sie in Erscheinung treten zu lassen liegt auch in der Hand des Therapeuten. Die aus dieser Methode sich ergebenden Konflikte oder auch beeinträchtigenden Situationen (Tod, Trennung usf.) können nie ausschließlich für eine Erkrankung im Sinne der Verursachung verantwortlich gemacht werden. Wird dem Kranken gegenüber eine rein klinisch-pathophysiologische Diagnostik angewandt, werden sich keine Anhaltspunkte für "psychogene" Bedingungen ergeben. Die Entscheidung ob "psychogen" oder "physiologisch" ist a) eine falsche Alternative, da beide Bedingungen unauflösbar mitwirken, b) wird jeweils - falsch - aus der einseitigen Methode beantwortet. Daraus darf geschlossen werden: Jede Erkrankung ist in ihrer Ätiologie ebenso "psychosomatisch" wie "somatopsychisch".

9. Abgrenzung der Ausführungen gegenüber der Systemtheorie

W. Häuser faßt in seiner Untersuchung "Psychosomatik und Epistemologie" das Anliegen der modernen Systemtheorie zusammen, das sich auf den ersten Blick mit dem der vorliegenden Untersuchung zu überschneiden scheint, wenn der Verf. z.B. in seiner Kritik des psychosomatischen Dualismus ausführt:[146]

"Alle Krankheitsbilder lassen sich jedoch heuristisch als Gegebenheiten auffassen, bei deren Pathogenese zentralnervöse Regulatoren beteiligt sind. Die Annahme, man könne psychosomatische Erkrankungen im engeren Sinne, z.B. Asthma bronchiale oder Colitis ulcerosa, von körperlichen Erkrankungen rein organischen Ursprungs trennen, wird durch die Forschung immer mehr in Frage gestellt: Bei Erkrankungen "psychosomatischer" Genese sind genetische, immunologische und infektiöse, und bei "organischen" Erkrankungen wie Streptokokkeninfekt, Unfallanfälligkeit (accident proneness) oder onkologische Leiden sind psychische und soziale Faktoren feststellbar. Vormalige nosologischen Entitäten mit postulierter somatischer bzw. psychosomatischer Genese lösen sich auf."

Er verweist auf die Bedeutung der Systemtheorien (Kritik der biologischen Systemtheorie, s. Bd. I), die als monistisch konzipierte Organismus und Umwelt vor allem am Beispiel v. Bertalanffys in einen unauflösbaren Zusammenhang stellen. Er führt aus:[147]

"Innerhalb des systemischen Ansatzes in der Medizin wurde von Engel und Guntern ein solches Organismuskonzept entwickelt: Demnach bildet der Organismus mit seiner physikalischen und sozialen Umwelt ein System, d.h. ein organisiertes Ganzes, das aus Teilen besteht und das seine Homöostase durch Austausch von Materie/Energie und Information aufrechterhält, um gewisse Ziele zu erreichen. Die Organisation ist die conditio sine qua non für das Überleben und adäquate Entwickeln von Organismen. Die Gesamtorganisation zwischen Organismus und Umwelt wird aufrechterhalten durch den Austausch von Material/Energie und Information. In jeder Transaktion mit der Umwelt agiert und/oder reagiert der Organismus als Ganzes. Die Ganzheitsabstraktion wird vom Beobachter und seiner Methodik willkürlich - d.h. die daraus resultierenden Teilaspekte der Ganzheitsabstraktion liegen nicht in der Natur der Dinge, sondern sind durch den Beobachter induziert - in vier Teile aufgespalten: in den physio-chemischen,

kognitiven, transaktionellen und den affektiven Aspekt. Bei diesem Denkansatz besteht die Frage nicht darin, wie der Erfahrungsaspekt und der kognitive Aspekt (Seele in der alten Diktion) den physiochemischen und kommunikativ-transaktionellen Aspekt ("Körper") beeinflussen. Eine solche "psychosomatische" Fragestellung wäre absurd. Es geht vielmehr darum, die vier Teilaspekte mit einer entsprechenden Methodik zu studieren, um den Organismus in seinen Transaktionen mit der Umwelt exakt zu beschreiben und zu erklären.
Das Organismuskonzept löst die Theorien der Außensteuerung (Behaviorismus) und des intrapsychischen Determinismus (Psychoanalyse) ab und ersetzt sie durch eine Theorie der Selbststeuerung und Interaktion. Forschungspraxis und deren theoretische Konzepte ändern sich damit. Nach einer Periode der Einengung von Forschungsgegenständen, der Kontrolle und Ausschaltung von "Randbedingungen" und "intervenierenden Variablen", wird in den systemtheoretischen Modellen gerade auf diese "Randbedingungen", die nichts mehr als der natürliche, soziale Kontext des Organismus sind, eingegangen und die aktive Rolle des Organismus - als lebendiges offenes System - betont."

Der Systemtheorie gegenüber unterscheidet sich jedoch die Konzeption des Autors fundamental in folgenden Punkten:

1. Alle Erkenntnis folgt aus dem "Beobachterstandpunkt", sie ist zweifellos "Konstrukt", aber dieses Konstrukt entspricht, wenn auch stets in Teilaspekten, der Realität - und der Wahrheit. Das absolut nur dem Menschen zuzusprechende Erfahren von "Wahrheit" setzt die Transzendenz der Welt, die Reflexion voraus, d.h. (s.o.) die "transzendentale Krankheit", den Dualismus und den stets limitierenden "Beobachterstandpunkt". In bezug auf die Wahrheits- und Problematik der Logik erlaubt sich die Systemtheorie unentschuldbare Simplifikationen.

2. Wie weit eine monistische Theorie sich letztlich in monistischen Materialismus auflösen muß - bei "hygienischer" Vermeidung der dann sprachlich für irrelevant gehaltenen Unterscheidungen zwischen "Idealismus" und "Materialismus" -, wird durch die Systemtheorie erwiesen. Bei aller Relativierung durch den Beobachterstandpunkt werden soziale Zusammenhänge, Informatik, Kybernetik (technologische Modelle), "Affekte" usf. letztlich als

identische Prozesse angesehen. Sie müssen als solche angesehen werden - sonst bricht das monistische Konzept zusammen. Der "latente" Materialismus ist gut eskamotiert und relativiert, insbesondere wenn noch quantenphysikalische, submolekulare Vorgänge einbezogen werden, aber eben diese - als letzte Einheiten - sind ja Energie und Materie.

3. Antilogische, dialektische und existenziale Zusammenhänge und Bewegungen, fundamental für die hier vertretene Konzeption, sind eo ipso der Systemtheorie verschlossen. Damit jedoch auch jede hermeneutische Auslegung des Daseins und der Lebensprozesse.

4. "Ziel" oder "Sinn" der Systeme - wird nach diesen gefragt - beantwortet sich aus darwinistischer (s. Bd. I) oder marxistischer Sicht, um damit die im "Beobachter" vorgegebenen ideologischen Kommunikationseinschränkungen zu decouvrieren.

VIII. Von der psychoanalytischen zur anthropologischen "psychosomatischen Medizin"

1. Grundprobleme der psychoanalytischen "Psychosomatik"

Die in den heutigen, maßgeblichen Lehrbüchern und Einführungen in die "psychosomatische Medizin" vertretene Meinung besteht im Prinzip aus der psychoanalytischen Deutung internistischer/neurologischer Krankheitszustände und -verläufe, die im wesentlichen auf der Triebtheorie S. Freuds fußt - mit einigen theoretischen Vereinfachungen in der Konzeption z.B. der Neoanalyse (H. Schultz-Hencke). Es ist hier nicht der Ort, die Geschichte der psychoanalytischen-psychosomatischen Medizin aufzuzeigen, die in ihren Anfängen bis in den Beginn der zwanziger Jahre und zu Felix Deutsch zielt, ihre systematische Ausgestaltung vor allem durch F. Alexander, vor diesem jedoch in Ansätzen bereits bei Flanders Dunbar dargestellt wurde.[148] Zu dieser Konzeption "psychosomatischer Krankheiten" zählen jene inneren Krankheiten in erster Linie, bei denen a) "psychogene" Einflüsse seit jeher auffielen, b) die psychoanalytische Behandlung von an diesen Krankheiten leidenden Patienten analoge Ergebnisse zu den an Neurosen Leidenden ergab; c) daß letztere "spezifische", in der frühen Kindheit erfolgte Traumata (Triebtheorie, Fixierungen der "Triebe") und Fehlentwicklungen postulierte, die in einem kausalen Verhältnis jene psychosomatischen Krankheiten bewirken sollten. Abweichungen allerdings Freud gegenüber betonte schon F. Alexander.[149] Die Krankheiten, die dann F. Alexander und seine Schule für spezifisch "psychosomatische" im obigen Sinne hielten und die als diese nach wie vor im verbindlichen Lehr-Schrifttum vertreten werden, sind: das Asthma bronchiale, das Ulcus duodeni et ventriculi, juvenile-essentielle Hypertonie, die Hyperthyreose, die Anorexia nervosa, die Colitis ulcerosa, die Allergien, die Polyarthritis und auch die sog. vegetative Dystonie.

Diesem psychoanalytischen Zugang zu inneren Erkrankungen – dessen therapeutische Effektivität in zahlreichen Fällen als erwiesen betrachtet und nicht bezweifelt werden soll – (auch wenn Freud in seinem bekannten Briefwechsel mit v. Weizsäcker sich von der psychoanalytischen Behandlung innerer Erkrankungen auch aus theoretischen Gründen distanzierte)[150], sei das anthropologische Konzept, das in den vorausgegangenen Abschnitten dargelegt wurde, dem psychoanalytischen im folgenden gegenübergestellt. Dabei seien die Problemkreise der psychoanalytischen Hypothesen aufgewiesen und gleichzeitig sei den psychoanalytischen Vorstellungen "psychosomatischen Krankheiten" gegenüber kritisch folgendes bemerkt:

1. Das von F. Alexander zwar erweiterte, dennoch im Prinzip die Neurosentheorie (Triebtheorie) S. Freuds folgende Erklärungsmodell "psychosomatischer" Erkrankungen, setzt die "erwiesene" Richtigkeit, wenn nicht gar seine Falsifizierbarkeit desselben voraus, insbesondere auch der Triebtheorie Freuds. Letzteres ist jedoch nicht möglich (s. auch Weiners Kritik). Die Psychoanalyse Freuds ist eine Interpretation/Deutung seelischer Störungen, die keineswegs unbestritten geblieben ist, der Verfasser und zahlreiche andere Autoren Grenzen wie auch Unhaltbarkeit der Freudschen Triebtheorie aufgezeigt haben. Vom scientistisch-operationalen Standpunkt, wie ihn H.J. Möller[151] vertritt, wird die "psychosomatische" Medizin, soweit sie der psychoanalytischen Triebtheorie folgt, mit Recht zu einer reinen, nur am subjektiv-einzelnen Fall aufzuzeigenden und in der Tat vom naturwissenschaftlichen Gesichtspunkt aus problematischen Hermeneutik.

Der Argumentation H.J. Möllers den "psychosomatischen" Hypothesen gegenüber folgend, müßte geschlossen werden: X. hat eine präödipale Mutterfixierung, deshalb ein Ulcus duodeni/wer ein Ulcus duodeni hat, hat eine präödipale Mutterfixierung. (Die präödipale Mutterfixierung wird als kausal-verbindlich für die Entstehung des Ulcus duodeni z.B. in dem Lehrbuch Bauer/Bosch/Freyberger[152] postuliert. Analog groteske Simplifikationen auch bei Klußmann.[153] Zahlreiche Beispiele dieser Argumentation finden sich ebenfalls bei Bräutigam/Christian,[154] ohne daß diese im einzelnen wiedergegeben seien.)

2. Aus dem Sammelreferat von Kutter,[154] die psychosomatische Medizin anbetreffend, geht deutlich hervor, wie mit den verschiedenen Wandlungen, die die psychoanalytische Triebtheorie in den letzten Dezennien erfahren hat - insbesondere durch die Betonung der Narzißmus-Problematik -, diese sich auch sofort in den Erklärungsmodellen der "psychosomatischen" Medizin niederschlagen. Nicht die klinische Beobachtung, nicht der Umgang mit dem Patienten ist ausschlaggebend für ein Verstehen sog. psychosomatischer Krankheiten, sondern die vorgefaßte Hypothese, derzufolge neue Interpretationsmodelle entwickelt wurden. Wissenschaftstheoretisch bedeutet dies: eine Hypothese (Theorie) durch eine weitere Hypothese zu "verifizieren", bzw. eine bestehende Hypothese durch eine neue zu ersetzen und ihre Richtigkeit - wie bei der ersten - induktiv zu beweisen. Was würde wohl K. Popper zu diesem Verfahren sagen?

3. Es sei erinnert, daß die von der Psychoanalyse entwickelten kausalistischen Erklärungsmodelle - (es geht stets um Erklären, nicht um Verstehen im Sinne Diltheys!) - etwa für die Entstehung von Angst- und Zwangserkrankungen keineswegs diese Erkrankungen als "notwendig" entstandene darzulegen in der Lage sind. "Kausal" die Entstehung einer Neurose heute als verbindlich aufgehellt zu wissen, ist nicht eine Frage des wissenschaftlichen Nachweises, sondern die Glaubenserklärung einer jeweiligen Schule.

4. Die "psychosomatische" Medizin psychoanalytischer Provenienz bedarf zu ihrer Erklärung von Krankheiten der Hypothese unbewußter Affekte, die über Jahre, ja über Jahrzehnte wirken, um dann plötzlich eine Erkrankung auszulösen. Ob es sich hier um die gestaut-verdrängte

Aggression des Hypertonikers handelt oder das verdrängte Weinen des Asthmatikers: alle Krankheiten bedürfen der "verdrängten", unbewußten Affekte. Diese Konzeption - zu Ende der zwanziger, Beginn der dreißiger Jahre heftig innerhalb der Psychoanalyse umstritten, jedoch ohne daß ein Ergebnis erzielt wurde - läßt sich nicht aufrechterhalten. Sie widerspricht den folgenden, einfachsten Regeln des "gesunden Menschenverstandes" und der Minimalforderung an Wissenschaftlichkeit überhaupt.

a) Die zahlreichen Korrelationsversuche von Affekt und ihre Wirkung in physiologischen Vorgängen gehen jeweils vom erlebten Affekt aus.

b) Ein unbewußter Affekt ist schlechthin nicht nachweisbar, noch gar, daß er über Jahre/Jahrzehnte "wirkt". Nur der erlebte Affekt wirkt sich u.U. physiologisch aus.

c) Dementsprechend bedeutet es, von unbewußten Affekten zu sprechen, nichts anderes als die Unterstellung des erlebten Affektes, seiner physiologischen Wirkung, jetzt auf unbewußte, d.h. nicht erlebte Affekte - mit derselben Wirkung. Das dürfte wissenschaftlich ganz und gar unzulässig sein.

5. Die sog. "Spezifität" der Affekte im psycho-physiologischen Bereich ist stets ein entdifferenzierter, zunehmend unspezifischer Zustand derselben mit entsprechenden physiologischen Auswirkungen: eine sexuelle Erregung wirkt sich im physiologischen Bereich im Prinzip nicht anders aus als ein Angst- oder Aggressionsaffekt (s.o. Kap. IV u. V). Eine an Morbus Crohn leidende Patientin erleidet einen Rückfall nach einem extremen Erlebnis von Freude und Beglückung (Erwerb eines Autos).

6. Diese "Psychosomatik" wendet darüber hinaus den pathologisch-anatomischen Krankheitsbegriff in einer weitgehend antiquierten Weise an, dessen Grenzen insbesondere bio-physiologischer Art, oben aufgewiesen wurden.

7. Symbolbildungen innerer und anderer Erkrankungen erscheinen verfehlt, da die Symboldarstellung als Physiognomie "von etwas" nur dem erlebenden Ausdrucksgeschehen zugesprochen werden kann, d.h. der motorisch-sensomotorischen Sphäre. Interpretationen - Hermeneutik - innerer Erkrankungen als symbolische Verweise auf etwas hin, wie z.B. des Glaukoms auf "Nicht-Sehen-Wollen", der Colitis ulcerosa als Störung in Geben und Nehmen usf., verkennen die Eigentätigkeit des vegetativen Poles gegenüber dem animalischen und unterstellen dem ersteren Prozesse, die nur im animalischen Ausdrucksgeschehen aufweisbar sind. Aber auch an dem animalischen Pol wäre die Symboldeutung etwa einer Multiplen Sklerose analog zur Hysterie verfehlt, d.h. Symboldeutungen sind nur bei nicht organischen, rein funktionalen Störungen im sensomotorischen Bereich ("Konversionshysterie") zulässig. Dies schließt jedoch nicht die kommunikative Bedeutung des Symptoms in der zwischenmenschlichen Beziehung, insbesondere auch in der Psychotherapie aus.

8. Die Ähnlichkeit der Konfliktkonstellationen, die für die "psychosomatischen" Erkrankungen ätiologisch verbindlich sein sollen, haben in hohem Maße ubiquitär-unspezifischen Charakter. Bei internistisch ganz heterogenen Erkrankungen werden stereotypische Konfliktkonstellationen auslösende Situationen und "Persönlichkeitsmerkmale" aufgewiesen. So stellte A. Lauer im Vergleich zahlreicher Krankheitsbilder aus den entsprechenden Lehrbüchern (vor allem Weiner, dann v. Uexküll, Bräutigam/Christian, Bauer/Bosch/Freyberger, Klußmann) folgende Tabellen zusammen (s. Tab. 20, Anhang).[155] Diese Tabellen sollen die ubiquitäre Ähnlichkeit von Konfliktkonstellationen, "Persönlichkeiten" und krankheitsauslösenden Ereignissen - die überwiegend der sexualpathologischen Neurosenkonzeption folgen - herausstellen und als <u>spezifisch</u> für die jeweiligen Krankheiten gelten. Sie führen damit aber das überwiegend affekt- und triebbedingte Konzept der derzeitigen Psycho-

somatik ad absurdum. Bei welchem "Gesunden" ließen sich im Durchgang durch eine Behandlung nicht analoge Konstellationen "feststellen"? Die methodisch-wissenschaftliche Problematik, ja letztlich komplette Inkongruenz dieser Hypothese, hat Weiner schon detailliert aufgewiesen. Als relativ verbindlich dürften die unspezifischen, auslösenden Situationen angesehen werden.

Dies ist jedoch nur der eine Aspekt der Problematik. Wird von den indiskutablen Persönlichkeitskonglomeraten abgesehen: Beliebige "Eigenschaften" der jeweiligen Personen werden aus der unauflöslichen Ganzheit derselben herausgerissen, atomistisch verselbständigt und zu rein fiktiven "Persönlichkeiten" zusammengestellt, so stellt sich am Ende die Frage: Gibt es nicht nur eine Krankheit in Korrelation mit weitgehend analogen "Konfliktkonstellationen"? Erhält sich der eine im "Gleichgewicht" dieser Konflikte - s.o. "Vitalität" -, so erkrankt der andere an diesen - und den ihn nichtenden Erlebnissen. Hier ergibt sich die Möglichkeit gewisser Analogien der hier vertretenen Konzeption gegenüber, die, bei aller differentialdiagnostisch notwendigen Differenz der Krankheitsbilder, allen heterogen funktionell bestimmten pathophysiologischen und morphologischen Veränderungen, eine Krankheit als letztliches Mißverhältnis zwischen dem Subjekt, seinem Leib und seiner Welt anvisiert. Daß dieses Mißverhältnis _auch_ affektive Störungen impliziert ist selbstverständlich, jedoch kann ein Persistieren solcher Störungen über Jahre, Jahrzehnte nicht supponiert werden. Lediglich ein Zusammenspiel zwischen z.B. "nichtender" Situation und affektiv-emotionaler Antwort wird behauptet, und dies darf auch als erwiesen angesehen werden.

9. Die bisherige "psychosomatische Medizin" hat es nicht vermocht, a) einen der "Psyche" oder dem Subjekt und seinem "Innen" adäquaten Zugang zu biologisch-physiologischen Vorgängen zu erschließen, wie diese in den vorausgegangenen Kapiteln zur Darstellung gelangten; b) den

anatomisch-pathologischen Krankheitsbegriff subjektbezogen abzuwandeln, zu erweitern und zu vertiefen, ist ihr ebenfalls nicht gelungen; c) hat sie sich zu einer überwiegend parallelistisch-psychophysiologischen Korrelationspsychologie entwickelt - epiphänomenalistisch eingestellt - die mit der Naturwissenschaft konkurriert: ein profundes Mißverständnis ihrem eigenen Anliegen gegenüber damit zum Ausdruck kommt. Diese Art von "Psychosomatik" wird - von den oben angedeuteten Hypothesenbildungen abgesehen - immer in der Lage eines beinlosen Geschöpfes einem Wettläufer (der naturwissenschaftlich orientierten, inneren Medizin) sich gegenüber befinden. Der Ausgangspunkt der "psychosomatischen Medizin" sollte ein grundsätzlich anderer, ein subjektbezogener sein, nicht ein pseudoobjektivierender.

10. Das Problem, die Spezifität innerer Erkrankungen auf spezifische, "psychodynamische Ätiologien" zurückzuführen, darf in seiner Lösungsbemühung als obsolet angesehen werden (s. auch 8.). Dieser Ansicht sind auch Autoren wie H. Weiner, H. Thomä[156], M. v. Rad[157] u.a.m.. Ein pathologisch-anatomisches Endprodukt, eine Hypertonie, ein Magengeschwür, werden kausalistisch-neurosenätiologisch miteinander verknüpft, ohne zu bedenken, daß jede kausalistische Aussage dieser Art: a) die nicht nachweisbaren, aber entscheidenden "unbewußten" Affekte verlangt; b) das Leib-Seele-Problem einen kausal-mechanistisch interpretierten Vorgang nicht zuläßt, es sei denn, es wird epiphänomenalistisch "wegeskamotiert" (wie dies auch in der Nachfolge der an F. Alexander orientierten Psychosomatik geschehen ist, die sich "naturwissenschaftlich" geriert); c) im biologischen Bereich sich diese Konzeption nur an die pathologischen Endprodukte komplexer funktioneller Störungen halten kann, die jedoch - wie oben aufgewiesen wurde - an "Symptomen" sich "festbeißt", ohne nach der biologisch-organismischen Bedeutung derselben zu fragen. Was für, nur als absurd zu bezeichnende,

Formen die kausalistischen Erklärungen annehmen, sei noch an folgendem Beispiel exemplifiziert, das der umfassenden Arbeit von A. Zacher und H. Weiß über den Morbus Crohn entnommen ist:[158]

"Der überwiegend naturwissenschaftsorientierte Zugang zu der Frage, ob die Enteritis regionalis eine psychosomatische Erkrankung sei, hat bislang keine eindeutige Antwort erbracht. Weder die statistischen, noch die experimentellen oder klinischen Hinweise halten einer stringenten Kritik stand. Weiner hat dieses Dilemma in einem Übersichtsartikel dargelegt. Jedoch konnte er mit gleicher Deutlichkeit zeigen, daß auch jenen Arbeiten, die eine psychosomatische Betrachtung des Morbus Crohn strikt ablehnen, erhebliche methodische Mängel anhaften. Für die maßgebliche Beteiligung psychischer Faktoren am Krankheitsgeschehen spricht eine Reihe von Arbeiten, die im folgenden kurz skizziert werden. Diese Untersuchungen machen die Anerkennung der Ileitis regionalis als psychosomatische Erkrankung vom Vorhandensein psychischer Auffälligkeiten abhängig oder leiten, wie in der Arbeit von Langen geschehen, die Wahrscheinlichkeit einer Psychogenese aus psychovegetativen Zusatzbeschwerden ab.
Die Studie von Stewart war schon im geschichtlichen Teil erwähnt worden. Unter 27 Patienten wurden bei Durchsicht der Unterlagen und teilweise in persönlichen Gesprächen 20 Patienten ausgemacht, die eindeutige psychiatrische Phänomene aufwiesen (anpassungswilliges Abhängigkeitsverhalten, offene Angst, unterdrückte Wut). Grace berichtet zwar nur über vier Patienten, hatte aber mit jedem von ihnen ausführliche Gespräche (Mindestdauer 14 Stunden) geführt und sie über Monate beobachten können. Ihm fiel auf, daß seine Ileitis-Kranken durchweg emotional belastende Situationen nicht alleine bewältigen konnten ("getting it over with", "getting rid of it"). Riemers positive Beurteilung der Psychogenese des Morbus Crohn stützt sich auf die psychiatrische Untersuchung von zwei Kranken und die psychoanalytische Behandlung eines weiteren Patienten. Er entdeckte übereinstimmende aggressive Triebkonflikte und Objektbeziehungen. Sobald Verantwortung übernommen werden müsse, komme es zur Erstmanifestation des Leidens. Der Patient, dessen Psychoanalyse Sperling schildert, fiel zunächst durch seine emotionale Starre auf. In psychodynamischer Hinsicht wurden von der Autorin Zusammenhänge mit einer analsadistischen Fixierung und dem unbewußten Wunsch nach omnipotenter Objektkontrolle diskutiert. Stresserfahrungen sieht Mersereau bei zwei Patienten mit ängstlich depressiver Verstimmung als Auslöser der Ileitis an und führt die Chronifizierung auf das Persistieren der emotionalen Belastung zurück. Zu einem ähnlichen Ergebnis kommt Parfitt, dessen Patient nach achtwöchiger stationärer Psychotherapie genas. Den ersten Durchfällen des als zwanghaft geschilderten Mannes

waren jeweils ein enttäuschendes Erlebnis, die Verheiratung und eine Erkrankung des Vaters vorausgegangen.
Jost und Langen bejahen zwar die Möglichkeit einer psychogenen Mitverursachung, konnten aber bei vier ihrer 15 Morbus-Crohn-Patienten kein "psychosomatisches Geschehen" nachweisen. Bei den 11 anderen Kranken entdeckten sie sensorische Überempfindlichkeit, vegetative Labilität, zwanghafte Persönlichkeitszüge sowie den ersten Krankheitserscheinungen vorgeschaltete "Schicksalssituationen". Ebenfalls 1968 veröffentlichten Whybrow et al. eine Studie, in der über 39 Patienten referiert wurde. Zusammenhänge zwischen psychischem Streßgeschehen und Rezidiven konnten gesichert werden, nicht aber eine klare Verbindung zwischen seelischer Belastung und Ausbruch der Krankheit. Depressive, passiv-abhängige Persönlichkeiten überwogen.
Eindeutig positive Ergebnisse liegen dagegen von Ford vor. Zwanghafte Persönlichkeitszüge, Rigidität, eingeschränkte persönliche Beziehungen und sexuelles Desinteresse überwogen bei 17 der von ihm intensiv psychiatrisch (durchschnittlich sechs Gespräche) und testpsychologisch (MMPI) untersuchten Kranken. Aus der Charakterstruktur erwachsende emotionale Belastungssituationen gingen den Enteritisattacken oft voraus. Er weist außerdem auf die dominierenden, zwanghaften und hypochondrischen Mütter seiner Patienten hin. Zu zwanghaftem Grübeln, Abhängigkeitsverhalten, Unreife und Aggressionshemmung neigten die Ileitis-Kranken, über die Cohn a. Lederman 1970 berichteten. Auch bei diesen Erkrankungsfällen gingen den klinischen Beschwerden Streßereignisse voraus (12 Patienten; psychiatrisch-testpsychologische Untersuchung). Das gleiche Ergebnis wurde von McKegney et al. berichtet. Die Mehrzahl seiner 55 Morbus-Crohn-Patienten bot außerdem diverse psychiatrische Auffälligkeiten.
Paulley, der schon 1948 und 1958 auf den psychosomatischen Hintergrund der Enteritis regionalis hingewiesen hatte, faßte 1971 seine Erfahrungen mit der Crohnschen Krankheit zusammen und stellte den vorherrschenden emotionalen Konflikt seiner insgesamt 40 Patienten als "in-between-situation" dar. Alle von ihm gesehenen Ileitis-Kranken seien entweder nicht willens oder nicht fähig gewesen, sich dieser Situation zu entziehen.
In einer wegen ihres methodischen Vorgehens besonders interessanten Vergleichsstudie zwischen den Selbstschilderungen von Patienten mit entzündlichen Darmerkrankungen und der Beurteilung durch ihre gesunden Verwandten fanden McMahon et al. in 23 Fällen signifikant gehäuft "abhängige Persönlichkeiten" mit erhöhter Gefährdung durch Trennungs- und Verlustsituationen.
Die wichtigsten Ergebnisse der skizzierten Untersuchungen: auffällige Häufung von psychopathologischen Erscheinungen und psychische (Mit-)Verursachung des M. Crohn konnten von drei anderen Arbeitsgruppen nicht bestätigt werden. Kraft und Ardali diskutierten 1964 die Krankengeschichten von acht Patienten, die als Kinder wegen einer Ileitis

hospitalisiert worden waren. Die ca. 5 1/2 Jahre später erfolgte psychiatrische Nachuntersuchung erbrachte höchst auffällige biographische und soziographische Daten. Von den Autoren wurden diese Befunde jedoch nicht gewertet; denn jede Adoleszenz sei schließlich "psychologically chaotic". Außerdem stimmten die Persönlichkeitsprofile der Patienten nicht mit den bekannten "psychosomatischen Persönlichkeitsprofilen" überein, so daß Kraft und Ardali das psychosomatische Konzept der Enteritis regionalis verwarfen. Zu einer ähnlich kritischen Einschätzung gelangten Monk et al. in einer Life-Event-Studie an 95 Patienten (Kritik am Vorgehen dieser Autoren s.u.).
Eine ablehnende Einstellung vertraten auch Feldman et al., die bei 19 Kranken psychiatrische Untersuchungsbefunde erhoben. Bezüglich der recht willkürlich ermittelten Merkmale "Normalität/Abnormalität" fanden sich keine wesentlichen Abweichungen im Vergleich zu einer Kontrollgruppe. Im Gegenteil: "the control patients showed as much psychopathology, or even more than, the regional ileitis cases". Auch die Auswertung von sieben "validierbaren" Kriterien (u.a. "a clear emotional precipitating factor chronologically related to the illness; basic emotional problems of long duration (unconscious stress); efficacy of psychotherapy") erbrachte keine signifikanten Hinweise auf psychosomatische Zusammenhänge. Über die Bedeutung unbewußter Konflikte heißt es pauschal: "It was felt, that none of the patients had had nuclear conflicts in his earlier years that were definitely expressing themselves symbollically in the form of the somatic illness." Andere Untersucher bestätigen zwar das gehäufte Vorkommen psychiatrischer Auffälligkeiten, führen diese Befunde jedoch auf die Auswirkungen des chronisch-rezidivierenden Krankheitsverlaufs zurück. Crocket und Whybrow et al. kommen beide zu ähnlich lautenden Ergebnissen: Auffällig viele ihrer Kranken wiesen psychiatrische Störungen auf, ohne daß jedoch von einer spezifischen Persönlichkeitsstruktur gesprochen werden könnte. Seelische Belastungssituationen spielten zwar eine Rolle bei der Symptomgestaltung bzw. dem Auftreten von Rezidiven, konnten aber nicht ursächlich mit dem Erkrankungsbeginn in Zusammenhang gebracht werden. Goldberg schließlich fand nur eine Beziehung zwischen der Häufigkeit der Durchfälle und dem Vorhandensein einer psychiatrischen Störung.
Neben den genannten Originalarbeiten liegt auch eine Reihe von Übersichtsreferaten und zusammenfassenden Darstellungen zur Psychosomatik der Enteritis regionalis vor, in denen davon ausgegangen wird, daß zumindest die psychische Mitverursachung der Erkrankung weitgehend gesichert ist."
An anderer Stelle:[159]

"Am häufigsten freilich wird immer wieder auf einen Bericht von Sadler a. Orten zurückgegriffen, der im Original die ganze Fragwürdigkeit einer "naiv" psychoexperimentell arbeitenden Psychosomatik deutlich macht. In einer ausgreifenden Studie, die Motilität und Aminosäurenresorption miteinschloß, führten die Autoren an einem Patienten mit Thiry-Schlinge unter anderem folgende Versuche durch: Um die Wirkung von seelischem Streß auf den Dünndarm studieren zu können, wandte sich das Laborpersonal nach Absprache eines Tages von dem hauptberuflich als Labor- und Experimentierobjekt angestellten Mann ab und einem neu angekommenen Aminosäurenanalyzer voller Bewunderung ("adoringly") zu. Als das menschliche Untersuchungsobjekt (in der Studie kurz "the subject" betitelt) beleidigt und eifersüchtig reagierte, zeigte der "Ileograph" propulsive Wellenbewegungen. Die Wirkung einer erschreckenden Nachricht auf verschiedene Funktionen des Dünndarms konnte studiert werden, als ein HNO-Arzt dem "subject" erklärte, die Kehlkopfbiopsie habe ein Carcinom diagnostizieren lassen. Eine Operation mit vielen möglichen postoperativen Komplikationen sei nötig. Die Ileumotilität sistierte daraufhin für mehrere Minuten, denn "the subject was overwhelmed by this news. He thought, talked and cried slightly, and then as he was consoled and encouraged, the motility returned to original form." Man hatte die Aufklärung durch den HNO-Arzt so arrangiert, daß sie während einer Aufnahmephase der Dünndarmmotilität im Labor stattfand. Wohlweislich teilte man dem "subject" erst in der Trostphase der Untersuchung mit, daß nur ein extrem frühes Stadium von Zellveränderungen vorlag. Abgesehen von der humanitären Unwürdigkeit eines solchen Vorgehens hatte Margolin schon Jahre zuvor auch die naturwissenschaftliche Fragwürdigkeit derartiger Studien klar aufgewiesen, könnten sie doch nur Aussagen über das Reaktionsverhalten eines Menschen liefern, der sich in einem nicht nur körperlich höchst "unnormalen Zustand" befinde."

Und an anderem Ort:[160]

"In der oben erwähnten Untersuchung glaubten Ford et al. aufgrund des klinischen Eindrucks und testpsychologischer Profile (MMPI) enge Parallelen zu Persönlichkeitsmerkmalen bei Colitis ulcerosa feststellen zu können. Jedoch erschienen ihnen die Crohn-Patienten durchweg flexibler und sexuell aktiver. Im Anschluß an Paulley diskutierten sie daher Beziehungen zur "Pseudounabhängigkeit" der Ulcuskranken. In einem Übersichtsreferat führt Freyberger "Ulcus duodeni und Morbus Crohn als Modellbeispiele für die hier dominierende Merkmalsgruppe 'Pseudounabhängigkeit/direkt-unterschwellige Feindseligkeitsäußerung'" an. Zum Interaktionsverhalten heißt es dann allerdings lapidar: "Es liegen noch keine hinreichenden klinischen Beobachtungen vor."
Freyberger, Liedtke und Wellmann nehmen an, daß Crohn-Kranke "nicht so ausgeprägt infantil-abhängigkeitssuchend und nicht so stark narzißtisch-vulnerabel gegenüber Versagungen" seien wie Colitis-ulcerosa-Patienten, jedoch

"zu deutlich aggressiverem Agieren" neigten. Über ein weniger ausgeprägtes Abhängigkeitsverlangen berichten auch Harrison und Paulley, der allerdings gerade die Friedfertigkeit und Aggressionshemmung der Patienten hervorhebt. Andererseits stellen Bräutigam und Christian fest: "Ileitispatienten erscheinen unreifer und gegenüber Primärobjekten noch abhängiger als die Gruppe der Kolitiskranken."
Im Widerspruch zu den zitierten Befunden stehen die Ergebnisse von Crocket, der gerade hinsichtlich der Merkmale "dependency" und "immaturity" keine bemerkenswerte Akzentuierung anerkennen will. In diesem Zusammenhang sind auch die methodenkritischen Einwände zu beachten, die Evans geltend gemacht hat: retrospektiver Charakter der meisten Untersuchungen, nichtrepräsentative Stichprobenauswahl, zu geringer Stichprobenumfang, fehlende oder ungeeignete Kontrollgruppen. Insbesondere wirft er die Frage auf, inwieweit die in den meisten Studien herausgearbeitete 'Abhängigkeit' der Patienten nicht auch als Resultat eines Selektionsvorgangs bei der Auswahl der Untersuchungsgruppe aufzufassen ist.
In einer zweiphasigen, als retrospektiv und prospektiv bezeichneten Vergleichsuntersuchung an insgesamt 123 Patienten fanden McKegney et al. eine weitgehende Übereinstimmung zwischen Colitis ulcerosa und M. Crohn: Die demographischen-, psychosozialen- und Verhaltensmerkmale beider Gruppen wichen kaum voneinander ab. Ähnliches galt für Art und Schweregrad der psychischen Störungen sowie für die der Erkrankung vorausgehenden Lebenskrisen. Demgegenüber behaupteten Biebl et al. neuerdings spezifische Unterschiede in der Beziehung zum "Schlüssel-Objekt" bei Colitis ulcerosa mit diffusem Gesamtbefall des Colon, bei isolierter Proctosigmoiditis sowie bei M. Crohn-Patienten. Überwiege bei der ersten Gruppe das Bemühen, symbiotische Beziehungen ("offene Abhängigkeit") gegenüber einem realen oder phantasierten "Objektverlust" stabil zu halten, so seien Patienten mit Proctosigmoiditis vor allem durch "narzißtische Kränkung" gefährdet, während bei M. Crohn charakteristischerweise alexithyme Persönlichkeitskonfiguration, "Pseudounabhängigkeit" und verdecktes Dominanzstreben zu beobachten seien. Über die Abwehr- und Bewältigungsstrategien ("coping-behaviour") des 'typischen' Crohn-Patienten schreiben die Autoren: "Durch die Leistungsbereitschaft, als einziges Dosierungsmittel in optimaler Distanz zum symbiotischen Partner zu bleiben, ohne die phantasierte Autonomie aufzugeben, kommt es zur Identifikation mit dem als aggressiv fordernd erlebten Schlüsselobjekt. Labilisierungen (...) entstehen entweder durch Gefährdung dieser Pseudounabhängigkeit im Falle eines Sich-Verliebens oder durch Versuche, sich in einer Situation anderen gegenüber genauso dominant zu verhalten, wie er es von seiner Schlüsselperson erlebt hat und immer noch erlebt."
Eine solche Differenzierung wird von anderen Autoren

nicht anerkannt (s.o.), zumal die erwähnten Konfliktstrukturen universeller Natur sind und ebenso bei zahlreichen psychosomatischen wie psychoneurotischen Erkrankungen diskutiert werden. Während hier offenbar auf eine Spezifität abgezielt werden soll, die im Idealfall histomorphologische- und Lokalisationsunterschiede im psychischen Bereich abzubilden hätte, haben andere Untersucher - unabhängig von der jeweils zugrundeliegenden Krankheitsentität - die individuelle Bedeutsamkeit einzelner Beschwerdekomplexe herauszuarbeiten versucht.
Am Beispiel von sechs Patienten, die sich bei ihr in analytischer Einzelbehandlung befanden, charakterisierte Sperling das Symptom Diarrhoe als Äquivalent eines frustranen Befreiungsversuchs aus unbewußten Abhängigkeitskonflikten. Letztere implizierten eine magische ("omnipotente") Kontrolle über Bezugspersonen ("Objekte") ebenso wie ein überkompensierendes Unabhängigkeitsstreben. Die Durchfälle stellten einerseits das somatische Äquivalent eines Konfliktes dar, dienten aber gleichzeitig der Vermeidung von Auseinandersetzung, indem sie jeweils in verstärkte Hilflosigkeit und Abhängigkeit einmündeten. Die von Sperling bei ihren Patienten beobachtete "emotional immaturity" und "dependency" äußerte sich zusätzlich oft in Stimmungsschwankungen, anderweitigen körperlichen Beschwerden, sexuellen Kommunikationseinschränkungen (Vaginismus, Frigidität), psychischen oder psychosomatischen Symptombildungen (Anorexie, Asthma)."

11. Von dieser Thematik nicht zu trennen ist das täglich in der internistischen Ambulanz sich ereignende Vorkommnis a) der Reversibilität und Spontanheilung zahlreicher "psychosomatischer Krankheiten", was absolut gegen eine wie auch immer vorzustellende "Erregungsquelle" frühkindlich konstellierter Affektivität spricht; b) das Überschneiden zahlreicher Symptome und Syndrome sowohl "psychische Gestörtheit", Psychopathien mit ebenso zahlreich damit auftretenden und aufzuzeigenden, höchst verschiedenen inneren Erkrankungen einhergeht. Z.B.: Vorkommen von vegetativ-dystonen Erscheinungen mit einem Ulcus ventriculi, mit Zwangssymptomen, mit depressiver Symptomatik - nach weitgehendem Abklingen dieser Symptome sich wenige Jahre später eine Multiple Sklerose oder ein infaustes Karzinom entwickelt.

12. Der "Ulcus-Kranke" oder die "klassische Psychodynamik des Asthmatikers" als Persönlichkeitstypen für bestimmte, pathologisch-anatomisch höchst eingegrenzte Krankheitsver-

läufe, sind konstruierte Fiktionen. Weder verweisen sie verbindlich auf gemeinsame Persönlichkeitsmerkmale, da es eine "verbindliche" Persönlichkeitspsychologie nicht gibt, vielmehr deren mehrere Hunderte, die sich gleichermaßen für zuständig halten - noch vermögen sie die Frage zu beantworten, warum die psychoanalytische Persönlichkeitstypik in ihrer Triebbedingtheit als die einzig zulässige zu gelten hat und für bestimmte Krankheiten determinierend sein soll. (Siehe auch oben das über den "Ulcus-Kranken" Gesagte.) Die bestenfalls als Sammelsurium zu bezeichnenden Persönlichkeitsmodelle des DSM_3 dürften als repräsentativ für die Situation der "Persönlichkeitsforschung" gelten.

13. Unvereinbar mit den Ansprüchen einer Persönlichkeitstypik ist eben auch das Auftreten ganz heterogener Krankheitserscheinungen (s. Bd. III, I. Teil) bei ein und derselben Person. Für diese - wie bereits gesagt - eine einheitliche "Psychodynamik" aufzuzeigen, ist reine hypothetische Konstruktion.

14. Es ist innerhalb der psychoanalytischen Konzeption innerer Erkrankungen nicht möglich - z.B. aufgrund einer psychoanalytischen Behandlung eines nicht somatisch auffälligen Kranken oder etwa in statistischen Untersuchungen sog. "Normaler" -, psychosomatische Erkrankungen als möglicher- oder gar notwendigerweise eintretende vorauszusagen. Der "Nachweis" einer "präödipalen Mutterfixierung" verursacht keineswegs einen Magen-Ulcus - von allen anderen Problemen solcher Hypothesenbildungen abgesehen, zu denen auch die marxistischen Interpretationen "psychosomatischer Krankheiten" z.B. bei Zepf[161] u.a. zählen.

Die Schwierigkeiten für den naturwissenschaftlich orientierten Kliniker dieser Art von Psychosomatik gegenüber faßt W. Jacob wie folgt zusammen:[162]

"Ebenso wie die "Persönlichkeit" hat auch die Biographik noch "kein" eigentliches "Bürgerrecht" in der Medizin als Wissenschaft erlangt.

Welches sind die Gründe? Zu erwägen sind die folgenden:
1. Trotz einer fortschreitenden Einbürgerung sog. psychosomatischer Perspektiven in Theorie und Praxis des klinischen Alltags bleibt für den vorwiegend naturwissenschaftlich orientierten Medizin die "Metabasis eis allo genos", d.h. die Vergegenwärtigung psychosozialer Phänomene und ihre Synopsis im Zusammenhang mit morphologischen naturwissenschaftlichen faßbaren Krankheitselementen eine überkommene Schwierigkeit, nicht nur für den Pathologen, sondern auch für den Kliniker.
2. Die bis in das minutiös molekularbiologische Detail vordringende Treffsicherheit der morphologischen und pathophysiologischen Diagnostik besticht gegenüber der vermeintlichen Ungenauigkeit oder leider oft auch zugelassenen vagen Interpretation psychosomatischer Daten.
3. Das Schwergewicht und die Eigengesetzlichkeit zahlreicher Organprozesse lassen es dem erfahrenen Somatiker nur schwer vorstellbar erscheinen, daß hier ein wirksames "nicht-somatisches" Agens eine erhebliche pathogenetische Bedeutung haben könnte.
4. Es ist eine bewährte Regel, alle verfügbaren, vor allem somatischen Alternativen für Diagnostik und Therapie zu benutzen; dennoch verliert sie der Psychotherapeut unter dem Eindruck biographisch ins Auge springender pathogenetischer Ereignisfelder zuweilen allzu rasch aus den Augen."

15. Es ist das Hauptmerkmal der psychoanalytischen Interpretationen sowohl der sog. "Neurosen" wie "psychosomatischen" Erkrankungen, daß diese kausal-mechanistisch auf ein oder mehrere Faktoren in der Kindheit zurückgeführt werden - obwohl schon Freud wiederholt die Überdeterminierung etwa eines Symptoms erkannt hatte - und sich im Verlaufe der letzten Dezennien psychoanalytischer Theorienbildung nur die "Ursachen" verschoben haben: Früher war der "Kastrationskomplex" eine Hauptursache etwa von Angst- und Zwangserkrankungen - heute wird der sog. "Narzißmus" als Hauptursache zahlreicher sog. neurotischer Symptomatiken oder Fehlhaltungen angesehen. Stets geht es um "Erklären", das ein "Verstehen" kausal vorspiegelt. Dies führt zu der überwiegend fiktiven Konstruktion bestimmter, für spezifisch gehaltener Ursachen als ätiologisch krankheitsrelevant. Demgegenüber hat der Verfasser schon 1973 in seiner Untersuchung "Beziehung und Gestalt. Entwurf einer anthropologischen Psychologie und Psychopatholo-

gie"[163] die psychotherapeutische Behandlung als "Gang durch die Möglichkeiten" des Menschen bezeichnet. Möglichkeiten des Entwerfens, Träumens, Phantasierens, des Aussagens und Wiederzurücknehmens, stets in der intersubjektiven Beziehung zum Therapeuten zu sehen, um damit eine Erweiterung seiner Persönlichkeitseinschränkungen, seiner kommunikativen Begrenzungen zu erreichen. Im Gang eben durch diese Möglichkeiten des Menschen können "Narzißmus" nicht weniger wie "Kastrationskomplexe" u.a.m. aus der "Archaik" der frühkindlichen Psyche auftauchen, diese jedoch ausschließlich ätiologisch für ein bestimmtes Syndrom verantwortlich zu machen ist reine Konstruktion. Alle diese Möglichkeiten sind verbindlich für die Veränderung und Kommunikationseinschränkung des Menschen - keine ist jedoch ausschließlich verbindlich. Der Grundsatz der anthropologisch-integrativen Psychotherapie wird durch v. Gebsattels Worte unterstrichen: "Der Mensch ist nicht feststellbar."

16. Diesen prinzipiellen Einwänden der theoretischen Konzeption der psychoanalytischen "Psychosomatik" gegenüber sei jedoch noch einmal betont, daß zweifellos bei psychoanalytisch orientierten tiefenpsychologischen Behandlungen nicht weniger wie Gruppen- u.a. Therapien - jedoch gleichgültig welcher Provenienz und welcher Schule - Heilerfolge bei chronischen Erkrankungen, Somatosen zu beobachten sind und wohl auch in gewissen Grenzen statistisch festgehalten wurden (A. Dührssen). Diese Vorkommnisse bestätigen jedoch nur die hier vorgetragene Leib-Seele-Einheit, die Bedeutung des Funktionsleibes als Vermittler zwischen kommunikationserweiterndem, intersubjektivem Umgang, wie er sich in jeder Therapie ereignet, in der ein partnerschaftliches Verhältnis zwischen Arzt und Patient besteht.

2. Kurzer Hinweis auf Weiners Kritik an der jetzigen "Psychosomatik" und Kritik seiner systemischen-apersonalen Konzeption

Die Bedeutung von Weiners "Psychobiology and human disease" - auf die wiederholt verwiesen wurde - liegt in folgenden Punkten:
1. Das Werk vermittelt eine detaillierte, in ihrer Art einmalige Übersicht der Forschungsergebnisse der letzten zwei Jahrzehnte, die die sieben psychosomatischen Krankheiten (s.o.) betreffen. In dieser Übersicht werden a) psychologische (psychoanalytisch-psychosomatische) Hypothesen kritisch überprüft; b) pathophysiologisch-internistische Forschungsergebnisse (als Beispiel s.o. das sog. "Ulcus") eingebracht; c) epidemiologische und soziologische Untersuchungen gleichermaßen berücksichtigt.
2. Das Buch - dem z.B. Freyberger[164] enthusiastisch zustimmt, obwohl es praktisch die Annullierung der psychosomatischen Lehrstühle impliziert - erweist nicht nur die Problematik, ja die Unhaltbarkeit aller psychosomatischen Hypothesen, ihre zum größten Teil methodische Anfechtbarkeit - schon im Hinblick auf die Unmöglichkeit, adäquate "psychisch gesunde" Kontrollgruppen aufzustellen -, sondern auch ihre absolute Heterogenität und Diskrepanz untereinander. Außer daß "psychogene" Faktoren in der Entstehung von Erkrankungen mitwirken, bleibt von dem heterogenen Lehrgebäude der Psychosomatik wenig übrig. Hierin liegt die eigentliche Bedeutung der Weinerschen Untersuchungen - kein ernsthafter Forscher darf nach Kenntnis derselben etwa den tabellarischen "Ergebnissen" noch zustimmen, wie diese sich bei Klußmann, Bauer/Bosch/Freyberger und zahlreichen anderen deutschen Autoren finden. Diese haben jedoch charakteristischerweise das Werk Weiners nicht wirklich rezipiert, es wurde "weggelobt". Der Grundlagenkritik zum Trotz hält jedoch Weiner prinzipiell an der "psychogenen" "Auch-Bedingtheit" der genannten "klassischen" psychosomatischen Krankheiten fest. Allerdings

- und hier unterscheidet sich u.a. die vorliegende Konzeption fundamental von Weiner, der auch im bio-physiologischen Bereich ganz mechanistisch denkt - ist das Modell, das Weiner zum Verständnis der psychosomatischen Krankheiten entwickelt, nichts anderes als ein behavioristisch getrimmter Pawlowismus auf dem Hintergrund der Systemtheorie. Letztlich besteht kein Unterschied zwischen "psychischen" Störungen oder mechanischen "Reizen". Das Gehirn - so nach Weiner - verarbeitet beide analog mit entsprechenden psycho-physischen Auswirkungen, die "Psyche" ist für ihn - wie bei F. Alexander - nichts als die epiphänomenalistische "Spiegelung" physiologischer Vorgänge (Materialismus). Damit bleibt Weiner weit hinter den Möglichkeiten einer vertieften organismischen wie auch psychologisch-psychosomatischen Konzeption zurück, wie diese hier zu entwickeln versucht wurde. Die absolute Vergegenständlichung der Menschen in seiner These, die damit verbundene profunde Inhumanität, läßt - bei aller Problematik wie auch wissenschaftstheoretischer Beschränktheit F. Alexanders - dessen Hypothese z.B. vom Asthma als eines verdrängten Weinens noch human erscheinen.

3. Zusammenfassung: Grundzüge einer anthropologischen "psychosomatischen" Medizin

Die anthropologische "Psychosomatik" sieht mit der psychoanalytischen den Kranken in der Entstehung seiner Störung, diese als lebensgeschichtlich-situativ mitbedingt. Kommunikationseinschränkungen, die zu Erkrankungen (Dekompensationen) führen können - aber nicht müssen -, sind häufig als von der Umwelt aber auch hereditär-konstitutionell mitkonstellierte, bis in die frühe Kindheit verfolgbar. Diese aus der Kindheit stammenden Einflüsse jedoch nach der Triebtheorie Freuds zu präzisieren, "Fixierungen" der Libido in bestimmten "Stadien" mit Krankheiten spezifisch in Verbindung zu setzen, kann die anthropologische Psychosomatik aus allen soeben ausgeführten Gründen nicht mitvollziehen. Frühkindliche Kommunikationsstörungen werden lediglich als disponierend angesehen. Die hier vertretene Konzeption hält Theorien dieser Art für rein spekulativ-konstruierte, deren Beweisführungen stets tautologisch sind: was bewiesen werden muß - eine z.B. frühkindliche Mutterfixierung - wird auch eo ipso aus den oben ausgeführten Gründen der psychotherapeutischen Behandlung ("Gang durch die Möglichkeiten der Psyche") zweifellos "bewiesen" werden. Soweit die Krankheit als zu einer Erkrankung mitdisponierend angesehen wird, betrifft dies in erster Linie die das Individuum über längere Zeiträume nichtenden Erlebnisse, die Hyper- und Hypotrophien der Kommunikation schon in der frühen Kindheit/Jugend konstellieren, wie solche dann detailliert im Band III dargestellt werden.

Rückgreifend ferner auf die erste Präzisierung der anthropologischen "Psychosomatik"/"Somatopsychik" oben, sei abschließend folgendes zusammengefaßt und damit die Überleitung zum dritten Band gegeben:

1. Die anthropologische Krankheitslehre geht primär von einem erweiterten, vertieften, vor allem nicht mechanistischen Konzept des lebendigen Organismus aus. Dies wurde in dem vorliegenden Band in Einzelheiten entwickelt, es sei nur an wenige Grundtatsachen rückblickend erinnert:

a) Die Entfaltung des Organismus in animalischem-vegetabilischem Pol, in die Teilorganismen von Kreislauf/Lunge und des Bewegungs- und Stützorganismus (Mesenchym).

b) Die Zuordnung der wichtigsten biochemischen Prozesse zu diesen Polarisierungen, die Bedeutung der Enzyme als "Sprache der Kommunikation", der Hormone als übergeordnete Themen derselben: der Organismus als kommunikativer Prozeß, mit sich selbst wie auch mit der Umwelt in ständigem kommunikativen Vorgang befangen.

c) Das Grundprinzip der organismischen Vernetzung ist sowohl für den Stoffwechselbereich wie für das ZNS, das Kreislauf- und Bewegungssystem verbindlich. Es ist das Prinzip des "alles hängt mit allem zusammen" und macht damit eine Spezifität "psychosomatischer Erkrankungen" unmöglich.

d) Die antinomische Strukturierung des Organismus, des "Ganzen" desselben und seiner "Teile", zeigt sich als Spannungsfeld und "Spirale". Das Primat der Funktion vor der Morphologie in allen organismischen Abläufen, die Entstehung des antinomisch verbundenen Funktions- und Gestaltleibes wird nicht nur hypothetisch postuliert, sondern als erwiesen betrachtet. Das bedeutet für die "Psychosomatosen" nicht weniger als die "somato-psychischen" Erkrankungen, daß die Störungen im Zwischenbereich funktionell-intra- und interzellulärer Prozesse beginnen, die zu Beginn den ganzen Organismus in polypathischer Symptomatik miteinbeziehen, als deren Endresultat die morphologische Veränderung eines Organs oder Organsystems steht. Die generalisierte Funktionsstörung wie z.B. auch die vielfachen Begleitsymptome (s.o. Beispiel: Morbus Cushing) einer morphologisch fixierten - begrenzt reversiblen - Erkrankung stellt das "Übergangsfeld" psychischer wie somatischer Prozesse dar ("Spirale"), in denen gleichzeitig enzymatisch-endokrine wie ZNS-Wirkungen unauflöslich mit dem Erlebnisgeschehen verschränkt sind. Die sich hier manifestierenden Störungen entsprechen der Alarmstufe des Allgemeinen Adaptations-Syndroms Selyes, den NNR und adrenalen Prozessen wie auch dem immunbiologischen System (Mesenchym) wird als Repräsentanten der "Vitalität" entscheidende Bedeutung zugemessen.

2. Aus dieser primär organismischen Konzeption ergibt sich Krankheit als

a) primär eine den organisch-morphologischen Veränderungen vorausgehende Störung der Funktion - Funktionsleibes -

mit beginnender Einschränkung vor allem der Stoffwechselprozesse, der Kreislauf/Atemtätigkeit und des Zentralnervensystems.

b) Zunehmende Kommunikationseinschränkung an den Polen und Teilorganismen.

c) Verlust der antinomischen Strukturierung des Organismus zugunsten von Entdifferenzierung und Mechanisierung.

d) Klärung des Verhältnisses von Symptom zu Krankheit: es gibt keine "Krankheitsentität", bestenfalls regelhafte Zusammenhänge zwischen Krankheit und Symptom, das Symptom ist sowohl Krankheit, wie es auch zufälligen Charakter hat, bedingt durch die "Oszillation" der funktionell verdichteten Vernetzung des Organismus. Die "Krankheiten" sind nominalistisch-pragmatische Konstrukte, denen Regelhaftigkeit zukommen, diese Regelhaftigkeiten jedoch stets wiederum zu Überschneidungen untereinander neigen. Der internistisch-pathologische Krankheitsbegriff als primär nominalistischer dient vor allem der Differentialdiagnose und Therapie, sieht aber nur das Endstadium komplexer Prozesse.

e) Krankheiten wurden in Klassen, ihrem Verlauf entsprechend, eingeteilt, von den funktionellen Störungen bis zu den altersbedingten-hereditären-degenerativen Verfallsformen.

f) Krankheitsbedingungen werden unter besonderer Berücksichtigung von Vitalität und Konstitution der Individuen in ihrer Beziehung auf das jeweilige gesellschaftliche Umfeld aufgewiesen. Ausschlaggebend für die Entstehung der Erkrankung ist die jeweilige "Nichtung" des Organismus im Sinne einer Leib/Seele-Einheit, auf der psychosomatischen nicht weniger als auf der somatopsychischen "Ebene", wobei das Ausmaß einer Krankheit bedingenden "Nichtung" sich nicht objektivieren läßt.

g) Der Begriff der "psychosomatischen Krankheit" wurde zu dem an Bedeutung adäquaten der "somatopsychischen" erweitert. (Es besteht durchaus eine Nähe der hier vertretenen Thesen zu den Konzeptionen Th. Stüttgens[165] und G. Rudolfs[166].)

3. Im Leib-Seele-Problem, Schlüssel zum Verständnis überhaupt "psychosomatischer" und "somatopsychischer" Vorgänge wurden die Vermittlungen durch den Funktionsleib, die Zeit, die innere Haltung und die Intersubjektivität überhaupt darstellt, um von dort aus die Möglichkeit einer Wechselwirkung, Korrelation und Stellvertretung zwischen organismischem Geschehen und psychischem Erleben in Grenzen zu verstehen. Das Modell der Spirale - von der Diskription organischer Vorgänge entwickelt - versinnbildlicht sowohl den Übergang der Leib-Seele-Einheit im "Unendlichen" der Erlebnisvorgänge und noetischen Prozesse, wie auch im "Unendlichen" der submolekularen Vorgänge. Von entscheidender Wichtigkeit war zu vermerken, daß die Reflexion erst die vorprädikative Leib-Seele-Einheit sprengt, diese Trennung bedingt, die die Reflexion nicht wieder zu einer Einheit schließen kann.

4. Die Grundstrukturen menschlichen Daseins, das sich über Räumlichkeit (Lebensraum, Orientierung, Ordnung/Zeitlichkeit, Geschichtlichkeit, Verantwortung/Leistung, Selbstdarstellung, Arbeit) und im Verhältnis zum Leib (Emotionalität, Stimmungen, Sinnlichkeit) entwirft, werden den vier Grundfigurationen des Organismus zugeordnet, dem animalischen Pol, dem vegetativen, dem Kreislauf/Lunge- und Bewegungsteilorganismus. Dem letzteren kommen allerdings jetzt auch das zeitliche Erleben, die zyklischen Vorgänge des Lunge/Kreislauforganismus zu. Die die Verbindung zwischen den Grundstrukturen ermöglichenden Modi des Erkundens, Auseinandersetzens, Bewältigens usf. werden als strukturidentische in den organismischen Vorgängen wieder aufgewiesen - paradigmatisch am Verdauungsprozeß und an immunbiologischen Vorgängen. Sie sind in Krankheitsvorgängen als hypertroph-einseitige aufzuweisen oder verhalten sich defizitär zueinander.

5. Aus dieser Konzeption entwickelt sich die Möglichkeit der diagnostischen und prognostischen Zuordnung von Erkrankungen in ihrer jeweiligen Akzentuierung auf einen bestimmten Teilorganismus oder Pol, Beziehung desselben jeweils zu emotionalen (Kreislauf, Atmung: Zeit), noetischen (animalischer Pol), volitiven (Bewegungsorganismus) und den gestalthaft-reproduktiven (Verdauungstrakt, Sexualität) Prozessen. Im Hinblick auf die Stellvertretung psychosomatisch/somatopsychischer Vorgänge ergeben sich aus diesem Entwurf des Menschen folgende Möglichkeiten wechselseitiger, synergetischer oder antagonistischer Dekompensationen und Kompensationen, deren Beginn stets primär in dekompensierenden Funktionsabläufen zu suchen ist:

Animalischer Pol, ZNS (Lebensraum, Orientierung, Ordnung, noetische Prozesse). Beispiel: Dekompensation im organischen Bereich: Systemerkrankungen des ZNS bei gleichzeitig psychischer Kompensation innerhalb der Grundstrukturen und Modi. Keine auffälligen Kommunikationseinschränkungen vor der Erkrankung, d.h. weder von der kranken Person noch von der Umgebung derselben erlebte. Weiteres Beispiel für antagonistische Kompensation: Dekompensation im psychischen Bereich: z.B. extreme Orientierungslosigkeit, "moralische Krise", Haltlosigkeit, Verwahrlosung bis zu psychotischen Prozessen (sog. Schizophrenie) oder Gestörtheit im Verhältnis zur Ordnung (Zwangserkrankungen), Dekompensationen im Lebensraum, in der Intersubjektivität menschlicher Beziehungen bei gleichzeitiger Kompensation im organischen Bereich, d.h. "physisch-leibhaft gesund" (antagonistisch).

Dekompensation in beiden Bereichen (synergistisch): Beispiel: Systemerkrankung mit vorausgegangener und gleichzeitiger psychischer Dekompensation durch Konflikte unter den Strukturen: entweder daß die hypertrophe leibhafte Emotionalität die Strukturen Orientierung, Ordnung gefährdet, zu ihrer Dekompensation beiträgt - oder bei einer

Hypotrophie von Leib und Emotionalität die Strukturen Orientierung, Ordnung als einseitig verstärkte dekompensieren, synergistisch mit der funktionellen oder organischen Erkrankung. Diese Krankheitsbilder werden im 3. Band unter der Kategorie "Orientierungskrise/Verfall" dargestellt. Sie beziehen sich auf das ZNS und zugehörige Funktionen, "Leistungskrisen/Verfall" betreffen das Mesenchym, primär den Bewegungsorganismus, in seiner Verschränkung mit Arbeit und Leistung, dann aber auch den Atmungs- und Kreislauforganismus in seiner durch die hier gegebene zyklische Zeitrhythmik (s.o.) und Verschränkung mit der Emotionalität. Auch hier gelten antagonistische und synergistische Zusammenhänge, für die jeweils paradigmatische Krankheitsbilder zur Darstellung gelangen. Synergistisch: Überwiegen der Struktur der Leistung mit Dekompensation derselben im Erlebnis- und Funktions-(Organ-)bereich oder Überwiegen der Emotionalität (Leib) mit gleichzeitiger Dekompensation im Leistungsbereich. Hierzu zählen auch Orientierungskrisen durch primäre Dekompensation in den emotional-leibhaften Strukturen, Dekompensationen im vegetativen Pol - Gestaltleib - sind analog synergistisch im Zusammenhang von Hypertrophien der Strukturen Leistung/Orientierung aber auch Emotionalität zu sehen - wobei die antagonistische Dekompensation ebenso zu beobachten ist und z.B. bei gastrointestinalen Erkrankungen als sog. Alexithymie imponiert, Dekompensation ferner in der Struktur "Leib" durch Überwiegen derselben bei defizitärem Orientierungs- und Leistungsverhalten wird synergistisch im Suchtverhalten (Drogen, Alkohol) sichtbar. Damit ergibt sich ein im Durchgang durch die Empirie (amplifikatorisch) deduktiv gewonnenes Bild möglicher Zusammenhänge von Emotionalität, Erlebnis, noetischen Prozessen und somatischen Veränderungen, die die einseitige Feststellung primär somatogener oder psychogener Bedingungen von Erkrankungen erübrigt, da jede Entscheidung für die eine oder andere Entstehungsbedingung eine Frage letztlich der angewandten Methode ist (s.o.). Der fundamentale Unterschied der vorliegenden Auffassung zur psychoanalytischen Konzeption liegt in der deduktiven Methode, die von einem phänomenologisch gewonnenen und nicht zuletzt ontologisch begründeten Menschenbild ausgeht, das allerdings nicht den Anspruch naturwissenschaftlicher Verifizierung (von Falsifizierung kann in diesem Bereich eo ipso nicht die Rede sein) vermittels antiquierter Induktionsschlüsse erhebt, die bei kritischer Befragung sich weitgehend als unhaltbar erweisen. Rückblickend auf die oben aufgeführten Vorbehalte der psychoanalytischen Psychosomatik gegenüber werden folgende Thesen als Gegenposition vertreten:

Zu 1.

Irrelevanz der Freudschen Trieb- und Verdrängungstheorie für die psychosomatischen Erkrankungen. Das von dem Verfasser in "Mitteilung und Antwort" entwickelte wesentlich umfassendere, anthropologisch-psychodynamische Konzept spricht von dem Mangelleiden des Menschen, seinem Entwurf, seinen Möglichkeiten - und deren kommunikativ bedingten Einschränkungen, unter denen der "Trieb" und seine Verdrängung nur einen geringfügigen Anteil innehat.

Zu 4.

Unbewußte, Jahrzehnte wirkende Affekte oder Konflikte können nicht postuliert werden - jedoch "Haltungen" und einseitige Kommunikationsstrukturen und Modi.

Zu 7.

"Symbolbildungen" oder "symbolische Ersatzhandlungen" in somatischen Veränderungen dürfen ebenfalls nicht akzeptiert werden, da der aus der Hermeneutik stammende - und dort zweifellos zu Recht bestehende - Symbolbegriff nur unter selbst die Plausibilität übersteigenden geistigen "Verrenkungen" und Hypothesen in das organismische Geschehen eingeführt werden kann.

Zu 10.
Einer Spezifität triebbedingter bzw. aus unterdrückten Trieben folgenden Konstellationen bezüglich organischer oder funktioneller Erkrankungen kann ebenfalls nicht zugestimmt werden. Wie aus dem 3. Band ersichtlich wird, bedingen - stets als "Kann"-Bedingungen, als Möglichkeiten, nie als kausalistische Notwendigkeiten - ähnliche Kommunikationseinschränkungen - z.B. insbesondere die Hypertrophie der Leistungsstruktur - ganz heterogene Krankheitsbilder.

Zu 12.
"Ulcus"- oder "Asthma"-Persönlichkeiten sind fiktive Konstruktionen. Wie aus über 150 Darstellungen des Würzburger Fragenkatalogs hervorgeht, weisen bei analogen Krankheitsbildern die Patienten absolut verschiedene "Persönlichkeiten" oder "Charaktereigenschaften" auf. Die Konstituierung der Verschiedenheiten oder Gemeinsamkeiten von "Persönlichkeitsmerkmalen" (Was ist das? darf gefragt werden) weist bereits auf ein überwiegend subjektives Vergleichsverfahren, das sich nicht zu irgendeiner "Objektivierung" eignet. Eben um die mit der "Persönlichkeits"-Psychologie verbundenen Schwierigkeiten zu vermeiden, wurde a) versucht, die jeweilige Person in Aussehen und Verhalten rein deskriptiv - wenn auch in einer Anamnese letztlich peripher - darzustellen; b) werden Hyper- oder Hypotrophien von Strukturen und Modi als "Haltungen" und "Einstellungen" erfaßt, wobei dieses Erfassen stets ein gegenseitig subjektbezogenes ist, keinen Anspruch auf naturwissenschaftliche Objektivität erhebt, sondern "Hermeneutik" ist. Es sei erinnert, daß die "naturwissenschaftliche Objektivität" in diesen Bereichen eine Fiktion ist; c) Hyper- oder Hypotrophien von Kommunikationsstrukturen und Modi sind allen "Persönlichkeitsmerkmalen" vorgegeben, letztere werden im Sinne der eidetischen phänomenologischen Reduktion einerseits "eingeklammert", andererseits bedingen sie das subjektiv-hermeneutisch

auslegbare Gefälle in der Beziehung Arzt/Patient.

Die Bedeutung, Rolle des ärztlichen Beobachters hierbei liegt in der permanenten Relativierung seiner eigenen Methode, die damit zum Schlüssel wird, den "Gestaltkreis" zwischen "somatischen" oder "psychischen" Zusammenhängen zu schließen. Dieser Konzeption folgend werden im 3. Band die wesentlichen Krankheitsverläufe detailliert aufgezeigt werden.

Anmerkungen

1) Wolff, E.: Allgemeine Biologie. Bd. 3: Experimentelle Embryologie. Stuttgart 1971.
2) Starck, D.: Embryologie. 3. erw. Aufl. Stuttgart 1975.
3) Ebert, J. u. I. Sussex: Interacting systems in development. 2. Aufl. New York, Chicago 1970.
4) Wyatt, G.: Biochemistry of insect metamorphosis, in: Etkin, W. u. L.J. Gilbert: Metamorphosis. A problem in developmental biology. Amsterdam 1968
5) Whitten, J.: The significance of metamorphosis to general biological problems, in: Etkin, W. u. L.J. Gilbert: Metamorphosis. A problem in developmental biology.
6) Whitten, J.: The significance of metamorphosis to general biological problems.
7) Barrington, E.: Metamorphosis in lower chordates, in: Etkin, W. u. L.J. Gilbert: Metamorphosis. A problem in developmental biology.
8) d'Arcy Thompson: On growth and form. Vol. I u. II. Cambridge, London, New York, Melbourne 1979.
9) Bertalanffy, L.v.: Perspectives on general system theory. New York 1975.
10) Ebert, J. u. I. Sussex: Interacting systems in development. 2. Aufl. New York 1970.
11) Uexküll, J.v.: Theoretische Biologie. Berlin 1920.
12) Weizsäcker, V.v.: Der Gestaltkreis. 3. Aufl. Stuttgart 1947.
13) Schmidt, R.F. u. G. Thews: Physiologie des Menschen. 20. neu bearbeitete Aufl. Berlin, Heidelberg, New York 1980.
14) Popper, K.R. u. J.C. Eccles: Das Ich und sein Gehirn. 2. Aufl. München, Zürich 1982.
15) Weizsäcker, V.v.: Der Gestaltkreis.
16) Schmidt, R.F. u. G. Thews: Physiologie des Menschen.
17) Schmidt, R.F. u. G. Thews: Physiologie des Menschen.
18) Ey, H.: Das Bewußtsein. Berlin 1967.
19) Ey, H.: Das Bewußtsein.
20) Ey, H.: Das Bewußtsein
21) Wyss, D.: Beziehung und Gestalt. Entwurf einer anthropologischen Psychologie und Psychopathologie. Göttingen 1973.
22) Weizsäcker, V.v.: Der Gestaltkreis.

23) Ey, H.: Das Bewußtsein.
24) Kuhlenbeck, H.: Gehirn und Bewußtsein. Berlin 1973.
25) Wyss, D.: Zwischen Logos und Antilogos. Untersuchungen zur Vermittlung von Hermeneutik und Naturwissenschaft Göttingen 1980.
26) Merleau-Ponty, M.: Phänomenologie der Wahrnehmung. Berlin 1966.
27) Rombach, H.: Phänomenologie des gegenwärtigen Bewußtseins. Freiburg, München 1980.
28) Plessner, H.: Die Einheit der Sinne. Bonn 1965.
29) Straus, E.: Vom Sinn der Sinne. Göttingen 1956.
30) Christian, P.: Personenverständnis im modernen medizinischen Denken. Tübingen 1952.
31) Wyss, D.: Beziehung und Gestalt. Entwurf einer anthropologischen Psychologie und Psychopathologie.

Wyss, D.: Mitteilung und Antwort. Untersuchungen zur Biologie, Psychologie und Psychopathologie von Kommunikation. Göttingen 1976.
32) Zusammenfassend und neue Wege bahnend darf als die weitschauendste Untersuchung über Sprache auf Biser, E: Theologische Sprachtheorie und Hermeneutik, München 1970, verwiesen werden.
33) Wyss, D.: Mitteilung und Antwort.
34) Wyss, D.: Mitteilung und Antwort.
35) Wyss, D.: Mitteilung und Antwort.
36) Wyss, D.: Mitteilung und Antwort.
37) Vgl. Thom, R.: Stabilité structurelle et morphogénèse. Paris 1977, der die Bedeutung der Analogie für die Lebensprozesse wissenschaftstheoretisch herausgearbeitet hat.
38) Rapoport, S.M.: Medizinische Biochemie. 5. Aufl. Berlin 1969.
39) Rapoport, S.M.: Medizinische Biochemie.
40) Rapoport: S.M.: Medizinische Biochemie.
41) Rapoport, S.M.: Medizinische Biochemie.
42) Rapoport, S.M.: Medizinische Biochemie.
43) Rapoport, S.M.: Medizinische Biochemie.
44) Rapoport, S.M.: Medizinische Biochemie.
45) Rapoport, S.M.: Medizinische Biochemie.
46) Rapoport, S.M.: Medizinische Biochemie.
47) Rapoport, S.M.: Medizinische Biochemie.

48) Rapoport, S.M.: Medizinische Biochemie.
49) Rapoport, S.M.: Medizinische Biochemie.
50) Rapoport, S.M.: Medizinische Biochemie.
51) Rapoport, S.M.: Medizinische Biochemie.
52) Rapoport, S.M.: Medizinische Biochemie.
53) Willmer, E.N.: Cytology and Evolution. 2. Aufl. New York, London 1970.
54) Rapoport, S.M.: Medizinische Biochemie.
55) Rapoport, S.M.: Medizinische Biochemie.
56) Rapoport, S.M.: Medizinische Biochemie.
57) Rapoport, S.M.: Medizinische Biochemie.
58) Biser, E.: Theologische Sprachtheorie und Hermeneutik.
59) Rapoport, S.M.: Medizinische Biochemie.
60) Scriba, P.C. u. K. v. Werder: Physiologische Grundlagen, in: Siegenthaler, W.: Klinische Pathophysiologie. 2. erw. Aufl. Stuttgart 1973.
61) Scriba, P.C. u. K. v. Werder: Physiologische Grundlagen.
62) Scriba, P.C. u. K. v. Werder: Physiologische Grundlagen.
63) Scriba, P.C. u. K. v. Werder: Physiologische Grundlagen.
64) Scriba, P.C. u. K. v. Werder: Physiologische Grundlagen.
65) Studer, H.: Schilddrüse, in: Siegenthaler, W.: Klinische Pathophysiologie.
66) Scriba, P.C. u. K. v. Werder: Physiologische Grundlagen.
67) Siegenthaler, W. u. C. Werning: Nebenniere. Nebennierenrinde, in: Siegenthaler, W.: Klinische Pathophysiologie.
68) Siegenthaler, W. u. P. Endres: Nebennierenmark, in: Siegenthaler, W.: Klinische Pathophysiologie.
69) Tamm, J.: Testis, in: Siegenthaler, W.: Klinische Pathophysiologie.
70) Siegenthaler, W. u. C. Werning: Nebenniere. Nebennierenrinde.
71) Starck, D.: Embryologie.
72) Siegenthaler, W.: Wasser- und Elektrolythaushalt, in: Siegenthaler, W.: Klinische Pathophysiologie.
73) Förster, H. u. H. Mehnert: Kohlenhydratstoffwechsel, in: Siegenthaler, W.: Klinische Pathophysiologie.
74) Schmid, M.: Leber, in: Siegenthaler, W.: Klinische Pathophysiologie.
75) Rapoport, S.M.: Medizinische Biochemie.

76) Starck, D.: Embryologie.
77) Wyss, D.: Mitteilung und Antwort.
78) Starck, D.: Embryologie.
79) Starck, D.: Embryologie.
80) Csef, H.: Die Herzangst aus der Sicht der anthropologischen Medizin. Dissertation, Würzburg 1982.
81) s. Waddington, C.H.: Theoretical biology. Bd. 3, Edinburgh 1970.
82) Starck, D.: Embryologie.
83) Haas, H.G.: Skelett und Mineralstoffwechsel, in: Siegenthaler, W.: Klinische Pathophysiologie.
84) Buytendijk, F.J.J.: Allgemeine Theorie der menschlichen Haltung und Bewegung. Berlin, Göttingen, Heidelberg 1956.
85) Buytendijk, F.J.J.: Allgemeine Theorie der menschlichen Haltung und Bewegung.
86) Bertalanffy, L.v.: Perspectives on general system theory.
87) Willmer, E.N.: Cytology and evolution.
88) Willmer, E.N.: Cytology and evolution.
89) Willmer, E.N.: Cytology and evolution.
90) Willmer, E.N.: Cytology and evolution.
91) Willmer, E.N.: Cytology and evolution.
92) Szent-Györgyi, A.: The supra- and submolecular in biology. J. theoretical biology 1961, I, 75 ff.
93) Szent-Györgyi, A.: The supra- and submolecular in biology.
94) Sorokin, S.: Recent work on developing lungs, in: Haan, R. de u. H. Ursprung: Organogenesis. New York 1965.
95) Willmer, E.N.: Cytology and evolution.
96) Willmer, E.N.: Cytology and evolution.
97) Gallien, L.G.: Genetic control of sexual differentiation in vertebrates, in: Haan, R. de u. H. Ursprung: Organogenesis.
98) Croisille, Y. u. N.M. le Douarin: Development and regeneration of the liver, in: Haan, R. de u. H. Ursprung: Organogenesis.
99) Willmer, E.N.: Cytology and evolution.
100) Sengbusch, P.v.: Molekular- und Zellbiologie. Berlin, Heidelberg, New York 1979.

101) Sengbusch, P.v.: Molekular- und Zellbiologie.

102) Rapoport, S.M.: Medizinische Biochemie.

103) Husserl, E.: Logische Untersuchung. Bd. II. Tübingen 1968.

104) Husserl, E.: Logische Untersuchungen.

105) Transposition s. Wyss, D.: Zwischen Logos und Antilogos. Kap. II/Abschnitt 4.

106) Uexküll, Th.v.: Grundfragen der psychosomatischen Medizin. Rororo 1963.

107) Wyss, D.: Entwicklung und Stand der psychosomatischen Kreislaufforschung in England und USA seit dem ersten Weltkrieg. Psyche 5 (1951) 8, S. 81 ff.

108) Schmid, M.: Leber, in: Siegenthaler, W.: Klinische Pathophysiologie.

109) Märki, H.H.: Eiweißstoffwechsel, in: Siegenthaler, W.: Klinische Pathophysiologie.

110) s. Hartmann, F.: Patient, Arzt und Medizin. Beiträge zur ärztlichen Anthropologie. Göttingen 1984.

111) Hahn, P.: Probleme der Interpretation psychosomatischer Symptombildung am Beispiel der phobischen Herzneurose. Mat. z. Psychoanal. u. analyt. orient. Psychother. 5 (1979) 159-172.

112) Wyss, D.: Zwischen Logos und Antilogos.

113) Sadegh-Zadek, A: Krankheitsbegriff und nosologische Systeme. Metamed 1, 1977, 4-41.

114) aus Wyss, D.: Die Antinomien der Kommunikation und der "Friede", in: Eisenbart, C. (Hrsg.): Humanökologie und Frieden. Stuttgart 1979.

115) Hahn, P.: Probleme der Interpretation psychosomatischer Symptombildung am Beispiel der phobischen Herzneurose.

116) Siegenthaler, W. u. C. Werning: Nebenniere. Nebennierenrinde, in: Siegenthaler, W.: Klinische Pathophysiologie.

117) Siegenthaler, W. u. C. Werning: Nebenniere. Nebennierenrinde, in: Siegenthaler, W.: Klinische Pathophysiologie.

118) Martini, G.A. u. M. Wienbeck: Gastrointestinaltrakt, in: Siegenthaler, W.: Klinische Pathophysiologie.

119) Schmincke, B.: Herbert Weiners 'Psychobiology and human disease'. Darstellung und Kritik. Unveröffentlicht.

120) Märki, H.H.: Eiweißstoffwechsel, in: Siegenthaler, W.: Klinische Pathophysiologie.

121) Christian, P.: Das Personverständnis im modernen medizinischen Denken. Tübingen 1952.

122) Wyss, D.: Beziehung und Gestalt, s. dort "Konstitutionsbegriff".

123) Beier, W.: Der Lebenslauf des Menschen aus theoretischer Sicht. Z. ges. inn. Med. 31 (4) 1976, 90-93.

Beier, W.: Das Vitalitätskonzept als Modell zur Beschreibung der größtmöglichen Lebensdauer des Menschen. Gegenbaurs Morphol. Jahrb. 127 (5) 1981, 741-744.

Kodama, S.: Some ideas on vital forces. Igaku Kenkyu, 47 (4) 1977, 295-296.

Lopez Ibor, J.J.: El animo y los sentimientos vitales. Actas Luso Esp. Neurol. Psiquiatr. 11 (6) 1983, 429-432.

Sevy, G.S.: Vitality in an age of apathy: The development of spirited human traits in contemporary American culture. Dissertation Abstracts International, Vol. 43 (5-8) 1982.

124) Filser, J.G., W.E. Müller u. H. Beckmann: Should plasma urinay MHPG be measured in psychiatric research? A critical comment. British Journal of Psychiatry 148 (1986) 95-97.

125) Dührssen, A., s. in: Wyss, D.: Die tiefenpsychologischen Schulen von den Anfängen bis zur Gegenwart. 5. Aufl., Göttingen 1977, S. 512.

126) Wyss, D. u. G. Huppmann: Zum Begriff des abweichenden Verhaltens in der integrativen (anthropologischen) Psychotherapie. MMG 3 (1979) 128-133.

127) Weizsäcker, V.v.: Anonyma. Bern 1946.

128) Csef, H. u. D. Wyss: Die Bedeutung von Bindung und Trennung für die Entstehung von Krankheiten. Nervenarzt 56 (1985) 245-251.

129) Zutt, J.: Auf dem Wege zu einer anthropologischen Psychiatrie. Berlin, Göttingen, Heidelberg 1963.

130) Zutt, J.: Auf dem Wege zu einer anthropologischen Psychiatrie.

131) Krehl, L.v.: Pathologische Physiologie. Heidelberg, Berlin 1921.

132) s. Wyss, D.: Zwischen Logos und Antilogos.

133) s. Biser, E.: Theologische Sprachtheorie und Hermeneutik.

s. Wyss, D.: Die Bedeutung der Sprachhermeneutik E. Bisers für die medizinische und psychologische Anthropologie. Z. f. klin. Psych., Psychopath., Psychother. 33 (1985) 2, 101-110.

134) Blankenburg, W.: Der Verlust der natürlichen Selbstverständlichkeit. Stuttgart 1971.

135) Tellenbach, H.: Melancholie. 3. erw. Aufl., Berlin, Heidelberg, New York 1976.

136) Kraus, A.: Zeitlichkeit in der prämorbiden Verfassung Melancholischer, in: Bühler, K.E. u. H. Weiß (Hrsg.): Kommunikation und Perspektivität. Beiträge zur Anthropologie aus Medizin und Geisteswissenschaft. Festschrift für D. Wyss. Würzburg 1985.

137) Minkowski, E.: Le temps vécu. Neuchatel 1968.

138) Gebsattel, V.E. v.: Prolegomena einer medizinischen Anthropologie. Heidelberg 1954.

139) Glatzel, J.: Spezielle Psychopathologie. Stuttgart 1981.

140) Hönigswald, R.: Vom erkenntnistheoretischen Gehalt alter Schöpfungserzählungen. Schriften aus dem Nachlaß. Bd. I. Stuttgart 1957.

141) Lang, H.: Zwang in Neurose, Psychose und psychosomatischer Erkrankung. Z. f. klin. Psychol, Psychopath., Psychother. 33 (1985) 65-76.

142) Pauleikhoff, B.: Endogene Psychosen als Zeitstörungen. Hürtgenwald 1986.

143) Siebeck, R., zitiert in: Buytendijk, F.J.J.: Prolegomena einer anthropologischen Physiologie. Salzburg 1967.

144) Kisker, K.P.: Mit dem Umgang umzugehen. Z. f. klin. Psychol., Psychother. 26 (1978).

145) Möller, H.J.: Methodenkritische Untersuchungen zu hermeneutischen und teleologischen Forschungsansätzen in der psychoanalytisch orientierten Psychosomatik. Fortschr. d. Neurol. u. Psychiat. 45. 11 (1977) 579-595.

146) Häuser, W.: Psychosomatik und Epistemologie. Grundlagen und Wandlungen des Konzepts Psychosomatik. Z. klin. Psychol., Psychopath., Psychother. 33 (1985) 3, 197.

147) Häuser, W.: Psychosomatik und Epistemologie. Grundlagen und Wandlungen des Konzepts Psychosomatik.

148) s. Wyss, D.: Die tiefenpsychologischen Schulen von den Anfängen bis zur Gegenwart.

149) s. Wyss, D.: Die tiefenpsychologischen Schulen von den Anfängen bis zur Gegenwart. Kapitel über F. Alexander.

150) Weizsäcker, V.v.: Körpergeschehen und Neurose, Stuttgart 1947.

151) Möller, H.J.: Methodenkritische Untersuchungen zu hermeneutischen und teleologischen Forschungsansätzen in der psychoanalytisch orientierten Psychosomatik.
152) Bauer, M., Bosch, G. u. H. Freyberger: Psychiatrie - Psychosomatik, Psychotherapie. 3. erw. Aufl., Stuttgart 1980.
153) Klußmann, R.: Psychosomatische Medizin. Berlin, Heidelberg, New York, Tokyo 1986.
154) Bräutigam, W. u. P. Christian: Psychosomatische Medizin. Stuttgart 1973.

Kutter, P.: Die Dynamik psychosomatischer Erkrankungen - damals und heute. Psyche 38 (1984) 544-562.
155) Lauer, A.: Zur Kritik psychosomatischer Modellvorstellungen. Dissertation Würzburg (unveröffentlicht).
156) Thomä, H.: Über die Unspezifität psychosomatischer Erkrankungen. Psyche 7, XXXIV, 589.
157) Rad, M.v.: Alexithymie. Berlin, Heidelberg, New York 1983.
158) Weiß, H. u. A. Zacher: Konfliktstrukturen und Biographie bei Morbus-Crohn-Kranken. Teil I: Einleitung. Z. f. klin. Psychol., Psychopath., Psychother. 33 (1985) 3, 259-269.
159) Weiß, H. u. A. Zacher: Konfliktstrukturen und Biographie bei Morbus-Crohn-Kranken. Teil I: Einleitung.
160) Weiß, H. u. A. Zacher, Konfliktstrukturen und Biographie bei Morbus-Crohn-Kranken. Teil II: Konflikte in den Bereichen Abhängigkeit-Unabhängigkeit, Nähe-Distanz. Z. f. klin. Psychol., Psychopath., Psychother. 34 (1986) 1.
161) Zepf, S.: Grundlinien einer materialistischen Theorie psychosomatischer Erkrankung. Frankfurt, New York 1976.
162) Jacob, W.: Heterotopie und Heterochromie als durchgängige Prinzipien einer Anthropologie des Krankhaften, in: Becker, V., K. Goerttler u. H. Jansen (Hrsg.): Kozepte der theoretischen Pathologie. Heidelberg 1980.
163) Wyss, D.: Beziehung und Gestalt.
164) Bauer, M., G. Bosch u. H. Freyberger: Psychiatrie - Psychosomatik, Psychotherapie.
165) Stüttgen, Th.: Interaktionelle Psychosomatik. Die Affekte und die Entwicklung des Selbst. Berlin, Heidelberg, New York, Tokyo 1985.
166) Rudolf, G.: Krankheiten im Grenzbereich von Neurose und Psychose. Göttingen 1977.

Namenverzeichnis

Ajuriaguerra, J. de 26
Alexander, F. 222, 226, 260 f., 266, 306, 312 f., 318, 329, 345
d'Arcy Thompson 10 f., 339
Ardali, C. 320
Aristoteles 4
Auersperg, A. v. 23
Barrington, E. 10, 339
Bauer, M. 314, 316, 328, 346
Becker, V. 346
Beckmann, H. 245, 344
Beier, W. 344
Bergmann, G. v. 147, 191, 260
Bernard, C. 54, 123
Bertalanffy, L. v. 10, 147, 162, 309, 339
Biser, E. 273, 340 f., 344
Blanc, C. 26
Blankenburg, W. 293, 345
Bonvallet, L. 25
Bosch, G. 314, 316, 328, 346
Boss, M. 183
Bräutigam, W. 250, 260, 314, 316, 323, 346
Bremer, F. 32
Brentano, F. 16
Broca, P. 215
Bühler, K.E. 345
Buytendijk, F.J.J. 38, 137 ff., 342, 345
Christian, P. 23, 38, 40, 242, 260, 314, 316, 323, 340, 344, 346
Cohn, E.M. 320
Condrau, G. 183
Crocket, R.W. 321, 323
Croisille, Y. 159, 342
Csef, H. 119, 256, 342, 344
Dell, P.F. 25

Deutsch, F. 312
Dilthey, W. 314
Douarin, N.M. le 159, 342
Driesch, H. 8
Dührssen, A. 247, 327, 344
Dunbar, F. 312
Ebert, J. 1, 2, 11, 14, 163, 339
Eccles, J.C. 17, 21, 339
Eigen, M. 70
Eisenbart, C. 343
Endres, P. 341
Engel, G.L. 309
Etkin, W. 9, 339
Evans, J.G. 323
Ey, H. 21, 24 ff., 32, 36, 339 f.
Feldman, F. 321
Filser, J.G. 344
Förster, H. 100, 341
Ford, Ch.V. 320, 322
Freud, S. 248, 294, 313, 326, 329, 336
Freyberger, H. 314, 316, 322, 328, 346
Gallien, L.G. 157, 342
Gebsattel, V.E. v. 293, 327, 345
Gerich, L. 216
Gilbert, L.J. 9, 339
Glatzel, J. 294, 345
Goerttler, K. 346
Goethe, J.W. v. 10
Goldberg, D. 321
Grace, W.J. 319
Grassé, P.P. 7
Guntern, G. 309
Haan, R. de 342
Haas, H.G. 133, 342
Häuser, W. 309, 345
Hahn, P. 210, 260, 343

Harrison, T.R. 323
Hartmann, F. 260, 343
Hegel, G.W.F. 254, 283 f.
Heidegger, M. 262, 280, 284
Hess, W.R. 25
Hönigswald, R. 295, 345
Huppmann, G. 344
Husserl, E. 16, 44, 61, 168 f., 262, 343
Jackson, H. 21
Jacob, W. 260, 325, 346
Jansen, H. 346
Jost, R. 320
Jouvet, P. 24
Kant, I. 145, 283
Kierkegaard, S. 233
Kisker, K.P. 21, 303, 345
Klußmann, R. 314, 316, 328, 346
Kodama, S. 344
Köhle, K. 260
Kraft, I.A. 320
Kraus, A. 293, 345
Krehl, L. v. 260, 344
Kretschmer, E. 242
Kütemeyer, W. 260
Kuhlenbeck, H. 36, 340
Kutter, P. 260, 314, 346
Lang, H. 296, 345
Langen, D. 319 f.
Lauer, A. 316, 346
Lederman, I.I. 320
Lessing, Th. 253
Liedtke, R. 322
Lopez Ibor, J.J. 344
Lorente de No 32
Lorenz, K. 168
Märki, H.H. 343

Magoun, H.W. 25
Margolin, S.G. 322
Martini, G.A. 343
Maxwell, J.C. 30
McKegney, F.P. 320, 323
McMahon, A.W. 320
Mehnert, H. 100, 341
Merleau-Ponty, M. 38 f., 262, 280, 340
Mersereau, B.S. 319
Meyer, A.E. 260
Michaelis, L. 71
Minkowski, E. 293, 296, 345
Mirsky, A. 223
Möller, H.J. 306, 313, 345 f.
Monk, M. 321
Müller, J. v. 27, 30
Müller, W.E. 344
Newton, I. 213, 261
Nietzsche, F. 248
Olds, W. 25
Orten, A.U. 321
Parfitt, H.L. 319
Pasteur, L. 52
Pauleikhoff, B. 296, 345
Paulley, J.W. 320, 322 f.
Peretz, B. 25
Piaget, J. 38
Plessner, H. 40, 340
Plügge, H. 260
Popper, K.R. 17, 314, 339
Rad, M. v. 247, 250, 260, 318, 346
Rapoport, S.M. 49, 51 ff., 58 f., 63, 65, 68, 71 f., 79 f., 159, 165 f., 340 f., 343
Reichert, C. 11
Riemann, B. 129
Riemer, M.D. 319
Roberts, J. 25

Rombach, H. 39, 340
Rudolf, G. 333, 346
Rüegg, J.C. 140
Sadegh-Zadek, A. 205, 343
Sadler, H.H. 321
Scheler, M. 242
Schmid, M. 341, 343
Schmidt, R.F. 17, 37, 139 f., 339
Schmincke, B. 343
Schoenheimer, R. 59
Schultz-Hencke, H. 248, 312
Schwarz, K. 83, 85
Scriba, P.C. 83, 85, 341
Selye, H. 219
Sengbusch, P. v. 164 ff., 342 f.
Sevy, G.S. 344
Sherrington, C. 32, 138
Siebeck, R. 260, 296, 345
Siegenthaler, W. 83, 85 ff., 98 f., 192 f., 214, 341 ff.
Sorokin, S. 155, 342
Sperling, M. 319
Starck, D. 1 ff., 96, 105, 111 ff., 339, 341 f.
Stephanos, S. 250, 260
Stewart, W.A. 319
Straus, E. 38, 40, 296, 340
Studer, H. 84, 341
Stüttgen, Th. 333, 346
Sussex, I. 1, 2, 11, 14, 163, 339
Szent-Györgyi, A. 152, 342
Tamm, J. 341
Tellenbach, H. 293, 296, 345
Thews, G. 339
Thom, R. 110 f., 127, 130, 172, 174, 177, 340
Thomä, H. 318, 346
Uexküll, J. v. 12, 339
Uexküll, Th. v. 191, 260, 316, 343

Ursprung, H. 342

Vogel, P. 23

Waddington, C.H. 342

Weber-Fechner 23

Weiner, H. 221 ff., 313, 318 f., 328 f., 343

Weiß, H. 319, 345 f.

Weizsäcker, V. v. 7, 15, 19, 21, 23, 31, 38, 120, 216, 240, 253, 260, 265, 268, 313, 339, 344 f.

Wellmann, W. 322

Werder, K. v. 83, 85, 341

Wernicke, H. 215

Werning, C. 86, 341, 343

Wesiack, W. 260

Whitten, J. 9, 339

Whybrow, P.C. 320 f.

Wienbeck, M. 343

Wiener, N. 36

Willmer, E.N. 67, 149 ff., 155 ff., 163, 341 f.

Wolff, E. 1, 2, 8, 339

Woltereck, R. 197

Wundt, H. 264

Wyatt, G.D. 9, 339

Wyss, D. 27, 38 f., 40, 43, 45 f., 109, 191, 205, 207, 243, 247, 263, 273, 326, 339 f., 342 ff.

Zacher, A. 319, 346

Zepf, S. 325, 346

Zutt, J. 257, 344

Tabellen

Tabelle 1: Hormonwirkungen im Kohlenhydratstoffwechsel
(schematische Übersicht)

Hormon	Leber	Peripherie	
Adrenalin	AS ⟶ Glyk ⟵ Gluc AS ⟶ Glyk ⟶ Gluc	Gluc(EZ) ⋯↑⋯ Gluc(IZ)	Oxydation ↑ Lactat ↑ Glyk ↑ Fett ↘
Glucagon	AS ⟶ Glyk ⟶ Gluc Gluc ⟶ Glyk		
Insulin	AS ⟶ Glyk ⟶ Gluc	Gluc(EZ) ⋮↑⋮ Gluc(IZ)	Oxydation ↑ Lactat ↑ Glyk ↑ Fett ↗
Corticoide	AS ⟶ Glyk ⟶ Gluc	Gluc(EZ) ⋮↑⋮ Gluc(IZ)	Oxydation ↓ Lactat ↑ Glyk ↑ Fett ↗

↑↓ Pfeilrichtung bedeutet Steigerung bzw. Hemmung eines Prozesses; ⋮ Zellmembran

Aus: Rapoport, S.M., Mediz. Biochemie, S. 399

Tabelle 2: Abbauvorgänge der Körpereiweiße

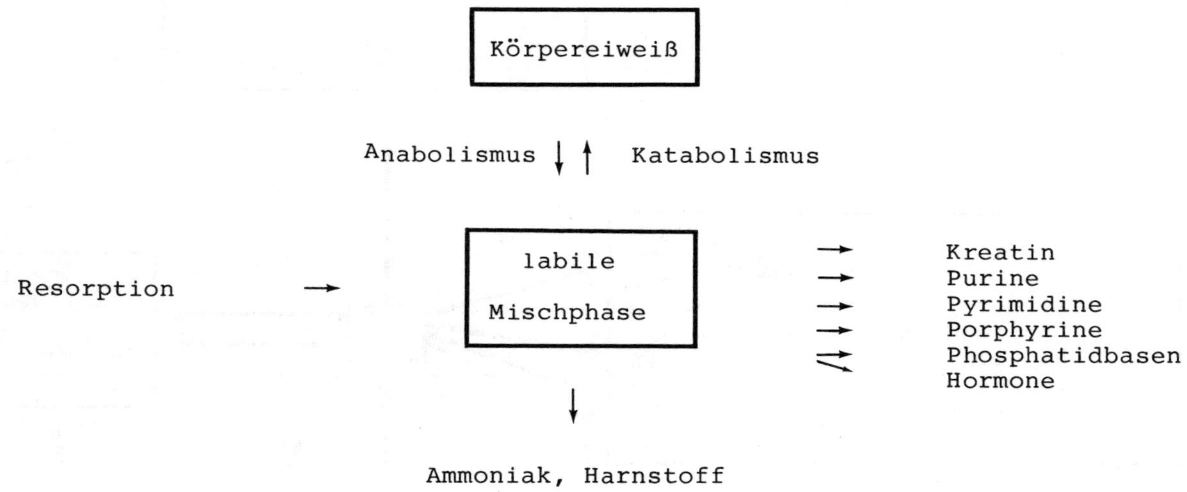

```
                    ┌──────────────┐
                    │ Körpereiweiß │
                    └──────────────┘
                       ↓ ↑ Katabolismus
                  Anabolismus
                                              Kreatin
                                              Purine
                                              Pyrimidine
                                              Porphyrine
                                              Phosphatidbasen
                                              Hormone
                       ↑ ↑ ↑ ↑ ↑/
                    ┌──────────────┐
                    │   labile     │
                    │  Mischphase  │
                    └──────────────┘
                           →  Ammoniak, Harnstoff
                       ↑
                  Resorption
```

Aus: Rapoport, S.M., Mediz. Biochemie, S. 407

Tabelle 3: ATP-bildende und -verbrauchende Prozesse

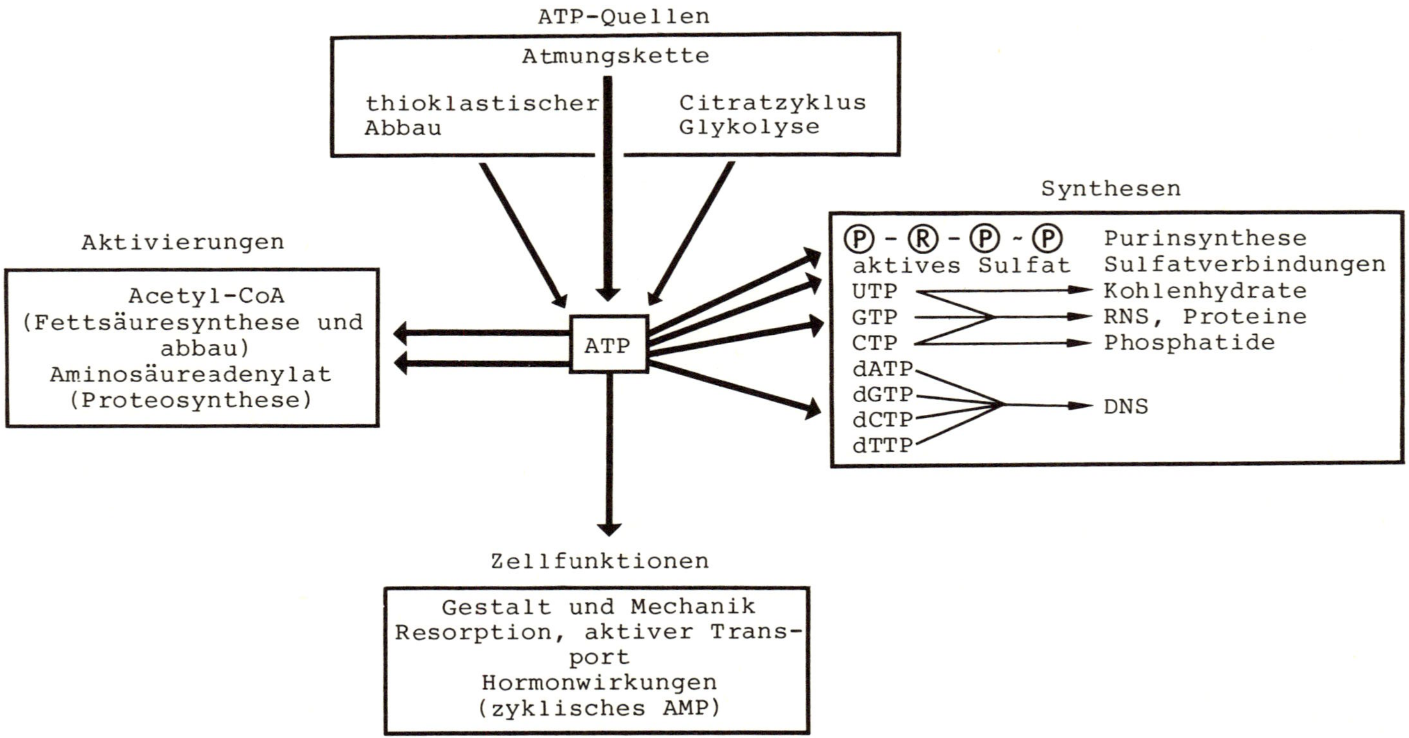

ATP-Quellen
- Atmungskette
- Citratzyklus
- Glykolyse
- thioklastischer Abbau

Synthesen

Ⓟ - Ⓡ - Ⓟ ~ Ⓟ
aktives Sulfat → Purinsynthese, Sulfatverbindungen
UTP → Kohlenhydrate
GTP → RNS, Proteine
CTP → Phosphatide
dATP
dGTP → DNS
dCTP
dTTP

→ ATP →

Zellfunktionen
- Gestalt und Mechanik
- Resorption, aktiver Transport
- Hormonwirkungen (zyklisches AMP)

Aktivierungen
- Acetyl-CoA (Fettsäuresynthese und abbau)
- Aminosäureadenylat (Proteosynthese)

Aus: Rapoport; S.M., Mediz. Biochemie, S. 534

Tabelle 4: Einteilung der komplexen Lipide

	Phosphatide (phosphathaltig)				Glykolipide	(phosphatfrei)
Gruppe	Lecithine	Kephaline	Phosphatidyl-inosite	Sphingo-myeline	Cerebroside	Ganglioside (Mucolipide)
N-Base	Cholin	Äthanolamin Serin	—	Cholin	Sphingosin	Sphingosin
weitere Bestandteile	—	—	Inosit	—	Galaktose (Glucose) + Sulfat	Neuraminsäure Kohlenhydrate (Galaktose, Glucose, Galaktosamin)
	Plasmalogene (Enoläther)					
veresterter Alkohol	Glycerin				Sphingosin	

Aus: Rapoport, S.M., Mediz. Biochemie, S. 304

Tabelle 5: Steuerung und Regelung der Sekretion glandotroper Hormone

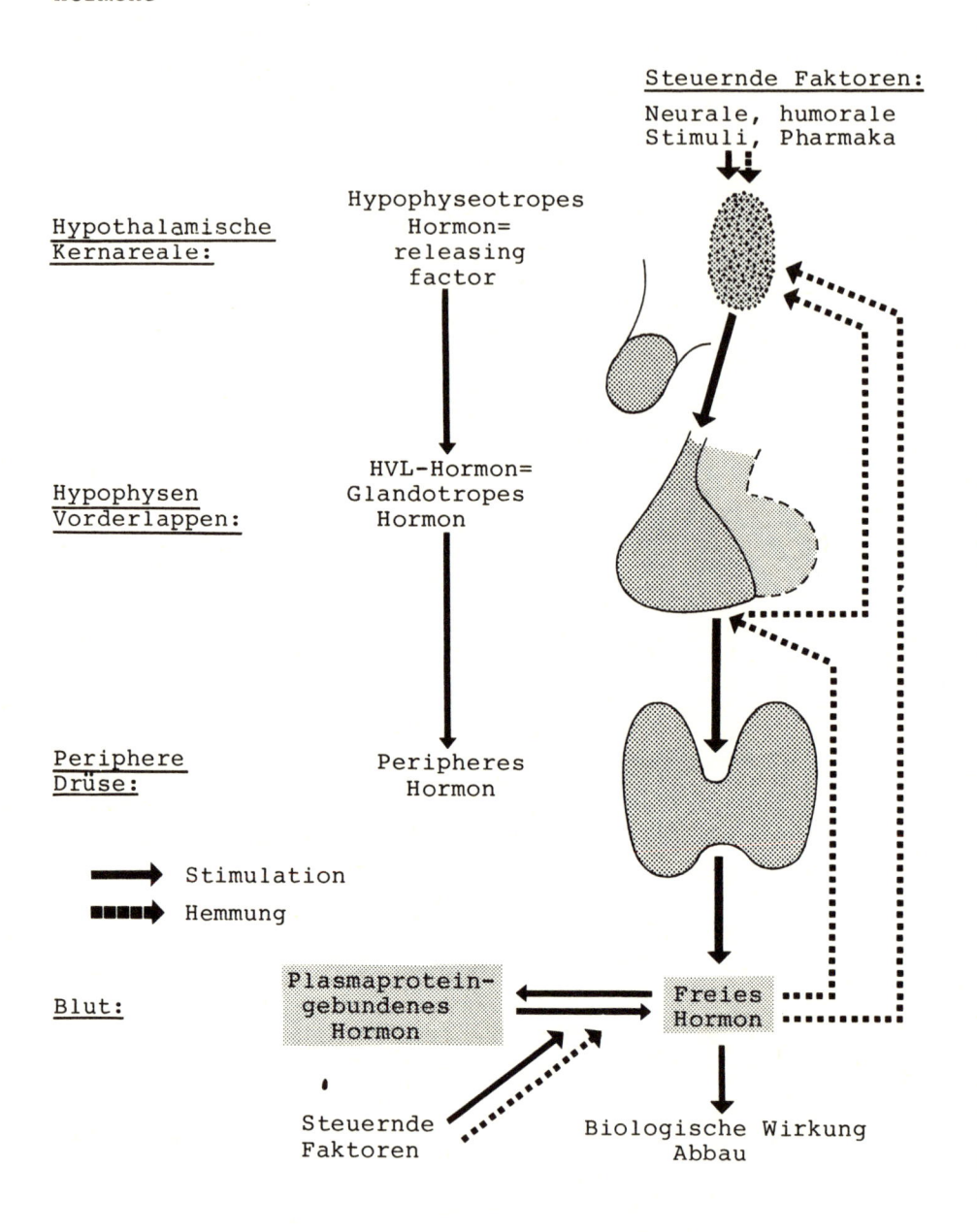

Steuernde Faktoren:
Neurale, humorale Stimuli, Pharmaka

Hypothalamische Kernareale: Hypophyseotropes Hormon= releasing factor

Hypophysen Vorderlappen: HVL-Hormon= Glandotropes Hormon

Periphere Drüse: Peripheres Hormon

→ Stimulation
▬▬▶ Hemmung

Blut: Plasmaprotein-gebundenes Hormon ⇌ Freies Hormon

Steuernde Faktoren

Biologische Wirkung
Abbau

Aus: Siegenthaler, W., Klin. Pathophysiologie, S. 267

Tabelle 6: Hypophyseotrope Hormone - "releasing factors"

Hypophyseotropes Hormon	Struktur (66, 161, 162)
CRF "Corticotropin releasing factor"	-
MSH-RF "MSH releasing factor"	-
MIF "MSH inhibiting factor"	Pro-Leu-Gly-NH$_2$
GRF "GH releasing factor"	Val-His-Leu-Ser-Ala-Glu-Glu-Lys-Glu-Ala ?
GIF "GH inhibiting factor"	-
PRF "Prolactin releasing factor"	-
PIF "Prolactin inhibiting factor"	-
TRF "Thyrotropin releasing factor"	pyro-Glu-His-Pro-NH$_2$
LRF "LH releasing factor"	pyro-Glu-His-Trp-Ser-Tyr-Gly-Leu-Arg-Pro-Gly-NH$_2$
FRF "FSH releasing factor"	-

Aus: Siegenthaler, W., Klin. Pathophysiologie, S. 268

Tabelle 7: Steuerung der GH-Sekretion

Steigerung	Hemmung

Stoffwechsel
  Hypoglykämie (spontan, Insulinbelastung)
  Blutzuckerabfall ohne Hypoglykämie
  Arginin (i.v.), Aminosäuren (p.o.)
  NFS-Abfall (Latenzzeit)
	Hyperglykämie
	Hyperkortizismus
	
	Hypothyreose
	
	Adipositas
	
	Gestagene

Streß Operation, Trauma, körperliche oder psychische Belastung, Pyrogene	Gravidität (HCS) α-Rezeptoren-Blocker
Hemmung der Großhirnaktivität Schlaf, Vollnarkose	

Aus: Siegenthaler, W., Klin. Pathophysiologie, S. 273

Tabelle 8: Wirkungen, die bei Reizung der α- und
ß-Rezeptoren auftreten

	α-Rezeptoren	ß-Rezeptoren
Peripherer Kreislauf		
Arterienkonstriktion	++	-
Venenkonstriktion	+	+
Herz		
Frequenz	0	++
Minutenvolumen	0	++
Stoffwechsel		
Grundumsatz	0	++
Kohlenhydrate	+	++
Fette	0	++
Verdauung	-	--
Blase	-	-
Bronchienweite	0	++
Leukozytose	0	++

+ = Stimulation; - = Hemmung; 0 = kein Einfluß

Aus: Siegenthaler, W., Klin. Pathophysiologie, S. 344

Tabelle 9: Synoptische Pathophysiologie der Androgene

Sekretion	Transport	Peripherie
A Verminderung: 1. Primäre Schädigung der Leydig-Zellen (angeboren, erworben) 2. Mangelnde Stimulierung der Leydig-Zellen infolge verminderter oder fehlender ICSH-Ausschüttung (angeboren, erworben) B Erhöhung: 1. Leydig-Zell-Tumoren 2. Gonadotropinexceß 3. Gesteigerte Androgensekretion aus den Nebennierenrinden (angeboren, erworben)	A Vermindertes TeBG B Erhöhtes TeBG	A Störung der 5α-Reduktase (ggf. auch 3β-ol-Dehydrogenase): Verminderter Umsatz von Testosteron in Dihydrotestosteron (DHT) B Störung der Koppelung von DHT mit spezifischem Rezeptor C Gesteigerte Retention von DHT (z.B. vermehrtes Rezeptorprotein)

Aus: Siegenthaler, W., Klin. Pathophysiologie, S. 360

Tabelle 10: Nebennierenrindeninsuffizienz (Morbus Addison)

Häufigkeit der klinischen Symptome	Häufigkeit	Pathophysiologische Korrelation von hormoneller Störung und Klinik	
Symptome			
		1. Ausfall der Mineralokortikoide	
Asthenie bzw. Schwäche und Müdigkeit	99 %		
Pigmentierung der Haut	98 %	Hyponaträmie – Hypochlorämie:	Allgemeine Müdigkeit, Schwäche, Übelkeit, Erbrechen
Pigmentierung der Schleimhäute	82 %		
Gewichtsverlust	97 %	Hypotone Dehydration: (extrazellulär)	Tachykardie, Hypotonie, Neigung zu orthostatischen Kollapszuständen, kleines Herz
Anorexie, Nausea, Erbrechen	90 %		
Hypotonie (RR unter 110/70)	87 %		
Spontanhypoglykämie	50 %	Hydration: (intrazellulär)	Kopfschmerzen, Apathie, Verwirrtheit, Bewußtseinsstörung
Subazidität (Magensaft)	50 %		
Abdominalschmerz	34 %		
Salzhunger	22 %	Hyperkaliämie:	Muskelkrämpfe, Paresen, Arrhythmien, Hyperkaliämie-EKG
Diarrhö	20 %		
Obstipation	19 %		
Vitiligo	6 %	Azidose:	Hyperventilation, Bewußtseinsstörung, Koma
(nach Thorn-Jenkins (1958) 94 Fälle)			

Fortsetzung der Tabelle s. folgende Seite

Fortsetzung Tabelle 10: Nebennierenrindeninsuffizienz (Morbus Addison)

Spezielle Labordiagnostik

Plasmacortisol: erniedrigt
17-Hydroxykortikosteroid: erniedrigt
Aldosteronmetabolite: erniedrigt
17-Ketosteroide: erniedrigt
Reninaktivität: erhöht

2. Ausfall der Glukokortikoide

KH-Stoffwechsel:	Hypoglykämie Hunger, zerebrale Dysfunktion (EEG), Angst, Schweiß, Nausea, Tachykardie Atemstörungen, Konvulsionen, Halluzinationen, Bewußtseinsstörung, Koma
Eiweiß- und Fettstoffwechsel:	Gewichtsverlust und Asthenie Hypocholesterinämie, Ketoazidose
Hämatopoetisches System:	Normozytäre Anämie, Leukopenie, Eosinophilie, Lymphozytose
Verminderte Stimulation von Salzsäure- und Pepsinproduktion des Magens:	Subazidität, Anazidität
Einfluß auf ZNS:	Endokrines Psychosyndrom
Vermehrte Ausschüttung von MSH:	Pigmentierung von Haut und Schleimhäuten

3. Ausfall der Androgene: Asthenie, Muskelschwund Impotenz, Amenorrhö, wenig ausgeprägte sekundäre Geschlechtsmerkmale

Aus: Siegenthaler, W., Klinische Pathophysiologie, S. 335

Tabelle 11: Einfluß verschiedener Substanzen auf die Insulinsekretion

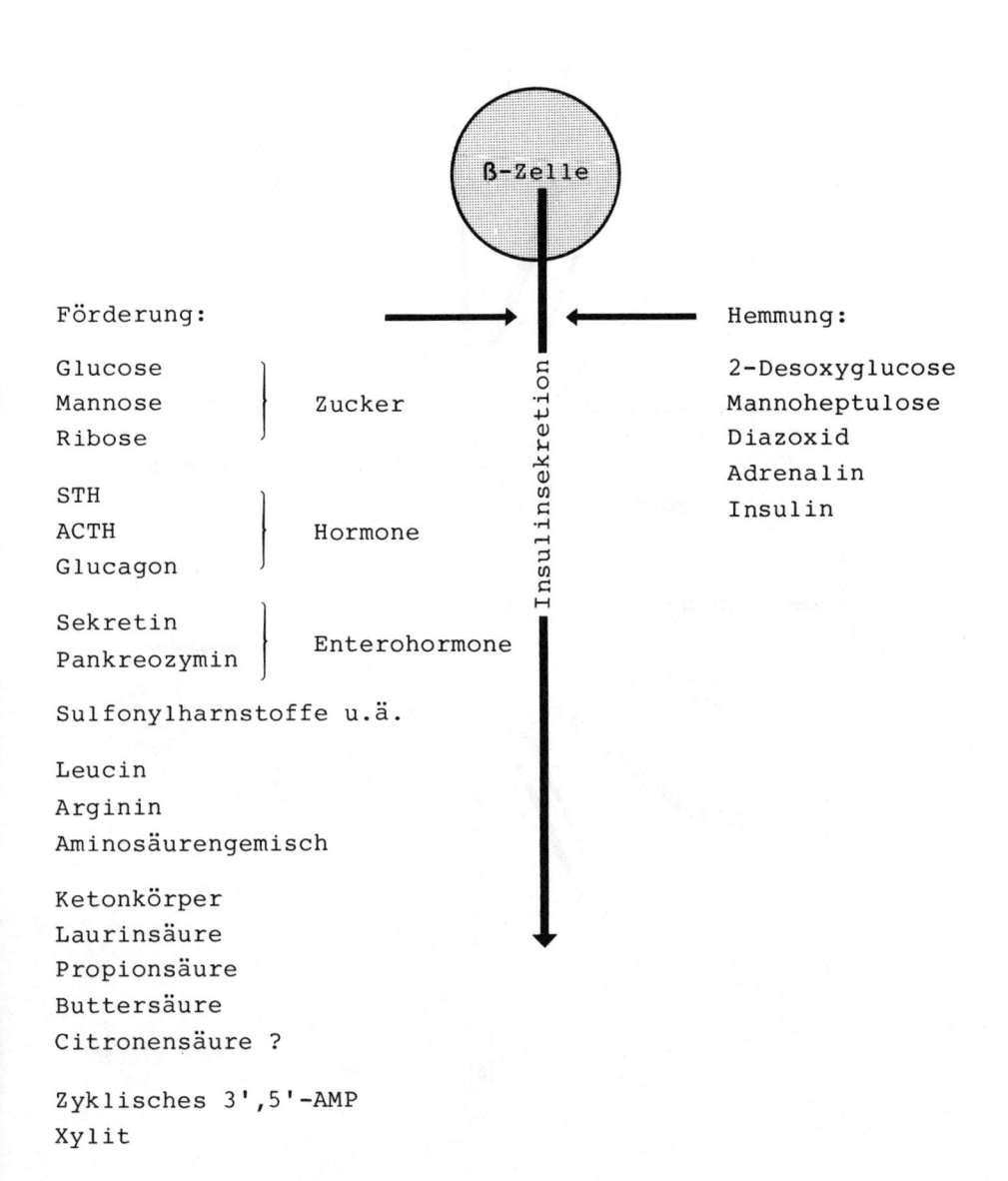

```
                            ┌──────┐
                            │β-Zelle│
                            └───┬──┘
                                │
Förderung:        ────▶         │        ◀────   Hemmung:

Glucose    ⎫                    I                2-Desoxyglucose
Mannose    ⎬  Zucker            n                Mannoheptulose
Ribose     ⎭                    s                Diazoxid
                                u                Adrenalin
STH        ⎫                    l                Insulin
ACTH       ⎬  Hormone           i
Glucagon   ⎭                    n
                                s
Sekretin      ⎫                 e
Pankreozymin  ⎬  Enterohormone  k
              ⎭                 r
Sulfonylharnstoffe u.ä.         e
                                t
Leucin                          i
Arginin                         o
Aminosäurengemisch              n

Ketonkörper
Laurinsäure
Propionsäure
Buttersäure                     ▼
Citronensäure ?

Zyklisches 3',5'-AMP
Xylit
```

Aus: Siegenthaler, W., Klinische Pathophysiologie, S. 57

Tabelle 12: Funktion der Leber im Stoffwechsel des Organismus

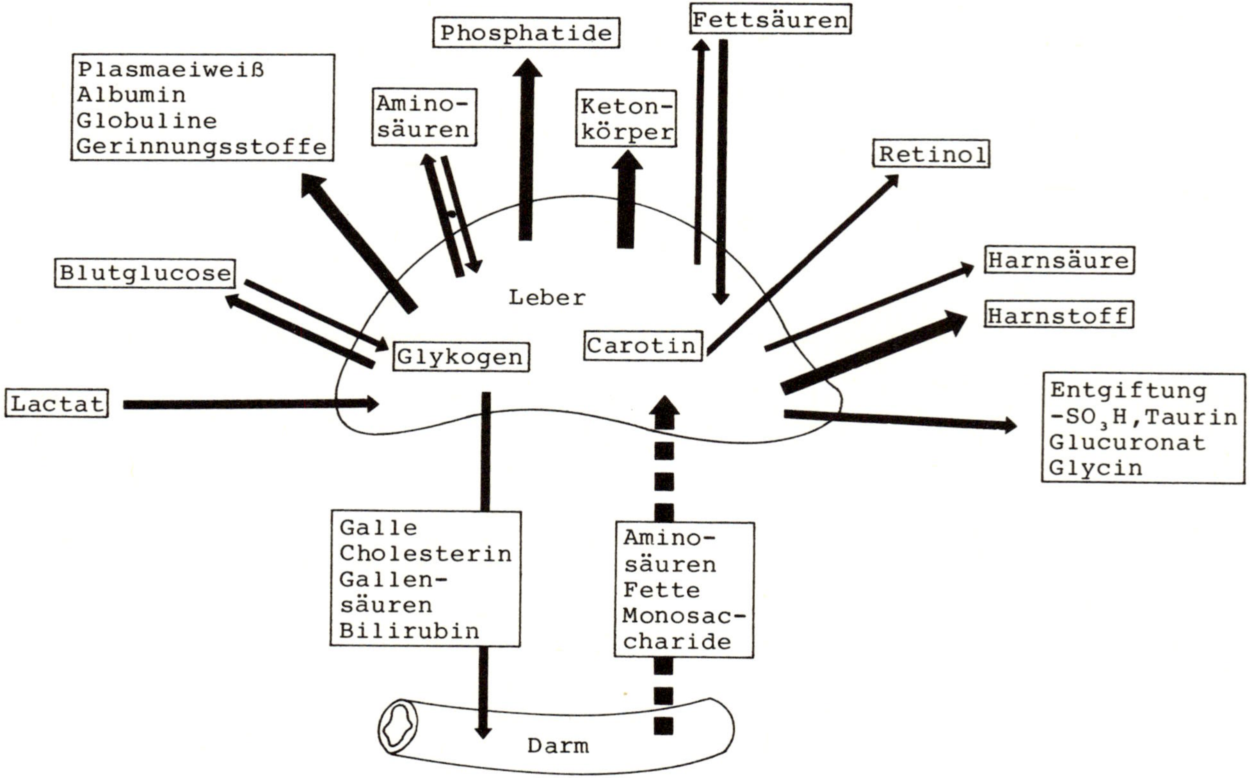

Entgiftung
-SO$_3$H, Taurin
Glucuronat
Glycin

Harnsäure

Harnstoff

Retinol

Fettsäuren

Ketonkörper

Carotin

Phosphatide

Aminosäuren

Aminosäuren
Fette
Monosaccharide

Leber

Glykogen

Galle
Cholesterin
Gallensäuren
Bilirubin

Darm

Plasmaeiweiß
Albumin
Globuline
Gerinnungsstoffe

Blutglucose

Lactat

Aus: Rapoport, S.M., Medizinische Biochemie, S. 661

Tabelle 13: Ausbildung der Harnorgane bei Wirbeltieren

	Vorniere Pronephros	Urniere Mesonephros	Nachniere Metanephros
Branchiostoma	Als Exkretionsorgan funktionieren protonephridienartige Gebilde mit Solenocyten. Sie liegen am dorsalen Ende der sekundären Kiemenbögen und sind kaum mit Ausscheidungsorganen der Cranioten vergleichbar.		
Myxinoidea	funktionierend	–	–
Petromyzontia	zeitweise funktionierend	als definitives Harnorgan funktionierend	–
Selachii	angelegt, nie funktionierend	definitives Harnorgan	–
Teleostei, Amphibia	zeitweise funktionierend	als definitives Organ funktionierend	–
Amniota	angelegt, nie funktionierend	zeitweise funktionierend (bei Homo angelegt, aber nicht als Harnorgan funktionierend)	definitives Ausscheidungsorgan

Aus: Starck, D., Embryologie, S. 502

Tabelle 14: Differenzierungsmöglichkeiten des Mesenchyms

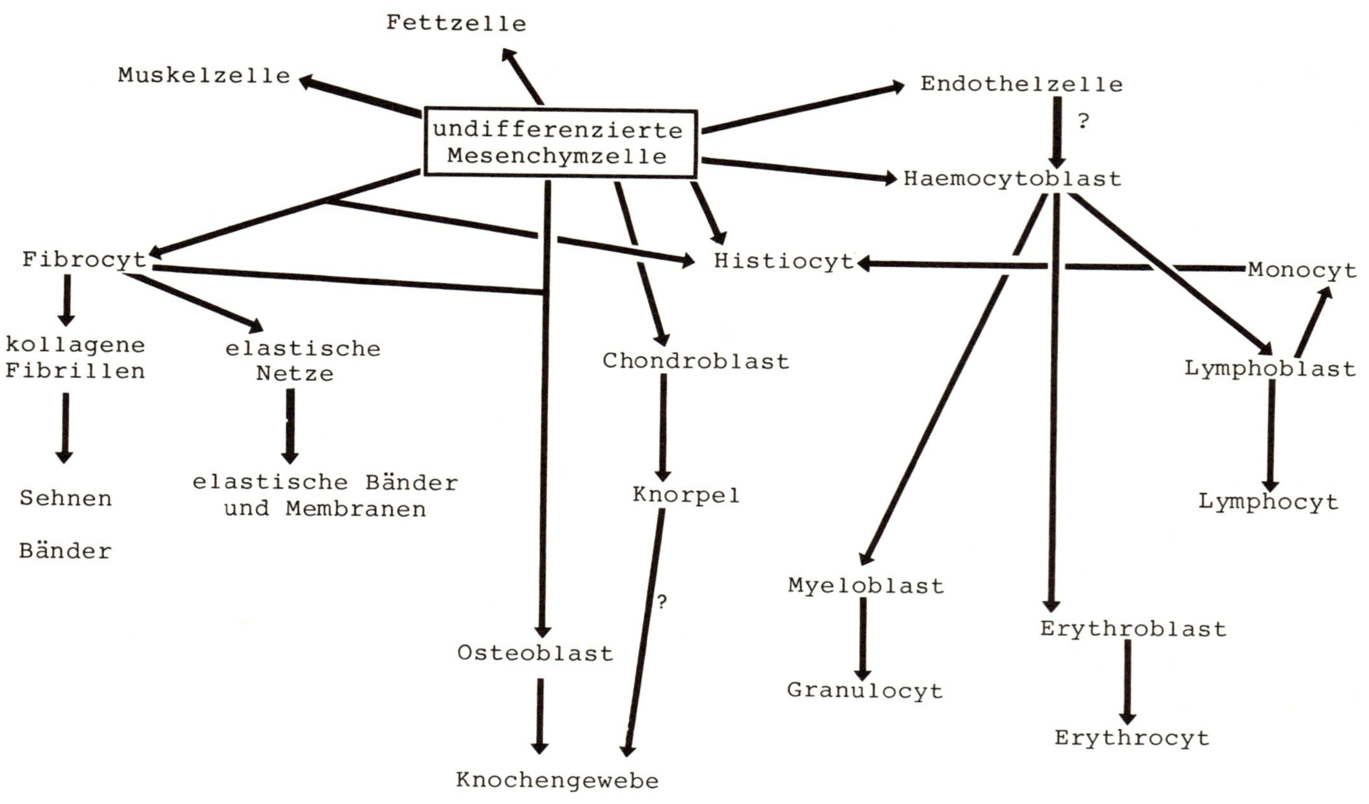

undifferenzierte Mesenchymzelle
- Endothelzelle ?
- Haemocytoblast
  - Monocyt
  - Lymphoblast → Lymphocyt
  - Erythroblast → Erythrocyt
  - Myeloblast → Granulocyt
- Histiocyt
- Chondroblast → Knorpel → ? Knochengewebe
- Osteoblast → Knochengewebe
- Fettzelle
- Muskelzelle
- Fibrocyt
  - kollagene Fibrillen → Sehnen, Bänder
  - elastische Netze → elastische Bänder und Membranen

Aus: Starck, D., Embryologie, S. 203

- 368 -

Tabelle 15: Zellen in verschiedenen Epithelien des Körpers

Epithelium	Cells
Skin	Keratinizing, dendritic
Sweat glands	"Dark", "light"
Mammary gland	Acinar, duct
Salivary glands	Mucous, serous, duct
Stomach	Surface mucous, neck mucous, peptic, oxyntic, argentaffin, argyrophil
Intestine	Goblet, brush-border Paneth, argentaffin, mucous cells of Brunner's glands
Pancreas	, , exocrine, duct
Liver	Duct, hepatic (note also Kupffer cells)
Trachea and bronchi	Ciliated, goblet, basal, non-ciliated
Choroid plexus	Ciliated, polypoid
Kidney	Capsule, neck tubule, proximal tubule (segments 1 and 2), "thin" loop of Henle, "thick" loop of Henle, distal tubule, collecting tubule
Fallopian tube	Ciliated, nonciliated
Vas efferens	Ciliated, nonciliated
Uterus	Ciliated, nonciliated, mucoid
Retina	Rod, cone
Olfactory organ	Hair, supporting
Gustatory organ	Hair, supporting
Auditory organ	Hair, supporting
Anterior pituitary	Basophil, acidophil, chromophobe
Thyroid	Chief, PAS-positive
Parathyroid	Chief, eosinophil

Aus: Willmer, E.N.: Cytologie and evolution, S. 84

Tabelle 16: Zur Pathogenese des Aszites bei der
Leberzirrhose

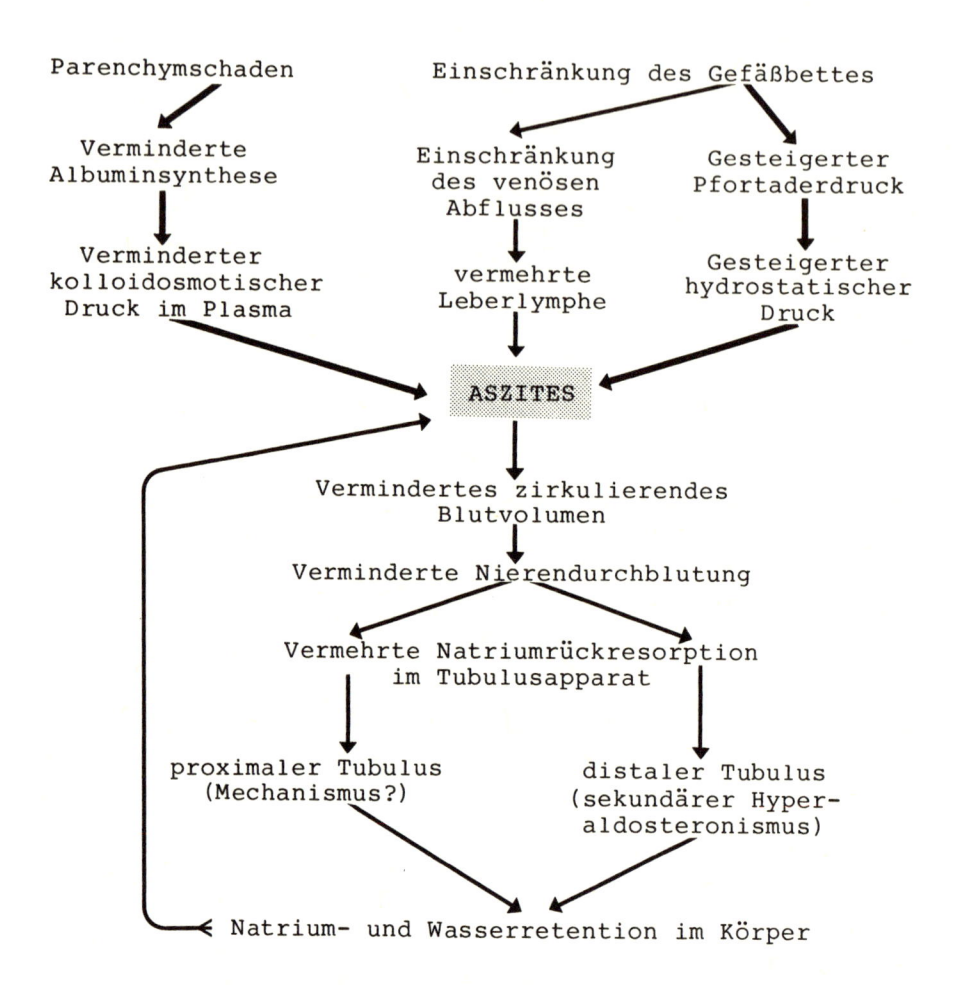

```
Parenchymschaden              Einschränkung des Gefäßbettes
        │                      ↙                    ↘
        ↓                Einschränkung         Gesteigerter
   Verminderte           des venösen           Pfortaderdruck
   Albuminsynthese       Abflusses
        │                      │                     │
        ↓                      ↓                     ↓
   Verminderter            vermehrte           Gesteigerter
   kolloidosmotischer      Leberlymphe         hydrostatischer
   Druck im Plasma                             Druck
              ↘                ↓                ↙
                          ASZITES
                             │
                             ↓
                   Vermindertes zirkulierendes
                          Blutvolumen
                             │
                             ↓
                   Verminderte Nierendurchblutung
                      ↙                ↘
                  Vermehrte Natriumrückresorption
                       im Tubulusapparat
                      ↙                ↘
         proximaler Tubulus          distaler Tubulus
         (Mechanismus?)              (sekundärer Hyper-
                                     aldosteronismus)
                      ↘                ↙
              ← Natrium- und Wasserretention im Körper
```

Aus: Siegenthaler, W.: Klin. Pathophysiologie, S. 751

Tabelle 17: Nebennierenrindeninsuffizienz (Morbus Addison)

Häufigkeit der klinischen Symptome Symptome	Häufigkeit	Pathophysiologische Korrelation von hormoneller Störung und Klinik	
		1. Ausfall der Mineralokortikoide	
Asthenie bzw. Schwäche und Müdigkeit	99 %		
Pigmentierung der Haut	98 %	Hyponaträmie – Hypochlorämie:	Allgemeine Müdigkeit, Schwäche, Übelkeit, Erbrechen
Pigmentierung der Schleimhäute	82 %		
Gewichtsverlust	97 %	Hypotone Dehydration: (extrazellulär)	Tachykardie, Hypotonie, Neigung zu orthostatischen Kollapszuständen, kleines Herz
Anorexie, Nausea, Erbrechen	90 %		
Hypotonie (RR unter 110/70)	87 %		
Spontanhypoglykämie	50 %	Hydration: (intrazellulär)	Kopfschmerzen, Apathie, Verwirrtheit, Bewußtseinsstörung
Subazidität (Magensaft)	50 %		
Abdominalschmerz	34 %		
Salzhunger	22 %	Hyperkaliämie	Muskelkrämpfe, Paresen, Arrhythmien, Hyperkaliämie-EKG
Diarrhö	20 %		
Obstipation	19 %	Azidose:	Hyperventilation, Bewußtseinsstörung, Koma
Vitiligo	6 %		

(nach Thorn-Jenkins (1958) 94 Fälle)

Fortsetzung der Tabelle s. folgende Seite

Fortsetzung Tabelle 17: Nebennierenrindeninsuffizienz (Morbus Addison)

Spezielle Labordiagnostik		
Plasmacortisol: erniedrigt		
17-Hydroxykortikosteroid: erniedrigt		
Aldosteronmetabolite: erniedrigt		
17-Ketosteroide: erniedrigt		
Reninaktivität: erhöht		
2. Ausfall der Glukokortikoide		
	KH-Stoffwechsel:	Hypoglykämie Hunger, zerebrale Dysfunktion (EEG), Angst, Schweiß, Nausea, Tachykardie Atemstörungen, Konvulsionen, Halluzinationen, Bewußtseinsstörung, Koma
	Eiweiß- und Fettstoffwechsel:	Gewichtsverlust und Asthenie Hypocholesterinämie, Ketoazidose
	Hämatopoetisches System:	Normozytäre Anämie, Leukopenie, Eosinophilie, Lymphozytose
	Verminderte Stimulation von Salzsäure- und Pepsinproduktion des Magens:	Subazidität, Anazidität
	Einfluß auf ZNS:	Endokrines Psychosyndrom
	Vermehrte Ausschüttung von MSH:	Pigmentierung von Haut und Schleimhäuten
3. Ausfall der Androgene:		Asthenie, Muskelschwund Impotenz, Amenorrhö, wenig ausgeprägte sekundäre Geschlechtsmerkmale

Aus: Siegenthaler, W., Klinische Pathophysiologie, S. 335

Tabelle 18: Cushing-Syndrom

Häufigkeit der klinischen Symptome		Pathophysiologische Korrelation von hormoneller Störung und Klinik	
Symptome	Häufigkeit		
Vollmondgesicht	88 %	1. Verstärkte Wirkung der Glukokortikoide	
Fettsucht	86 %	KH-Stoffwechsel:	Diabetogene Stoffwechsellage Hyperglykämie und Ketoazidose Pathologische Glucosetoleranz, Steroiddiabetes, Polyurie, Nykturie, Polydipsie
Hypertonie	85 %		
Plethorisches Aussehen	77 %		
Amenorrhö	77 %		
Hirsutismus (bei Frauen)	73 %		
Adynamie	67 %		
Striae rubrae distensae	60 %	Eiweißstoffwechsel:	Adynamie, Muskelschwund, Osteoporose
Kapillarfragilität	59 %		
Osteoporose	58 %	Fettstoffwechsel:	Vollmondgesicht, Büffelnacken, Stammfettsucht, Hypercholesterinämie, Arteriosklerose, Xanthelasmen
Knöchelödeme	57 %		
Büffelnacken	54 %		
Akne	54 %		
Psychische Veränderung	46 %	Hämatopoetisches System:	Polyglobulie, Leukozytose, Eosinopenie, Lymphopenie, Thrombozytose, Senkung des Antithrombins
Kopfschmerzen	40 %		
Pathologische Frakturen	38 %		
Schlechte Wundheilung	35 %		
Neurologische Symptome	34 %		
Polydipsie und Polyurie	28 %	Mesenchymales System:	Striae rubrae distensa, Purpura, Hemmung der Immunreaktionen
Leichte Polyzythämie	20 %		
(nach Soffer, Dorfman, Gabrilove (1961) 450 Fälle)		Unterstützung der Wirkung von Mineralokortikoiden und Katecholaminen:	Hypertonie und Komplikationen

Fortsetzung der Tabelle s. folgende Seite

Fortsetzung Tabelle 18: Cushing-Syndrom

Spezielle Labordiagnostik

Plasmacortisol: erhöht
17-Hydroxykortikosteroide: erhöht
Aldosteronmetabolite: normal oder erhöht
17-Ketosteroide: normal oder erhöht
Reninaktivität: normal oder erniedrigt

    Stimulation   Neigung zu Ulzera
    von Salzsäure-
    und Pepsinpro-
    duktion des
    Magens:

    Einfluß auf ZNS: Endokrines Psychosyndrom

2. Evtl.Stimulation der Aldosteronproduktion

    Ausprägung der mineralokortikoiden Symptome mit
    Tendenz zu Hypernaträmie, Hypokalämie und
    Alkalose

3. Evtl. Stimulation der Androgenproduktion

    Virilismus

    Akne, Hirsutismus, Amenorrhö

Aus: Siegenthaler, W., Klinische Pathophysiologie, S. 333

Tabelle 19 (Ausschnitt): Erbliche Störungen des Aminosäurestoffwechsels

Krankheit	biochemische Störungen	Folgeerscheinungen
I Störungen des Phenylalanin- und Tyrosinstoffwechsels		
Phenylketonurie	Phenylalaninanhäufung im Plasma, im Liquor und in den Geweben. Ausscheidung von Phenylalanin, Phenylbrenztraubensäure, Phenylmilchsäure, Phenylessigsäure und o-Hydroxyphenylessigsäure	Intelligenzdefekt extrapyramidale, selten pyramidale neurologische Symptome, blonde Haare, Mäusegeruch des Urins
Tyrosinose	erhöhter Tyrosinspiegel im Plasma, erhöhter Plasmamethioninspiegel (Folge der Leberzirrhose) Tyrosinurie, p-Hydroxyphenylbrenztraubensäure und p-Hydroxyphenylmilchsäureausscheidung im Urin	Zirrhose mit portaler Hypertonie, hypophosphathämische Rachitis, proximale tubuläre Insuffizienz (Fanconi-Syndrom)

Aus: Siegenthaler, W., Klin. Pathophysiologie, S. 113

Tabelle 20/1

Auslösende Situation \ Krankheitsbilder	1 Anorexia nervosa	2 Rheumatoide Arthritis	3 Weichteilrheumatismus	4 Asthma bronchiale	5 Colitis ulcerosa	6 Morbus Crohn	7 Ulcus duodeni	8 Atopische Neurodermitis	9 Herzneurose	10 Essentielle Hypertonie	11 Amenorrhoe	12 Hyperthyreose
tatsächliche oder phantasierte Trennung	●			●	●	●	●	●	●		●	●
Geborgenheitsverlust					●		●	●	●			
"Alleinsein" hat Feind- und Angsttönung	●				●	●	●		●	●		
Fixierung in abhängiger Beziehung				●		●			●			●
Bemühen nach vorzeitiger Autokratie versagen				●		●						●
Zunahme oder Drang nach Autonomie – nach Veränderung	●								●			
Wunsch nach Selbstbehauptung und dessen Untersagen	●	●	●	●	●	●	●	●	●	●	●	●
fortschreitende Einengung der seelischen und geistigen Bezüge	●	●	●	●	●	●	●	●	●	●	●	
Objektverlust führt zu Identifizierungsmangel	●	●	●	●	●	●	●	●	●	●		
sozio kulturelle Veränderungen mit Verlust		●	●	●	●	●	●		●			

	1	2	3	4	5	6	7	8	9	10	11	12
Verlust von Selbstsicherheit, des Selbstwertgefühls		●	●		●	●	●		●	●		●
Ereignisse, die emotionell bedrohlich erlebt werden	●	●	●		●	●	●	●	●	●	●	●
Reifungsstörungen, Zunahme an Verantwortung			●		●	●	●	●		●		
Gefühl der Hilflosigkeit bei Situationsbewältigung		●		●	●	●	●	●	●	●		●
Überforderung durch Diskrepanz zur Realität	●				●	●	●	●	●	●		
Streßbelastungen, Überforderungssituationen	●		●	●	●	●	●	●	●	●	●	●
Angst	●		●	●	●			●	●	●	●	
Klima der Spannung bei banalen Ereignissen		●					●		●	●	●	
Emotionelle Spannung in Ambivalenzeinstellung				●		●		●		●		●
zwischen zwei Fronten	●					●		●		●		●
Mobilisierung aggressiver Impulse		●	●	●					●	●		
Lebensbedrohung läßt Gleichgewicht zusammenbrechen	●	●	●	●		●	●		●	●	●	●

Tabelle 20/2

Konfliktsituationen \ Krankheitsbilder	1 Anorexia nervosa	2 Rheumatoide Arthritis	3 Weichteilrheumatismus	4 Asthma bronchiale	5 Colitis ulcerosa	6 Morbus Crohn	7 Ulcus duodeni	8 Atopische Neurodermitis	9 Herzneurose	10 Essentielle Hypertonie	11 Amenorrhoe	12 Hyperthyreose
Rigide Familienorganisation	●				●		●					
Enge Vermaschung der Familienmitglieder	●						●					
übermäßige Abhängigkeit – Symbiose	●			●	●		●		●			
eine Autonomieentwicklung ist nicht möglich	●	●		●	●				●			
Einschränkung der Kinder in Entfaltungsmöglichkeiten	●						●					
überprotektive Haltung der Familienmitglieder	●			●								
Einlastigkeit und Ignorieren der Gegenseitigkeit menschlicher Beziehungen	●											
wenige Identifizierungsmöglichkeiten außerhalb der Familie	●				●	●	●	●	●			
Forcierte Autonomie												●
Strenge Erziehung bzw. Moralvorstellungen					●					●		

	1	2	3	4	5	6	7	8	9	10	11	12
Schlüsselfigur dominiert, führt	●											
mangelnde Flexibilität gegenüber Umwelterfordernissen		●							●	●		
brave Kinder sind gewünscht							●	●				
Leistungsorientiertes Denken					●						●	
Grundbedürfnis nach Zuwendung	●					●	●	●	●		●	●
mangelnde Liebe der Mutter	●					●		●				
Abhängigkeitswünsche	●			●		●			●			
Trennungsängste									●		●	
Verlusterlebnisse		●			●	●	●		●	●		
Zurückweisung bringt Gefühl der Hilflosigkeit			●	●	●	●			●	●		
Über Leistung Zuwendung erkaufen			●			●			●	●		
Aggressionen werden unterdrückt		●	●									
Schuldgefühle wegen aggressiven Gefühlen									●			
Entwicklung eines narziß. Selbstbildes	●											
Nichtakzeptieren der weiblichen Rolle	●					●					●	
Versuch, sich menschlich triebhaften Regungen zu entziehen	●							●	●			
statt Konfliktlösung: Konfliktvermeidung	●		●			●						
Vermeidung von Auseinandersetzung mit Konfliktsituation			●			●						

Tabelle 20/3 Krankheitsbilder / Persönlichkeitsstruktur

Persönlichkeitsstruktur \ Krankheitsbilder	1 Anorexia nervosa	2 Rheumatoide Arthritis	3 Weichteilrheumatismus	4 Asthma bronchiale	5 Colitis ulcerosa	6 Morbus Crohn	7 Ulcus duodeni	8 Atopische Neurodermitis	9 Herzneurose	10 Essentielle Hypertonie	11 Amenorrhoe	12 Hyperthyreose
starke Zeichen innerer Bindung und Abhängigkeit	●		●		●	●	●	●	●			
symbiotische Bezüge	●				●		●		●			●
Wunsch nach Zärtlichkeit, Vermeidung von Zurückweisung				●	●		●					
Ambivalenz: Abhängigkeits- und Unabhängigkeitsbestrebungen					●		●	●				
emotionell empfindsam, sehr verletzlich				●	●	●			●	●		
instabiles Selbstwertgefühl					●			●	●		●	
masochistische Tendenzen			●		●							
Kontrollbedürfnis der Umgebung - andere zu führen, zu dominieren								●		●		
Unreife im emotionellen Erlebnisbereich				●	●	●			●			
Rückzug in die Rationalität, Gefühlsabwehr	●				●							

	1	2	3	4	5	6	7	8	9	10	11	12
Mangel an Spontaneität, Gehemmtheit im Ausdruck von Emotionen	●	●				●						
Tendenz zur sozialen Isolation, oberflächliche Beziehungen	●	●				●			●			
Pseudounabhängigkeit, übertriebene Selbständigkeit			●		●		●					●
Streben nach Unabhängigkeit durch Passivität		●										●
durch Leistung Bejahung suchen					●							
Leistungsverhalten mit überhöhtem Anspruchsniveau					●				●	●		
Verausgabungstendenzen	●				●							●
Perfektionistische Tendenzen, pedantisch		●	●			●						
Musterkinder	●	●				●	●		●	●		
Selbstaufopferung, Hingabe für andere	●		●			●						
übernormal, Gesicht bewahren			●	●	●	●			●	●		
asketische Ideale, strikte Moralvorstellungen	●							●				
Idealisiertes Selbstbild, narziß. Hochgefühl	●											
Aggressivitätshemmung nach außen	●	●	●	●	●	●	●	●	●	●		●
ängstlich, gehemmt, schüchtern	●	●	●	●	●	●			●	●		●
hilflos					●							
depressiv	●		●	●	●		●		●			●
hyperaktiv		●			●				●	●		
Angstverleugnung												●

Dieter Wyss

Neue Wege in der psychosomatischen Medizin

Band I
Vom zerstörten zum wiederentdeckten Leben
Kritik der modernen Biologie

   I. Probleme der Entstehung des Lebens
  II. Probleme der genetischen Informationstheorie
 III. Probleme der Evolutionstheorie
  IV. Probleme der biologischen Kybernetik
   V. Der Organismus und die lebendige Ordnung: Erster Überblick
  VI. Hybris und Unredlichkeit der modernen Biologie

Band III
Krisen und Scheitern:
Der psychosomatisch/somatopsychisch Kranke

Einleitung: Vor der psychoanalytischen zur anthropologischen Krankheitskonzeption („Psychosomatik") / Weinerts „Psychobiology" in ihrer Bedeutung für diese Untersuchung

   I. Bedingungen von Funktionsstörungen und Gestaltverfall (Krankheit)
  II. Funktionelle Dekompensationen und Übergänge zu organischen Gestaltveränderungen
 III. Krisen und Scheitern
  IV. Der Gestaltverfall: die sogenannten organischen Krankheiten
   V. Ergänzende psychopathologische Bilder
  VI. Zur Therapie psychosomatisch/somatopsychischer Erkrankungen
 VII. Zusammenfassung: Das Problem der Spezifität von Funktionsstörungen und Gestaltveränderungen

Dieter Wyss

Neue Wege in der psychosomatischen Medizin, Band 1:
Vom zerstörten zum wiederentdeckten Leben
Kritik der modernen Biologie. 1986. 260 Seiten, kartoniert

Die psychosomatische Medizin soll Naturwissenschaft sein. Das verwickelt sie in die Grundlagenproblematik der Naturwissenschaft. Hier setzt Dieter Wyss an. Er befragt kritisch die wissenschaftstheoretischen Grundlagen der modernen Biologie. Nicht den unbezweifelbaren Leistungen der empirischen Forschung gilt seine Kritik, sondern dem biologischen »Weltbild«, den materialistisch-positivistischen Theorien, die den Blick für das Ganze lebendiger Prozesse verdunkeln. Von dieser Problematik ist auch die psychosomatische Medizin betroffen, soweit sie sich als positivistische Naturwissenschaft versteht. Denn in der weithin vorherrschenden biologischen Ideologie wird der kranke Mensch zum Objekt einer verobjektivierenden Weltanschauung. Damit gerät die psychosomatische Medizin in die Gefahr, den Kranken in seiner Geschichte, seiner Entfaltung und seinen Gestörtheiten nicht mehr wahrzunehmen.

Der Kranke als Partner
Lehrbuch der anthropologisch-integrativen Psychotherapie. Unter Mitarbeit von K.E. Bühler, H. Csef, J. Eichfelder, L. Gerich, E. Grätz, B. Laue, B. Schmidt, H. Schmitt. 1982.
Band 1: 439 Seiten, kartoniert / **Band 2:** 470 Seiten, kartoniert

»*Dieter Wyss* bietet in seiner Anthropologie an, was Psychiatrie, Psychopathologie und Psychotherapie unverzichtbar und dringendst brauchen: Integration und Synthese der verschiedenen Schulen und Richtungen im Blick auf das Ganze des Menschseins. Von der soliden Plattform seiner tiefgreifenden und hervorragenden Kenntnis historischer sowie empirischer Fakten stellt er sich engagiert, offen und kritisch der heutigen Krise und ihren schwierigen Problemen, um sowohl die verhärteten Krusten orthodoxer Lehren aufzubrechen als auch neue Wege in der Diagnostik und Therapie zu öffnen.«
Fortschritte der Neurologie

Lieben als Lernprozeß
2. Auflage 1981. 157 Seiten, kartoniert. Kleine Vandenhoeck-Reihe 1400

»Subtil, aber leib- und hautnah und in einer selten mehr antreffbaren phänomenologischen Beschreibungskunst zeichnet Wyss die kommunikativen Figuren Liebender in ihrer Alltäglichkeit nach«.
Der Nervenarzt

Vandenhoeck & Ruprecht in Göttingen und Zürich

Dieter Wyss

Die tiefenpsychologischen Schulen von den Anfängen bis zur Gegenwart

Entwicklung – Probleme – Krisen. 5., erweiterte Auflage 1977. XXXII, 562 Seiten, Leinen und kartoniert

»Das Buch ... darf wohl mit dem Titel eines Klassikers versehen werden. Niemand wird es vermissen wollen, der sich ernsthaft mit psychologischen Fragen, mit dem Patienten als ,Ganzes' beschäftigt; es ist Lehrbuch, Nachschlagewerk und weiterführende Lektüre in einem, vermittelt sowohl umfassende Information wie fundierte kritische Stellungnahme. In der Flut der Neuerscheinungen gibt es nur wenige Bücher von solch wissenschaftlicher und persönlicher Kompetenz und Bedeutung.« *Schweizerische Ärztezeitung*

Beziehung und Gestalt

Entwurf einer anthropologischen Psychologie und Psychopathologie. 1973. XII, 550 Seiten, Leinen und kartoniert

»Das hier vorgelegte Werk entwirft mit entwicklungspsychologischen, soziologischen und ethnologischen Belegen und phänomenologisch-anthropologischer Methodik die Konzeption einer allgemeinen Psychologie und Psychopathologie, die an Differenziertheit, Konsequenz und Originalität ihresgleichen sucht.«
Zentralblatt für die gesamte Neurologie und Psychiatrie

Mitteilung und Antwort

Untersuchungen zur Biologie, Psychologie und Psychopathologie von Kommunikation. 1976. 483 Seiten, Leinen und kartoniert

»*Mitteilung und Antwort* gibt nicht nur »Untersuchungen«, wie sie der Untertitel verspricht, gegeben wird vielmehr eine systematische Theorie der Kommunikation, und zwar mit den subtilen Erfahrungsmitteln phänomenologischer Anthropologie«. *Der Nervenarzt*

Zwischen Logos und Antilogos

Untersuchungen zur Vermittlung von Hermeneutik und Naturwissenschaft. Mit einem Vorwort von Eugen Biser. 1980. 711 Seiten, kartoniert

»Die Arbeit untersucht in differenzierter Form und in souveräner Auseinandersetzung mit der philosophischen Tradition die Probleme der Selbstkonstitution des Bewußtseins. Unter Einbeziehung dessen, was Psychologie, Sprachphilosophie und Naturwissenschaften in jüngster Zeit zum Konstitutionsproblem beigetragen haben, entwickelt Wyss seine eigene Position.« *Schweizerische Zeitschrift für Psychologie*

Vandenhoeck & Ruprecht in Göttingen und Zürich